儿科疾病诊疗与护理

王合丽　李俊敏　冯秀云　朱传琦　王艳丽　苏杭　董琳琳◎主编

吉林科学技术出版社

图书在版编目（ＣＩＰ）数据

儿科疾病诊疗与护理/王合丽等主编. --长春：
吉林科学技术出版社，2024.5
ISBN 978-7-5744-1300-9

Ⅰ.①儿…Ⅱ.①王…Ⅲ.①小儿疾病-诊疗②小儿
疾病-护理Ⅳ.①R72②R473.72

中国国家版本馆 CIP 数据核字(2024)第 088989 号

儿科疾病诊疗与护理

主　　编	王合丽　等
出版人	宛　霞
责任编辑	隋云平
封面设计	刘梦杏
制　　版	刘梦杏
幅面尺寸	185mm×260mm
开　　本	16
字　　数	315 千字
印　　张	13
印　　数	1~1500 册
版　　次	2024年3月第1版
印　　次	2024年12月第1次印刷

出　　版　　吉林科学技术出版社
发　　行　　吉林科学技术出版社
地　　址　　长春市福祉大路5788号出版大厦A座
邮　　编　　130118
发行部电话/传真　　0431-81629529 81629530 81629531
　　　　　　　　　　81629532 81629533 81629534
储运部电话　　0431-86059116
编辑部电话　　0431-81629510
印　　刷　　三河市嵩川印刷有限公司

书　　号　　ISBN 978-7-5744-1300-9
定　　价　　80.00元

编委会

主　编　王合丽（临沂市人民医院）

李俊敏（冠县人民医院）

冯秀云（冠县新华医院）

朱传琦（茌平区人民医院）

王艳丽（曹县人民医院）

苏　杭（鄄城县人民医院）

董琳琳（济南市儿童医院）

目　　录

第一章 儿科呼吸系统疾病诊疗

第一节 急性上呼吸道感染

急性上呼吸道感染(AURI)简称上感,俗称"感冒",常以炎症局限于上呼吸道的某个解剖部位来诊断,如急性鼻咽炎、急性咽炎、急性扁桃体炎等。

一、病因

1.病原体

90%以上由病毒感染引起,最常见的是鼻病毒,有100余种血清型,其次是呼吸道合胞病毒、流感病毒、副流感病毒、腺病毒、柯萨奇病毒、埃可病毒等。婴幼儿病毒感染后易继发细菌感染,其中溶血性链球菌最为常见,其次为肺炎链球菌、流感嗜血杆菌等,肺炎支原体也可引起上呼吸道感染。

2.易感因素

婴幼儿呼吸道解剖、生理及其免疫功能特点是小儿易患上呼吸感染的因素。疾病因素如营养不良、维生素A缺陷、佝偻病;气候变化、护理不当等往往是诱发因素。

二、辅助检查

1.血常规

病毒感染时血白细胞数正常或偏低,细菌感染白细胞增高,以中性粒细胞增高为主。

2.病原学检查

病毒血清学特异性抗体检查、病毒抗原快速诊断、病毒分离,有利于病毒感染的诊断;咽拭子培养了解细菌感染。

三、诊断及鉴别诊断

(一)诊断

应注意下列几方面:

1.流行情况

了解当地疾病的流行情况对诊断和鉴别诊断均有帮助,患某种急性上呼吸道感染时,不但患者症状相似,其并发症也大致相同。

2.临床特点

全面体格检查以排除其他疾病,观察咽部包括扁桃体、软腭和咽后壁,如扁桃体及咽部黏膜明显红肿,咽后壁淋巴滤泡增生,婴幼儿时期的急性上呼吸道感染往往以突然高热,甚至发生高热惊厥为突出表现,同时有呕吐、腹泻等,较长儿童以鼻咽炎症状为主,表现接近成人,但常伴有腹痛。

3.血象

发热较高,白细胞较低时应考虑常见的急性病毒性上呼吸道感染,并根据当地流行情况和患儿的接触史排除流感、麻疹、疟疾、伤寒、结核病等,白细胞持续增高时,一般考虑细菌感染,但在病毒感染早期也可以高达 $15 \times 10^9/L$ 左右,但中性粒细胞很少超过 75%,白细胞特别高时,应排除细菌性肺炎、传染性单核细胞增多症和百日咳等,急性咽炎伴有皮疹、全身淋巴结肿大及肝脾肿大者,应检查异常淋巴细胞,排除传染性单核细胞增多症。

（二）鉴别诊断

1.急性传染病

根据临床表现和体征一般均可做出诊断,但某些急性传染病如幼儿急疹、麻疹、百日咳、猩红热、流行性脑膜炎等,前驱症状与急性上呼吸道感染相似,因此应仔细询问病史,注意当地流行情况,结合流行病学、体征及观察病情发展才能及时做出诊断,如扁桃体上有较大的膜性渗出物或超出扁桃体范围,须认真排除白喉,当扁桃体上有脓性分泌物时应考虑链球菌感染,一般以咽涂片检查细菌,必要时培养。

2.败血症和脑膜炎

如在急性咽炎同时还有出血性皮疹,则必须排除败血症和脑膜炎。

3.与流感鉴别

流感有明显的流行病史,多有全身症状如高热、四肢酸痛、头痛等,可有衰竭状态,一般鼻咽部症状如鼻分泌物多和咳嗽等较全身中毒症状为轻。

4.与消化系统疾病鉴别

婴幼儿时期的急性上呼吸道感染往往有消化道症状,如呕吐、腹痛、腹泻等,可误诊为原发性胃肠病,上呼吸道感染伴有腹痛,可由于蛔虫骚动,肠系膜淋巴结炎引起,须与急腹症,急性阑尾炎相鉴别。

5.过敏性鼻炎

有些"感冒"患儿的全身症状不重,常为喷嚏、流涕、鼻黏膜苍白水肿,病程较长且反复发作,则应考虑过敏性鼻炎,在鼻拭子涂片检查时,如见到嗜酸性粒细胞增多,可助诊断,此病在学龄前和学龄儿多见。

6.传染性单核细胞增多症

急性咽炎伴有皮疹,全身淋巴结肿大及肝脾肿大者应检查血象,如白细胞特别高,异常淋巴细胞高时,应除外传染性单核细胞增多症。

四、并发症

急性上呼吸道感染如不及时治疗,可引起很多并发症,在婴幼儿时期常并发急性心肌炎、

支气管炎、肺炎等,较长儿童可并发肾炎、风湿热、鼻窦炎等,并发症分三大类:

(一)感染蔓延至附近器官

感染自鼻咽部蔓延至附近器官,较为常见的有急性结膜炎、鼻窦炎、口腔炎、喉炎、中耳炎和颈淋巴结炎,其他如咽后壁脓肿、扁桃体周围脓肿、上颌骨骨髓炎、支气管炎和肺炎等。

(二)感染播散到全身

病原通过血液循环播散到全身,细菌感染并发败血症时,可导致化脓性病灶,如皮下脓肿、脓胸、心包炎、腹膜炎、关节炎、骨髓炎、脑膜炎、脑脓肿和泌尿系感染等。

(三)变态反应性疾病

由于感染和变态反应对机体的影响,可发生风湿热、肾炎、肝炎、心肌炎、紫癜、类风湿病及其他结缔组织病等。

五、治 疗

以充分休息、对症、预防并发症为主,并重视一般护理和支持疗法。

(一)药物疗法

可分去因疗法和支持疗法。去因疗法中对病毒感染多采用中药治疗。有人从初乳中提取分泌型 IgA 滴鼻,$0.3\sim0.5$mg/(kg·d),分 $6\sim8$ 次,连续 $2\sim3$ 天,疗效较好。细菌性感染则用青霉素和其他抗生素。大多数急性上呼吸道感染为病毒感染,抗生素非但无效,还可引起机体菌群失调,必须避免滥用。当合并细菌感染时,如 β 溶血性链球菌 A 组引起的咽炎或扁桃体炎,青霉素有效,如 $2\sim3$ 天后无效,应考虑其他病原体感染。高热时可用退热药如对乙酰氨基酚(扑热息痛)或布洛芬,根据病情可 $4\sim6$h 重复一次,1 天不超过 4 次。但避免用量过大以免体温骤降、多汗,甚至虚脱。对轻症咳嗽的小儿,尤其是小婴儿,不宜用大量止咳的中西药品。

(二)局部治疗

如有鼻炎,为了使呼吸道通畅,保证休息,应在进食和睡前用小儿滴鼻药,$4\sim6$ 次/天,每次每鼻孔 2 滴。婴儿忌用油剂滴鼻,恐吸入下呼吸道而致类脂性肺炎。年长儿患咽喉炎或扁桃体炎时,可用淡盐水或复方硼酸溶液漱口。

(三)对并发症的治疗

对常见并发症的治疗,是处理急性上呼吸道感染的一个重要环节,必须根据轻重缓急而采取适当措施。

(四)一般护理

注意休息和护理,发热期宜给流食或软食,多饮水;吃奶婴儿应少量多次喂奶,以免导致吐泻等消化不良症状。室温宜恒定,保持一定湿度,有喉炎症状时更要注意。为了减轻咽痛及颈淋巴结疼痛,年长儿可用冷敷或热敷。鼻咽分泌物过多时,可取俯卧位。

第二节　急性支气管炎

急性支气管炎是主要由病毒等多种病原体及环境刺激物等非生物因素所致的支气管黏膜的急性炎症。气管常同时受累,也称为急性气管支气管炎。常伴随在病毒性上呼吸道感染之后,冬季高发,婴幼儿多见,也是急性传染病的表现之一。由于气道黏膜受损或气道超敏反应,其主要症状咳嗽可长至1～3周。

一、病因

病毒感染是其主要致病因素,常见病毒有流感病毒、副流感病毒、腺病毒、呼吸道合胞病毒及鼻病毒等。本病病原体还有肺炎支原体、肺炎衣原体和百日咳杆菌等。病毒感染的基础上,可继发细菌感染,如肺炎链球菌、A族β溶血性链球菌、金黄色葡萄球菌、流感嗜血杆菌和沙门菌等。除新生儿及机械通气患儿外,免疫功能正常的儿童极少有单纯的细菌性支气管炎。非生物致病因素包括臭氧、二氧化硫、烟雾、主动和被动吸烟,以及空气中细颗粒物等环境污染,吸入有毒气体如氨气、氯气、溴化物、硫化氢及挥发性气体等。免疫功能低下、特应性体质,如营养不良、佝偻病、过敏反应、慢性鼻炎、咽炎是本病的诱因。

感染和非生物因素可使气管支气管黏膜充血、水肿和分泌物增加,黏膜下层有中性粒细胞、淋巴细胞等浸润。严重者纤毛上皮细胞损伤脱落,黏膜纤毛功能降低。而受损的气道上皮对外来刺激易产生超敏反应,出现咳嗽,并且持续长达1～3周。机体炎症消退后,气管支气管黏膜结构和功能大多恢复正常。

二、辅助检查

胸部X线检查:双肺纹理增多、增粗或无异常。

三、诊断及鉴别诊断

(一)诊断

胸部啰音或粗或细,大多是中等湿啰音,主要散在下胸部,咳出分泌物后,啰音可暂时减少,偶因支气管内积痰太多,呼吸音可减低,但咳出痰液后,呼吸音即恢复正常,重症支气管炎与肺炎早期难以鉴别,如听到较深啰音或捻发音,咳嗽后啰音无明显减少时,应考虑肺炎做胸部X线检查以确诊。

(二)鉴别诊断

1.病情较轻者

须与上呼吸道感染作鉴别。上呼吸道感染症状,体征:发热、鼻塞、流涕、喷嚏、咳嗽;乏力、食欲缺乏、呕吐、腹泻,儿童可诉头痛、腹痛、咽部不适,咽部充血,有时扁桃体充血、肿大,颈淋巴结可肿大并压痛,肺部听诊多正常。

2.支气管异物

当有呼吸道阻塞伴感染时,其呼吸道症状与急性气管炎相似,应注意询问有无呼吸道异物吸入史,经治疗后,疗效不好,迁延不愈,反复发作,胸部 X 线检查表现有肺不张、肺气肿等梗阻现象。

3.肺门支气管淋巴结核

根据结核接触史,结核菌素试验及胸部 X 线检查。

4.毛细支气管炎

多见于 6 个月以下婴儿,有明显的急性发作性喘憋及呼吸困难,体温不高,喘憋发作时肺部啰音不明显,缓解后可听到细湿啰音。

5.支气管肺炎

急性支气管炎症状较重时,应与支气管肺炎作鉴别。

四、并发症

身体健壮的小儿少见并发症,但在营养不良、免疫功能低下、先天性呼吸道畸形、慢性鼻咽炎、佝偻病等小儿则易并发肺炎、中耳炎、喉炎及副鼻窦炎。

副鼻窦炎:表现在鼻塞,轻重不等,多因鼻黏膜充血肿胀和分泌物增多所致,鼻塞常可致暂时性嗅觉障碍。

头痛:慢性化脓性鼻窦炎一般有明显局部疼痛或头痛。

五、治疗

(一)一般治疗

(1)房间注意清洁、安静,保持光线充足、通风。但避免对流风直接吹患儿。

(2)高热时卧床休息。婴儿须经常调换卧位,使呼吸道分泌物易于排出。

(3)咳嗽频繁时可给镇咳药,但避免给药过量以致抑制分泌物的咳出。

(4)给予易消化物,供给足够水分。

(5)注意口腔、鼻及眼的局部清洁。并注意呼吸道隔离。

(6)发生痉挛而致呼吸困难时,轻者参考以下中医疗法"实热喘"处理,重者参考毛细支气管炎及支气管哮喘的治疗处理。

(二)其他治疗

(1)10%氯化铵溶液,使痰液易于咳出。剂量为每次 0.1~0.2mL/kg。

(2)用适量的吐根糖浆,使痰液易于咳出。婴幼儿每次 2~15 滴,年长儿每次 1~2mL,每日 4~6 次。

(3)并发细菌感染时,可选用适当抗菌药物。

(4)迁延性支气管炎可加用超短波或紫外线照射。

六、预防及护理

(一)预防

(1)加强身体锻炼,增强抗病能力。

（2）注意寒暖调节，防止受凉，尤其是秋冬季节，特别注意胸部保暖。

（3）对反复发作者可药物预防，如黄芪每日 6～9g 连服 2～3 个月，也可用疫苗预防复发。

（二）护理

（1）注意休息，多喝水，忌油腻食物。

（2）发热时要注意卧床休息，选用物理降温或药物降温（参考急性上呼吸道感染护理）。

（3）室内保持空气新鲜，适当通风换气，但避免对流风，以免病儿再次受凉。

（4）须经常协助病儿变换体位，轻轻拍打背部，使痰液易于排出。

第三节 毛细支气管炎

支气管炎系指支气管发生炎症，小儿最常见且较严重的是毛细支气管炎。好发于冬春季，可引起局部流行。毛细支气管炎的病变主要发生在肺部的细小支气管，也就是毛细支气管，所以病名为"毛细支气管炎"。通常是由普通感冒、流行性感冒等病毒性感染引起的并发症，是小儿常见的一种急性下呼吸道感染。

一、病因

（一）病毒感染（45％）

毛细支气管炎可由不同的病毒所致，呼吸道合胞病毒（RSV）是最常见的病原。在中国医科院儿科研究所所见病例，分离出合胞病毒者占 58％。此外，副流感病毒（3 型较常见）、腺病毒、流感病毒、偏肺病毒与鼻病毒均可引致毛细支气管炎。过去，偶自本病患儿分离出流感杆菌，可能在极个别情况下为病原菌，但也可能为带菌或病毒与细菌混合感染。

（二）粉尘刺激（25％）

当气温骤降、呼吸道小气管痉挛缺血、防御功能下降等利于致病，烟雾、粉尘、污染大气等慢性刺激亦可发病。

（三）过敏（10％）

过敏因素也有一定关系。

二、发病机制

病变主要侵及直径 75～300μm 的毛细支气管，黏液分泌增加，有细胞破坏产物，纤维素堵塞，出现上皮细胞坏死及支气管周围淋巴细胞浸润，炎症可波及肺泡、肺泡壁及肺间质，肺不张，肺气肿较为明显。

三、临床表现

常在上呼吸道感染以后 2～3 天出现持续性干咳和喘息，可以出现发作性呼吸困难。咳与喘憋同时发生为本病特点，症状轻重不等，重者呼吸困难发展甚快，咳嗽略似百日咳。初起时呼吸症状远较中毒症状严重,出现发作性喘憋。体温高低不一,低热(甚至无热)、中等度发热及高热约各占三分之一,体温与一般病情并无平行关系。一般虽有呕吐,但不严重,也多无严重腹泻。由于肺气肿及胸腔膨胀压迫腹部,常易影响吃奶及进食。喘憋发作时呼吸快而浅,常伴有呼气性喘鸣,呼吸频率可达 60～80 次/min,甚至 100 次/min 以上。脉快而细,常达160～200 次/min,有明显鼻扇及三凹征。

四、检查

(一)血象
白细胞总数及分类多在正常范围,中性粒细胞常不增加,嗜酸性细胞正常。

(二)血气分析
病情较重的小婴儿血气分析检查可有代谢性酸中毒,约 1/10 的病例可有呼吸性酸中毒,血气检查可见血 pH 降低,PaO_2 及 SaO_2 下降,$PaCO_2$ 可降低(过度换气),或增高(CO_2 潴留)。

(三)病原学检查
病毒快速诊断用免疫荧光技术、酶标抗体染色法或 ELISA 等法进行。有条件的单位可进行病毒分离及双份血清检查,以确定各种病毒感染。鼻、咽拭子细菌培养与健康儿无明显不同(二者均可有带菌情况)。

(四)X 线检查
可见全肺有不同程度的梗阻性肺气肿,摄片可显现支气管周围炎征象,或有肺纹理粗厚。不少病例肺泡亦明显受累,有小的点片状阴影,但无大片实变,与腺病毒肺炎不同。故与其他急性肺炎较易区别。

(五)心电图
心率增快,少数病例可有心肌受损表现。

五、诊断及鉴别诊断

(一)诊断
重症病儿有明显的梗阻性肺气肿,苍白及发绀,胸部体征常有变异,叩诊呈鼓音。当毛细支气管接近于完全梗阻时,呼吸音明显减低,或听不见,在喘憋发作时往往听不到湿啰音。当喘憋稍缓解时,可有弥散性细湿啰音或中湿啰音,喘鸣音往往很明显。发作时每有肋间增宽、肋骨横位,横膈及肝、脾因肺气肿推向下方。由于过度换气引起的不显性失水量增加和液体摄入量不足,部分患儿可发生比较严重的脱水。在小婴儿还可能有代谢性酸中毒,重度喘憋者可有二氧化碳潴留,出现呼吸性酸中毒,动脉血氧分压降低。经过正确治疗后,发展成心力衰竭者已较少见。本症患者年龄偏小,多见于 2 岁以内,尤以 6 个月内婴儿为多。发热一般不高或正常,在发病初期可有发作性呼吸困难,喘憋明显。体检两肺满布哮鸣音,结合 X 线胸片检查可明确诊断。

(二)鉴别诊断
本病有时须与以下几种疾病鉴别:

1.婴幼儿哮喘

婴儿的第一次感染性喘息发作,多数是毛细支气管炎。如有反复多次喘息发作,亲属有变态反应史,则有婴幼儿哮喘的可能。可试用肾上腺素或氨茶碱,哮喘者可迅速有效,而本症则效果不明显。

2.喘息性支气管炎

与轻型毛细支气管炎有时不易区别,但本症无明显肺气肿存在。因而咳喘表现不重,亦无中毒症状,且以后有反复发作为其特点。

3.腺病毒肺炎

多见于6～24个月婴幼儿,高热、热程长,有明显中毒症状,且喘憋症状出现较晚,肺炎体征较明显,在胸片检查中,多可见到大片状融合性病灶。

4.粟粒型肺结核

有时呈发作性喘憋,但一般听不到啰音。尚有其他结核病症状,结核菌素试验阳性及X线所见,均有助于结核的诊断。

5.其他疾病

百日咳、充血性心力衰竭、心内膜弹力纤维增生症、异物,都可发生喘憋,有时也须鉴别。

六、治疗

1.一般治疗

(1)吸氧:既往体健的患儿若血氧饱和度降至90%以下,则为氧疗指征;若持续低于90%,则应通过足够的氧疗使血氧饱和度升至90%或以上;若患儿的血氧饱和度≥90%且进食良好、仅有轻微呼吸困难,则可停用氧疗。对于有明显血流动力学异常的心肺疾病史或早产史的患儿,在准备停用氧疗时应给予密切监测。

(2)镇静:极度烦躁时应用。可用5%水合氯醛每次1mL/kg,口服或灌肠;或复方氯丙嗪肌内注射(异丙嗪和氯丙嗪每次各1mg/kg)。应用镇静剂时要密切注意呼吸节律的变化。

(3)保持呼吸道通畅:有痰随时吸出;痰液黏稠者可予以盐酸氨溴索治疗以稀释痰液,给药途径可为静脉注射或雾化吸入。雾化吸入时,应使用吸入型盐酸氨溴索,静脉剂型慎用。应注意,由于本病患儿可能存在气道高反应性,因此,如病情需要以吸入途径给药时,应使用以压缩空气(或气流量＞6L/min氧气)为动力的雾化器装置通过面罩吸入,忌用对气道有较大刺激作用的超声雾化吸入装置。

2.控制喘憋

吸入支气管扩张剂和糖皮质激素治疗喘憋尚存一定的争议。国外许多有循证医学证据的研究显示,上述两药物对喘憋的疗效有限。不过,鉴于吸入治疗的安全性,通过空气压缩装置吸入支气管扩张剂(如沙丁胺醇、异丙托溴铵等)和糖皮质激素(如布地奈德等)可在临床早期试验性应用,如有效可继续给予,如果临床症状无改善则不继续使用。全身性糖皮质激素应慎用。近年来,对于中、重度毛细支气管炎患儿推荐使用高渗盐水和肾上腺素雾化吸入的治疗方法。

(1)高渗盐水雾化吸入:3%盐水雾化吸入(压缩空气或气流量>6L/min 氧气为动力的雾化器装置),每次 2~4mL,4~6 次/天,疗程 1~3 天。研究表明,应用高渗盐水雾化吸入治疗中度毛细支气管炎,可明显减轻临床评分、减少住院率、缩短住院时间,安全性良好。但如果吸入过程中患儿不耐受或诱发气道痉挛时(如出现喘憋加重),须及时停用。

(2)肾上腺素雾化吸入:收缩气管黏膜小动脉,减轻黏膜水肿、降低支气管黏膜厚度,从而提高气道直径而改善通气。用法:肾上腺素每次 0.5mg(1 岁以下)、每次 1mg(1 岁以上),加入 2mL 生理盐水中,雾化吸入(压缩空气或气流量>6L/min 氧气为动力的雾化器装置),2~4 次/天,疗程 1~3 天。应用肾上腺素雾化吸入时,应密切观察心率及血压变化。如果治疗无效不再增加剂量应用。

(3)其他:静脉注射氨茶碱或硫酸镁可尝试使用,但尚缺乏确切的循证证据。

3.抗病毒及其他病原体治疗

(1)利巴韦林静脉注射或雾化吸入。由于尚缺乏确切的循证依据,故不推荐常规应用。

(2)明确或疑似肺炎支原体感染可予以大环内酯类抗生素治疗。

(3)有继发细菌感染时须酌情加用其他抗生素。

4.生物制品治疗

(1)静脉注射免疫球蛋白(IVIG)可在重症患儿或上述治疗方法无效时考虑应用。研究表明,IVIG 可缓解临床症状,减少患儿排毒量和缩短排毒期限。应用方法为每天 400mg/kg,连续 3~5 天。

(2)静脉注射抗 RSV 单克隆抗体对高危婴儿(早产儿、支气管肺发育不良、先天性心脏病、免疫缺陷病)和毛细支气管炎后反复喘息发作者有确切的预防作用;RSV 单克隆抗体上市后研究也显示,预防治疗可显著降低住院率。但值得注意的是,该药不能治疗 RSV 感染。

5.其他治疗

及时纠正酸碱失衡及离子紊乱;有心力衰竭时积极强心、利尿、减轻心脏负荷;出现脑水肿时及时降颅压及保护脑细胞;有呼吸衰竭时需要气管插管,人工通气治疗。

第四节　支气管哮喘

支气管哮喘(简称哮喘)是儿童期最常见的非感染性慢性呼吸道疾病,发达国家学龄儿童中哮喘的患病率高达 5%~20%,是全球性儿童期主要公共健康问题之一。近几十年来我国儿童哮喘的患病率呈逐渐上升趋势,最近完成的全国儿童哮喘流行病学调查结果显示,我国城市城区 0~14 岁儿童支气管哮喘的累计患病率在 20 年间上升了约 1.5 倍,达到了 3.02%,部分地区儿童哮喘累计患病率则高达 7%以上,接近发达国家的水平。

哮喘对儿童睡眠的影响可以高达 34%,是导致儿童因病误学(23%~51%)和活动受限(47%),及家长误工 45%的主要原因之一。儿童因哮喘急诊治疗的费用占哮喘总治疗费用的 45%~47%.有 7%哮喘儿童至少有 1 次因哮喘而住院治疗。哮喘直接影响儿童肺功能的发育,儿童期的肺功能决定了成年以后的肺功能状态,因此儿童期哮喘的优化治疗将直接影响哮喘的远期预后。

哮喘的主要特征是可逆性气道阻塞和气道高反应性,在哮喘的发病机制中气道慢性炎症起着关键作用。哮喘是由多种细胞,包括炎性细胞(嗜酸性粒细胞、肥大细胞、T 淋巴细胞、中性粒细胞等)、气道结构细胞(气道平滑肌细胞和上皮细胞等)和细胞组分参与的气道慢性炎症性疾病。这种慢性炎症导致易感个体的气道反应性增高,当接触物理、化学、生物等刺激因素时,发生广泛多变的可逆性气流受限,从而引起反复发作的喘息、咳嗽、气促、胸闷等症状,常在夜间和(或)清晨发作或加剧,多数患儿可经治疗缓解或自行缓解。哮喘的治疗目标是用尽可能少的药物负担达到并维持疾病的临床控制和降低疾病的远期影响。

一、病因

儿童哮喘是环境暴露、固有生物学特性和遗传易感性相互作用的结果。环境暴露包括呼吸道病毒感染、吸入变应原和环境烟雾等生物学和化学因子。易感个体对这些普通暴露物刺激产生免疫反应,导致气道持续的病理性炎症变化,同时伴有受损气道组织的异常修复。具体病理变化如下。

1.支气管收缩

导致哮喘临床表现的主要病理生理学变化是气道狭窄及其伴随的气流受限。在哮喘急性发作时,不同刺激因素可以迅速导致支气管平滑肌收缩。变应原导致的支气管收缩主要是通过 IgE 介导的肥大细胞释放组胺、类胰蛋白酶和白三烯等介质,直接收缩支气管平滑肌。

2.气道肿胀和分泌物增加

哮喘持续气道炎症时存在明显的黏膜和黏膜下组织的肿胀,部分上皮细胞发生脱落。同时气道黏膜上的分泌细胞分泌过多的黏液,进一步加重气道腔的狭窄和气流受限。此病理变化在幼龄儿童喘息中更常见,因黏液分泌过多导致的气道阻塞对支气管舒张剂的治疗反应较差,这可部分解释为何婴幼儿喘息时单用支气管舒张剂的疗效往往不如年长儿那样明显。

3.气道高反应性

气道对不同刺激因素的反应性增高是哮喘的主要特征之一。临床上可以通过支气管激发试验了解气道反应性的强弱,气道反应性的强度与临床哮喘严重度密切相关。气道反应性增高与多重因素有关,包括炎症、神经调节功能异常和结构改变等。其中气道炎症起着关键作用,直接针对气道炎症的治疗可以降低气道的高反应性。

4.气道重构

在部分哮喘患者,气流受限可能仅表现为部分可逆。哮喘作为一种慢性疾病,随着病程的进展,气道可发生不可逆性组织结构变化,肺功能进行性下降。气道重构涉及众多结构细胞,这些细胞的活化和增生加剧了气流受限和气道高反应性,此时患者对常规哮喘治疗的反应性明显降低。气道重构的结构变化包括基底膜增厚、上皮下纤维化、气道平滑肌肥厚和增生、血管增生和扩张和黏液腺的增生和高分泌状态。

哮喘是涉及多种活性细胞的免疫异常性疾病,哮喘的气流受限是众多病理过程的结果。在小气道,气流通过环绕气道的平滑肌调节,当这些气道平滑肌收缩时即可导致气流受限。同时主要与嗜酸性细胞有关的气道炎性细胞浸润和渗出亦可导致气道阻塞,并引起上皮损伤及脱落至气道腔,加重气流受限。其他炎性细胞,如中性粒细胞、单核细胞、淋巴细胞、巨噬细胞和嗜碱性细胞也参与此病理过程。T 辅助细胞和其他免疫细胞产生的促炎性细胞因子(如 IL-4、IL-5、IL-13 等)和趋化因子(如 eotaxin 等)介导了此炎症过程。病理性免疫反应和炎症与机体异常免疫调节过程密切相关,其中产生 IL-10 和肿瘤坏死因子-α(TNF-α)的 T 调节细胞可能起着重要的作用。具有遗传易感特性的儿童在各种过敏性物质,如螨虫、蟑螂、动物皮毛、真菌和花粉等,以及非过敏性因素,如感染、烟草、冷空气和运动等因素的触发下产生一系列免疫介导的级联反应,导致慢性气道炎症性改变。气道炎症与气道高反应性密切相关,在众多刺激因素的促发下发生过激反应,引发气道肿胀,基底膜增厚,上皮下胶原沉积,平滑肌和黏液腺增生,黏液分泌过多,最终导致气流阻塞。

哮喘气道免疫反应包括速发相和迟发相,触发因素导致的速发相免疫反应产生的细胞因子和介质可以激发更广泛的炎症反应,即所谓的迟发相反应,进一步加重气道炎症和气道高反应性。当变应原与抗原递呈细胞(APC)表面 IgE 高亲和力受体(FceRI)结合,就会启动过敏反应,通过抗原递呈细胞将变应原递呈给 T 淋巴细胞,激活的 T 淋巴细胞合成和释放一系列细胞因子,促进炎症反应过程。IgE 的合成须有白介素(IL)如其他细胞因子的参与,如 IL-4 和 IL-13 等。过敏性炎症的特征主要由 2 型 T 辅助细胞(Th2)参与,涉及 Th2 细胞因子和其他免疫介质。目前认为在诱导原始 T 细胞向 Th1 或 Th2 细胞趋化过程中,T 调节细胞起着重要作用,其直接影响到机体对过敏性炎症抑制和对变应原发生耐受的过程。同时气道上皮的树突状细胞有利于摄取变应原并与 IgE 的 FceRI 结合。此机制与最近发现的哮喘个体上皮屏障功能缺陷有关,后者使得过敏性炎症过程得以扩展和加重。

病毒感染是导致儿童哮喘症状复发和急性发作的主要触发因素,最近的研究提示,以 c 型鼻病毒为代表的病毒感染可能参与了机体免疫系统的激发。其具体机制未明,可能涉及哮喘发展过程中的免疫循环,即初始反复的气传性刺激物(如变应原或病毒)刺激后引起气道炎症反复,并导致症状发作。随着病情进展,炎症过程不能恢复完全,出现组织修复和再生,并可能引发长期的慢性病理变化。此过程可使患者的呼吸功能恶化,进而可发生气道重构。

变应原致敏与病毒感染的因果关系是目前研究的热点,一般认为,变应原致敏早于鼻病毒诱发性喘息的发生。导致哮喘时上皮损伤的另一个问题是哮喘患者的上皮细胞对于入侵病毒的处理能力减弱,由于支气管上皮细胞产生 γ 干扰素的能力下降,感染病毒后不能有效地启动上皮细胞防御性凋亡程序,限制病毒的复制,结果导致受累上皮细胞坏死,使病毒得以复制、扩散,症状持续。

气道高反应性在儿童哮喘中很常见,但是并不是儿童哮喘所必有的特征,在儿童运动诱发性哮喘中的表现更明显。支气管高反应性的确切机制并不十分清楚,可能涉及与上皮温度和液体交换的气道屏障功能异常和副交感神经机制。

哮喘患儿因气道阻塞或气道重塑,可有肺功能可逆或不可逆性下降,但是肺功能下降在儿童哮喘发病机制中的意义尚不十分清楚。有出生队列研究显示,相对于肺功能正常的健康儿童,早期即有肺功能下降者,将来更易发生哮喘。但并非所在早期有肺功能异常的儿童,将来均会发展成为哮喘。

气道重构是成人哮喘的一个常见特征,其在儿童哮喘中的意义相对不十分明了,特别是对于究竟气道重构始于何时及重构过程如何启动等并未得出一个明确的解释。但是无论如何年长儿哮喘中肺功能的下降可能反映了气道结构的变化,如上皮下网状基底膜的增厚,上皮细胞的破坏,蛋白酶和抗蛋白酶平衡失调和新血管的形成,提示在儿童哮喘确实存在在气道重构的可能。

现有证据表明遗传易感性是哮喘发生的一个重要原因,目前研究已证实至少在 15 条染色体上发现了至少数十个与哮喘易感性相关的区域,其与 IgE 产生、气道高反应性和炎症介质产生密切相关。

二、临床表现

儿童哮喘起病可因不同年龄、不同诱因有所不同,婴幼儿哮喘多数在上呼吸道病毒感染后诱发,起病较缓,而儿童哮喘多由吸入变应原诱发,起病较急。哮喘发病初期主要表现为刺激性干咳,随后出现喘息症状,喘息轻重不一,轻者无气急,双肺仅闻散在哮鸣音和呼气时间延长;重者出现严重的呼气性呼吸困难,烦躁不安,端坐呼吸,甚至出现面色苍白,唇、指甲端发绀以及意识模糊等病情危重表现。体检时可见三凹征,呼气时肋间饱满,叩音两肺呈鼓音,肝上界下移,心界缩小,表现有明显的肺气肿存在,全肺可闻及哮鸣音,如支气管渗出较多,可出现湿性啰音,严重病例由于肺通气量极少,两肺哮鸣音可以消失,甚至听不到呼吸音。哮喘一般自行或给予药物后缓解,本病为反复发作,部分患者有明确的季节性,夜间发病较多,发作间歇期,多数患儿症状可完全消失,少数患儿有夜间咳嗽,自觉胸闷不适。

三、检查

(一)血常规检查

发作时可有嗜酸性粒细胞增高,但多数不明显;如与病毒感染有关,一般白细胞计数正常或减低;如并发感染可有白细胞数增高,分类嗜中性粒细胞比例增高。

(二)痰液检查

涂片在显微镜下可见较多嗜酸性粒细胞,可见嗜酸性粒细胞退化形成的尖棱结晶(Charcort-Leyden 结晶体),黏液栓(Curschmann 螺旋)和透明的哮喘珠(Laennec 珠),如合并呼吸道细菌感染,痰涂片革兰染色、细胞培养及药物敏感试验有助于病原菌诊断及指导治疗。

(三)血气分析

哮喘严重发作可有缺氧,PaO_2 和 SaO_2 降低,由于过度通气可使 $PaCO_2$ 下降,pH 值上升,表现呼吸性碱中毒。如重症哮喘,病情进一步发展,气道阻塞严重,可有缺氧及 CO_2 潴留,$PaCO_2$ 上升,表现呼吸性酸中毒,如缺氧明显,可合并代谢性酸中毒。

(四)特异性变应原的检测

可用放射性变应原吸附试验(RAST)测定特异性 IgE,过敏性哮喘患者血清 IgE 可较正常人高 2~6 倍,在缓解期可做皮肤过敏试验判断相关的变应原,但应防止发生过敏反应。

(五)胸部 X 线检查

早期在哮喘发作时可见两肺透亮度增加,呈过度充气状态;在缓解期多无明显异常,如并发呼吸道感染,可见肺纹理增加及炎症性浸润阴影,同时要注意肺不张、气胸或纵隔气肿等并发症的存在。

(六)肺功能检查

缓解期肺通气功能多数在正常范围,在哮喘发作时,由于呼气流速受限,表现为第 1 秒用力呼气量(FEV_1)、一秒率($FEV_1/FVC\%$)、最大呼气中期流速(MMER)、呼出 50% 与 75% 肺活量时的最大呼气流量(MEF50% 与 MEF75%)以及呼气峰值流量(PEFR)均减少,可有用力肺活量减少,残气量增加,功能残气量和肺总量增加,残气占肺总量百分比增高,经过治疗后可逐渐恢复。

(七)其他

必要时可做 CT 或 MRI 检查或纤维支气管镜检查以明确诊断。

四、诊断

(一)婴幼儿哮喘的特点

(1)日间或夜间咳喘明显,运动后加重。

(2)病理上以黏膜肿胀、分泌亢进为主,哮鸣音调较低。

(3)对皮质激素反应相对较差。

(4)易患呼吸道感染。

(二)儿童哮喘的特点

(1)多在 2 岁以后逐渐出现呼吸道过敏。

(2)发病季节与变应原类型有关。

(3)有明显的平滑肌痉挛,哮鸣音调高。

(4)对糖皮质激素反应较好。

(三)咳嗽变异性哮喘的特点

(1)长期咳嗽,无喘息症状。

(2)咳嗽在夜间或清晨以及剧烈运动后加重。

(3)抗生素治疗无效。

(4)支气管扩张药及糖皮质激素有特效。

(5)部分患儿存在呼吸道过敏。

(6)一些患儿最终发展成支气管哮喘。儿童支气管哮喘根据年龄和临床表现不同分成 3 种:婴幼儿哮喘、儿童哮喘和咳嗽变异性哮喘。

(四)婴幼儿哮喘诊断标准

(1)年龄<3 岁,喘息≥3 次。

(2)发作时肺部有哮鸣音,呼气延长。

(3)有特应性体质(湿疹,过敏性鼻炎)。

(4)有哮喘家族史。

(5)排除其他喘息性疾病。

有以上第 1、2、5 条即可诊断婴幼儿哮喘；喘息发作 2 次，并具有第 2、5 条，诊断为可疑哮喘或喘息性支气管炎，如同时具有第 3 条和第 4 条时，可考虑给予治疗性诊断。

（五）儿童哮喘诊断标准

（1）年龄＞3 岁，喘息反复发作。

（2）发作时两肺有哮鸣音，呼气延长。

（3）支气管舒张剂有明显疗效。

（4）排除其他原因的喘息、胸闷和咳嗽。

（5）对各年龄组疑似哮喘同时肺部有哮鸣音者，可做以下任何一项支气管舒张试验用 β_2 受体激动药的气雾剂或溶液雾化吸入；1‰肾上腺素皮下注射 0.01mL/kg，最大量不大于 0.3mL/次，15min 后，观察有无明显疗效。

（六）咳嗽变异性哮喘诊断标准

（1）咳嗽持续或反复发作（夜间，清晨，运动，痰少，无感染）。

（2）气管舒张剂治疗有效（必须标准）。

（3）皮肤变应原试验阳性，有过敏史或家族史。

（4）气道呈高反应性，支气管激发试验阳性。

五、鉴别诊断

由于哮喘的临床表现并非哮喘特有，所以，在建立诊断的同时，需要排除其他疾病所引起的喘息、胸闷和咳嗽。

（一）心源性哮喘

心源性哮喘常见于左心心力衰竭，发作时的症状与哮喘相似，但心源性哮喘多有高血压，急性肾炎并发严重循环充血，冠状动脉粥样硬化性心脏病，风心病和二尖瓣狭窄等病史和体征，常咳出粉红色泡沫痰，两肺可闻广泛的水泡音和哮鸣音，左心界扩大，心率增快，心尖部可闻奔马律，胸部 X 线检查时，可见心脏增大，肺淤血征，心脏 B 超和心功能检查有助于鉴别，若一时难以鉴别可雾化吸入选择性 β_2 激动药或注射小剂量氨茶碱缓解症状后进一步检查，忌用肾上腺素或吗啡，以免造成危险。

（二）气管内膜病变

气管的肿瘤，内膜结核和异物等病变，引起气管阻塞时，可以引起类似哮喘的症状和体征，通过提高认识，及时做肺流量容积曲线，气管断层 X 线摄片或纤维支气管镜检查，通常能明确诊断。

（三）喘息型慢性支气管炎

实际上为慢性支气管炎合并哮喘，多见于中老年人，有慢性咳嗽史，喘息长年存在，有加重期，有肺气肿体征，两肺可闻及水泡音。

（四）支气管肺癌

中央型肺癌导致支气管狭窄或伴感染时或类癌综合征，可出现喘鸣或类似哮喘样呼吸困难，肺部可闻及哮鸣音，但肺癌的呼吸困难及哮鸣症状进行性加重，常无诱因，咳嗽可有血痰，痰中可找到癌细胞。胸部X线摄片、CT或MRI检查或纤维支气管镜检查常可明确诊断。

（五）变态反应性肺浸润

见于热带性嗜酸性细胞增多症、肺嗜酸粒细胞增多性浸润、多源性变态反应性肺泡炎等，致病原因为寄生虫、原虫、花粉、化学药品、职业粉尘等，多有接触史，症状较轻，可有发热等全身性症状，胸部X线检查可见多发性、此起彼伏的淡薄斑片浸润阴影，可自行消失或再发，肺组织活检也有助于鉴别。

六、治疗

（一）治疗原则

（1）支气管哮喘的治疗：要坚持长期、持续、规范、个体化的治疗原则。

（2）分期治疗

①急性发作期须快速缓解症状，如平喘、抗感染治疗。

②慢性持续期和临床缓解期：防止症状加重和预防复发，如避免触发因素、抗炎、降低气道高反应性、防止气道重塑，并做好自我管理。

③积极处理哮喘危重状态。

（3）药物治疗和非药物治疗相结合。

（4）重视哮喘防治教育和管理：强调基于症状控制的哮喘管理模式，避免治疗不足和治疗过度，治疗过程中遵循"评估-调整治疗-监测"的管理循环，直至停药观察。

（5）儿童哮喘的长期治疗方案：根据年龄分为≥6岁和<6岁儿的治疗方案，对未经正规治疗的初诊哮喘患儿根据病情严重程度选择第2级、第3级或更高级别治疗方案，每1~3个月审核1次治疗方案，根据病情控制情况适当调整治疗方案；如哮喘控制并已维持治疗3个月，可考虑降级治疗，直到可维持哮喘控制的最小剂量；如部分控制，可考虑升级治疗以达到控制；如未控制，可考虑升级或越级治疗直到达到控制。

（6）临床缓解期的处理：通过加强哮喘患儿管理，监测病情变化，坚持规范治疗，避免诱发因素，治疗变应性鼻炎、鼻窦炎等并存疾病，以维持患儿病情长期稳定，提高其生命质量。

（二）治疗方法

目前治疗哮喘最好的方法是吸入治疗。吸入方法及吸入装置因年龄而异，压力定量气雾剂（pMDI）适用于7岁以上儿童，干粉吸入剂（DPI）适用于5岁以上儿童，pMDI加储物罐及雾化器各年龄儿童均可使用。同时不同装置的选择还与病情有关，哮喘严重发作时应借助储物罐吸入pMDI或用雾化器吸入溶液。此外，还可以通过口服、静脉、经皮等途径给药相应药物治疗哮喘。

（三）常用治疗药物

哮喘的药物分为控制药物和缓解药物。

1.常用的控制药物

（1）吸入糖皮质激素（ICS），如布地奈德混悬液或干粉剂、氟替卡松、丙酸倍氯米松等，是哮喘长期控制的首选药物，常用药物剂量见表1-4-1。

表 1-4-1　儿童常用吸入糖皮质激素的每日剂量

单位：μg

药物	低剂量		中剂量		大剂量	
	≤5 岁	>5 岁	≤5 岁	>5 岁	≤5 岁	>5 岁
丙酸倍氯米松	100~200	200~500	200~400	500~1000	>400	>1000
布地奈德	100~200	200~600	200~400	600~1000	>400	>1000
布地奈德混悬液	250~500		500~1000		>1000	
氟替卡松	100~200	100~250	200~500		>500	

(2)长效 β_2 受体激动剂(LABA)，如沙美特罗、福莫特罗，该类药不能单独使用，须与其他控制药物如 ICS 联合使用。

(3)白三烯受体拮抗剂(LTRA)，如孟鲁司特钠，2~5 岁 4mg 每晚 1 次、6~14 岁 5mg 每晚 1 次。

(4)缓释茶碱。

(5)肥大细胞膜稳定剂，如色甘酸钠。

(6)全身性糖皮质激素，常用泼尼松 1~2mg/(kg·d)、氢化可的松 5~10mg/(kg·次)、甲泼尼龙 1~2mg/(kg·次)等。

2.常用的缓解药物

(1)吸入型速效 β_2 受体激动剂，如沙丁胺醇、特布他林，是临床应用最广泛的支气管扩张剂。

(2)口服短效 β_2 受体激动剂，如内卡特罗 1.25μg/(kg·次)，每天 2 次。

(3)抗胆碱能药物，如异丙托溴铵。

(4)短效茶碱。

(四)特异性免疫治疗

特异性免疫治疗(SIT)是目前唯一的对因治疗，对有花粉、尘螨等过敏的患儿可在哮喘控制良好的基础上进行，改变哮喘病程。治疗途径包括皮下注射和舌下含服两种方案。

(五)哮喘急性发作期的治疗

1.一般治疗

(1)氧疗：哮喘急性发作时，如果患儿经皮测氧饱和度低于 92%，须给予氧疗，可通过鼻导管、面罩或头罩给氧，使患儿氧饱和度到达 94% 以上。

(2)液体疗法：液体摄入不足、不显性失水增加、呕吐等可导致患儿脱水，可选用生理盐水或者乳酸 Ringer 液治疗，此外还应注意纠正电解质紊乱，如低钾血症等。

2.药物治疗

(1)吸入型速效 β_2 受体激动剂：是治疗儿童哮喘急性发作的首选药物。常用雾化吸入沙丁胺醇或特布他林，体重≤20kg，每次 2.5mg；体重>20kg，每次 5mg；第 1h 可每 20min 1 次，以后根据治疗反应逐渐延长给药间隔，根据病情每 1~4h 重复吸入治疗。

(2)糖皮质激素：全身应用糖皮质激素是治疗儿童哮喘重度发作的一线药物，可予静脉滴注琥珀酸氢化可的松 5~10mg/(kg·次)，每 6~8h 1 次或甲泼尼龙 1~2mg/(kg·次)，每 6~

8h1 次。此外,可选用雾化吸入布地奈德混悬液 1mg/次,可每 20min 吸 1 次,连续 3 次,待病情缓解每 6～8h 雾化 1 次。

(3)抗胆碱能药物:短效抗胆碱能药物(SAMA)是儿童哮喘急性发作联合治疗的组成部分,可选用异丙托溴铵治疗,体重≤20kg,每次 250μg;体重>20kg,每次 500μg,加入 β₂ 受体激动剂溶液作雾化吸入,间隔时间同吸入 β₂ 受体激动剂。

(4)硫酸镁:25～40mg/(kg·d)(≤2g/d),分 1～2 次,加入 10% 葡萄糖溶液 20mL 缓慢静脉滴注(20min 以上),酌情使用 1～3 天。

(5)茶碱:在哮喘急性发作的治疗中,一般不推荐静脉使用茶碱;如经上述药物治疗后仍不能有效控制时,可酌情考虑使用,但治疗时须密切观察,并监测心电图、血药浓度,警惕药物不良反应。常用氨茶碱首剂 5mg/kg,20～30min 静脉滴入,其后予 0.7～1mg/(kg·h)维持。

(6)抗菌药物:哮喘急性发作期若有细菌感染的征象如发热、脓痰、胸部 X 线片有阴影或实变等改变时可根据需要应用抗菌药物,并根据痰培养及药敏试验结果合理选用。

(7)其他:如无条件使用吸入型速效 β₂ 受体激动剂,可使用 1:1000 肾上腺素 0.01mL/kg 皮下注射(≤0.3mL),必要时可每 20min1 次,不超过 3 次。

3.机械通气辅助治疗

(1)无创通气:适用于有严重呼吸困难、又无紧急气管插管指征的患儿,有利于减少呼吸功、减轻呼吸肌疲劳、为药物治疗发挥作用争取时间。可采用面罩行持续气道正压通气(CPAP)。如果应用无创通气后患儿病情无改善甚至恶化,应尽早改为气管插管通气,以免贻误治疗时机。

(2)有创通气

①适应证:a.绝对适应证包括心跳呼吸骤停、严重缺氧、意识状态急剧恶化等;b.相对适应证:尽管积极治疗 PaCO₂ 仍持续增高(>40mmHg)伴进行性呼吸性酸中毒,并伴发严重代谢性酸中毒,持续低氧血症,烦躁不安或反应迟钝,呼吸窘迫、大汗淋漓提示严重呼吸肌疲劳或衰竭,既往曾因哮喘危重状态行气管插管机械通气等。

②气管插管:a.方式为推荐经口气管插管,优点在于操作相对简单、快速;导管口径相对较大,便于吸痰和降低气道阻力;哮喘患儿常伴有鼻部疾病如鼻窦炎等,经鼻插管可能增加鼻窦炎、中耳炎的发生率;哮喘患者上机时间一般较短,无须长期进行口腔护理。b.插管前先给 100% 氧气吸入,吸痰清理呼吸道,对烦躁不安的患儿可先应用镇静剂如地西泮对症治疗,由操作熟练的医生完成插管。

③呼吸机参数的设定:设置呼吸机参数须结合重症哮喘的病理生理学特点进行考虑,患者因存在气道阻力增高、呼吸功和静态肺容量增加,而伴有气体陷闭和增加的 auto-PEEP。气体陷闭是由于支气管痉挛、炎症、分泌物等形成的活瓣阻塞气道。静态肺容量增加可导致 auto-PEEP 增高。所以,应采用小潮气量、高吸气流速、低呼吸频率以避免气压伤和过高的 auto-PEEP。同时采用"允许性高碳酸血症"策略,即在进行低通气纠正低氧血症的同时,允许 PaCO₂ 有一定程度的升高,血液 pH 在允许的范围内(一般为 pH>7.2),而不强调使 PaCO₂ 迅速降至正常。采用"允许性高碳酸血症"是为了避免并发症的过渡方式,只在常规通气方式和相应措施无效时才考虑使用。

机械通气模式可选择压力控制或者容量控制。压力控制模式采用递减气流,有利于达到吸气峰压（PIP），但是随着气道阻力的变化，潮气量也随之变化，可能导致通气不足、二氧化碳潴留。容量控制模式在没有明显漏气的情况下可输送恒定潮气量，通过测量 PIP 和平台压可动态观察气道阻力的变化，避免气压伤产生，但是不足之处是由于潮气量恒定，如果呼气不完全则可造成肺过度膨胀，严重时导致气胸等并发症的发生。PEEP 的应用目前存在争议。但是对于有自主呼吸的患儿，若 PEEP 小于 auto-PEEP 则有利于萎陷的肺泡复张，改善通气/血流值，增加肺的顺应性，减少呼吸功，缓解呼吸困难。呼吸机参数的初始设置见表 1-4-2。

表 1-4-2　危重哮喘患者呼吸机参数的初始设置

参数	推荐
通气模式	A/C
容量/压力控制	容量控制或者压力控制
呼吸频率	低频率，各年龄段正常呼吸频率的 1/2
潮气量	6mL/kg
平台压	＜30cmH$_2$O
吸呼比	1∶3，吸气时间 0.75～1.5 秒
PEEP	0～3cmH$_2$O
FiO$_2$	开始 100%，此后选择维持 PO$_2$＞60mmHg 最低的浓度

④镇静剂、麻醉剂和肌松剂的应用

a.镇静剂：过度焦虑、需要插管的患儿可应用，使用时须严密观察病情。常用地西泮 0.3～0.5mg/kg、咪唑安定等。

b.麻醉剂：与镇静剂联用可给予患儿舒适感，防止人机对抗，降低氧耗和二氧化碳产生。首选氯胺酮，其具有镇静、镇痛和舒张支气管的作用，首剂 2mg/kg，之后 0.5～2mg/(kg·h) 维持；但氯胺酮有扩张脑血管作用，颅内高压患儿慎用。

c.肌松剂：如果已用镇静、麻醉药物后仍然存在人机对抗，气道压力高，可考虑使用肌松剂抑制患儿自主呼吸。常用维库溴铵，参考用量为 4 个月内小儿（包括新生儿）首剂 0.01～0.02mg/kg，5 个月以上小儿 0.08～0.1mg/kg，静脉注射，速度为 0.8～1.4μg/(kg·h)。使用时间不宜过长，尤其是与糖皮质激素合用时容易发生急性肌病综合征。

⑤撤机：气道阻力下降，PaO$_2$ 正常，镇静药、麻醉药和肌松剂已撤除，症状体征明显好转后考虑撤机。

⑥常见并发症：包括低血压、气压伤、低氧、气胸、皮下气肿、心搏骤停等。

第二章　儿科循环系统疾病诊疗

第一节　常见先天性心脏病

一、动脉导管未闭

动脉导管未闭(PDA)是指胎儿时期连接肺动脉和主动脉的动脉导管在出生后未能正常关闭,是最常见的先天性心脏病之一。动脉导管未闭在先天性心脏病中占第二位,约占先天性心脏病的10%,其发病率在足月新生儿中约为1/2000,在早产儿中为8/1000,而在低体重早产儿中高达21%。此外,研究发现动脉导管未闭存在性别差异,男女发病比例为1:(2~3)。动脉导管未闭多为散发,但家族性动脉导管未闭亦有报道,患者同胞患动脉导管未闭概率为1%~5%。

动脉导管未闭可单独存在,也可与其他心血管畸形合并存在,如主动脉弓缩窄或中断、严重的主动脉狭窄、左心发育不良综合征、肺动脉闭锁及严重的肺动脉狭窄等。在某些先天性心脏病中,未闭的动脉导管可作为患儿生存的必需血源通道,自然关闭或手术堵闭可导致死亡。

(一)动脉导管的组织结构及其出生后的生理关闭

胚胎发育时,动脉导管由左侧第六主动脉弓的背侧部分演变而来,连接于左、右肺动脉分叉处与主动脉弓远端之间。与邻近的肺动脉、主动脉类似,动脉导管在组织结构上也分为外膜、中膜、内膜三层。肺动脉、主动脉中膜主要由同心排列的环形弹力纤维构成;而动脉导管中膜主要由平滑肌组成,肌层中亦有少量弹力纤维和壁薄的小血管分布。动脉导管的内膜凹凸不平,并有增厚的垫墩,以利密闭,管壁中有黏样物质,其作用未明。

在胎儿期,血氧含量低,胎儿血红蛋白的氧离解曲线左移,所以能在低氧的条件下向细胞释放氧。前列腺素是维持动脉导管开放的重要物质,胎盘、肺分别为前列腺素产生和降解的主要部位。由于胎肺血流很少,所以胎儿体内有较高水平的前列腺素以维持动脉导管开放。血氧的升高和前列腺素的降低是促使动脉导管关闭的主要因素。出生后,胎盘-脐循环中断,前列腺素来源减少,而肺血增加,使前列腺素迅速降解;另外,出生开始呼吸后血氧很快升高,引起动脉导管中膜纵形和环形平滑肌收缩而使管腔变细、缩短,最后关闭。此外,不规则的内膜增厚和垫墩亦发挥堵闭管腔的作用。正常情况下,动脉导管于出生后12~24h内发生功能性关闭,随后管壁的营养血管断源和破裂,使组织无菌性坏死,约于生后3~4周形成动脉导管韧带而永久性关闭。约88%的婴儿于8周内完成动脉导管的闭合。一般认为出生后三个月仍未闭方可认为临床上的动脉导管未闭。

(二)发病机制

动脉导管未闭的发病机制至今尚未完全明确,遗传和外部环境因素是其主要病因。

目前已知的环境因素主要有:①早产:早产儿易患动脉导管未闭,可能与其动脉导管的纤维发育不足或肺清除前列腺素能力有限有关。②低氧:生理情况下动脉导管组织对氧敏感而收缩,新生儿期的各种缺氧性疾病和高原低氧可影响导管组织的有效收缩而不能及时关闭。③感染因素:宫内感染是重要的高危因素,目前确证有关的是风疹病毒感染。怀孕三个月内感染风疹,尤其孕期四周内最易胎传风疹;在先天性风疹综合征中动脉导管未闭占88%,胎内感染风疹而有孤立的动脉导管未闭占50%。④其他因素:包括放射线、代谢性疾病、药物等因素影响导管的正常收缩关闭。

对动脉导管未闭遗传机制的理解最初来自合并于综合征动脉导管未闭。染色体异常,包括非整倍体和微小缺失是综合征性动脉导管未闭最常见的病因。研究发现30%的染色体异常伴有心脏畸形,其中合并动脉导管未闭的综合征有Tumer综合征(45,XO)、Kartagener综合征、Klinefelter综合征(47,XXY)等。此外,单个基因突变也可引起综合征动脉导管未闭,如Holt-Oram综合征(TBX5突变)、Noonan综合征(PTPN11突变)、Char综合征(TFAP2B突变)。目前,对于孤立性动脉导管未闭(非综合征性)遗传机制的理解仍知之甚少。已知的家族性孤立性动脉导管未闭的报道中以常染色体显性遗传多见,常染色体隐性遗传亦有报道,并发现了多个致病基因突变,如MYH11、TFAP2日突变。

随着人类基因组测序的完成,一些新的遗传变异被发现并日益受到重视。其中,基因拷贝数变异(CNV)目前最为受到关注。CNV是指广泛存在于基因组的大小从1kb到5Mb的DNA片段拷贝数变异,包括缺失、复制和插入。研究发现CNV通过干扰基因活性和改变基因剂量来影响基因表达、表型差异和表型适应,从而引起疾病。近年来利用比较基因组杂交芯片(CGH)以及目前的高通量、高密度检测芯片技术,初步发现CNV与人类目前大部分受复杂遗传机制控制的疾病相关。由于大部分先天性心脏病患者并没有明确的环境影响因素,且常规的染色体分析和候选基因突变筛查都没有发现异常,所以CNV是否与先心病发病有关正引起人们的关注。最近有学者在综合征性和孤立性先心病中均发现了异常CNV的存在,认为CNV可能是先心病的一个新的重要遗传发病机制。其中,在动脉导管未闭患者中同样发现了CNV的存在。Thienpont、Richards等首先在伴有智力迟缓或其他出生缺陷的动脉导管未闭患者中发现了异常CNV;随后Erdogan等在1例散发性动脉导管未闭合并房间隔缺损的19个月女婴发现了1号染色体q端(1q21.1)上一段1.92Mb的缺失,该缺失涵盖了GJA5基因;Vissers等最近发现CHD7基因单倍剂量不足导致合并动脉导管未闭的CHARCE综合征。

(三)病理解剖

动脉导管为降主动脉在锁骨下动脉的下段与左肺动脉之间的一根未闭管道,即介于稍前的肺动脉和稍后的降主动脉之间,所以导管的方位是偏前后和高低的方向,大小长短和形态不一。根据导管形态分为以下几种。

1.漏斗型

主动脉端较粗,而肺动脉端较窄,形成在主动脉端开口扩大呈喇叭或漏斗状。此型临床多见。

2.管型

导管连接主动脉和肺动脉的两端直径一致。

3.窗型

导管很短但直径很大,呈窗样结构。

4.铃型

导管两端粗而中间细。

5.瘤型

导管两端细但中间呈瘤样扩张。

此外,在一些特殊情况下,肺动脉端为盲端,在X线上显示为动脉瘤。主动脉弓如属右位,动脉导管可由右肺动脉连于右侧的主动脉弓,或由左肺动脉连于左锁骨下动脉。亦有左右两侧均有未闭的动脉导管。如有先天性肺动脉闭锁或严重狭窄者,在胎内肺动脉内血流减少,导管则往往很细且扭曲,可能由于在胎内导管的血流自主动脉向肺动脉分流(正常胎儿为由肺动脉向主动脉),其主动脉连接点向内端偏移到主动脉弓部的凹面附近。出生后亦可自闭,使肺血突减,发绀加重。

(四)病理生理

动脉导管未闭时,一般情况下体循环的压力高于肺循环的压力,血液在收缩和舒张期都通过动脉导管从主动脉向肺动脉分流。主动脉分流来的动脉血和由右室而来的静脉血在肺动脉混合,入肺循环回到左房、左室,左房左室容量负荷增加,左室继发肥厚以适应容量的超负荷。因左室每搏量增加,收缩时血流大量涌入主动脉,所以主动脉收缩压不低甚至偏高,而舒张期主动脉关闭,主动脉血继续通过动脉导管向阻力低的肺动脉分流使舒张压降低,脉压增宽,并产生周围血管征。持续、严重的左向右分流造成大量的回左心血流,左室无法完成泵血量而有积余,左室于是扩大,舒张压上升,使左房及肺血管床瘀血引起肺水肿。

分流大小主要取决于以下3种因素:

(1)主动脉与肺动脉之间的压力差。

(2)动脉导管的直径与长度。

(3)以及体、肺循环之间的阻力差。肺血管对分流血的反应可影响临床差异,如肺血管反应强烈,保持收缩状态以阻挡太多的分流量,即使较粗的导管可能症状轻微;如肺血管反应轻,无法限制分流,即使较小的导管也可造成明显症状。导管的长度与分流量的多少亦有关,流程长者阻力增大。导管扭曲也可使分流减少,甚至还可因体位不同而与纵隔脏器位置关系变更压迫导管,称"间歇性"导管,杂音时有时无。

由于主动脉分流,肺血流量增加,肺动脉扩张,肺循环压力升高,最终可导致器质性梗阻性肺动脉高压。肺动脉高压也可能为出生后肺动脉壁结构未向成年型的壁薄管粗转变,依旧保留胎儿型的壁厚管细的结构所致。当肺动脉压力超过主动脉压力时,肺动脉血可经未闭导管入降主动脉出现双下肢发绀更为明显,左上肢也可较右上肢明显形成差异性发绀。患者因下肢动脉血氧偏低，常有行走乏力，腿部酸痛，甚至杵状指；而呼吸中枢的供血为氧饱和血，所以虽有下肢缺氧而无呼吸急促现象。

在完全性大动脉转位时，依靠动脉导管而进行体、肺循环血流交换，出生后肺循环阻力下降，主动脉内的静脉血通过动脉导管向肺动脉分流，肺血增加，肺血管可有反应性收缩，使肺动脉压力达到主动脉水平，则在导管内既有右向左又有左向右的分流。严重主动脉狭窄（导管前）及主动脉弓中断时依赖动脉导管分流维持降主动脉血流，也会出现下肢发绀明显，如果合并完全性大动脉转位时，降主动脉血源主要由左室-转位的肺动脉-导管而来，躯干下部有氧合高的血流，所以下身不紫，而上身系由右室-转位的主动脉而来，发绀明显，产生了上身紫而下身不紫的差异性发绀。

（五）临床表现

新生儿出生数日内因肺动脉压仍高，所以分流量不多，杂音可不清楚；当肺循环阻力日趋降低后，左向右分流增加，心脏杂音渐明显。如导管较粗，肺血太多，常于出生 3～6 周时出现心功能不全及发育障碍的表现，如气促、喂养困难、多汗虚弱、体重不增等。婴儿期后心衰发生机会减少，但并发感染性心内膜炎的机会增加，心内膜炎的赘生物常在肺动脉端，脱落后导致肺梗死，表现似肺炎。年长患儿多属瘦长体型，早期无明显症状，常于体检时意外发现心脏杂音，偶有劳累后呼吸困难、易出汗、乏力等表现。大型动脉导管未闭如不及时手术治疗，可逐步出现肺动脉高压引起的劳力性气急。肺动脉段的扩张可压迫喉返神经而致声嘶，晚期可有咯血。自幼分流量大者心衰缓解后可留有鸡胸、心前区凸出和郝氏沟等体征。

动脉导管未闭最突出体征为连续性杂音，杂音位于胸骨左缘第一、二肋间或左锁骨下最响，偶亦可在第三肋间最响，常伴有震颤。分流量大者年长后发生肺动脉高压时，舒张期杂音首先减弱、消失；随着肺动脉压持续升高，接近主动脉收缩压，收缩期杂音也减弱，有时杂音全部消失，仅留第二心音亢进及分裂。肺动脉压如超过主动脉压出现右向左分流，往往不产生杂音，但可听到肺动脉的喷射音，肺动脉瓣关闭音亢进，继而可能有肺动脉瓣反流的舒张期杂音。分流量大者因通过二尖瓣口的血流量明显增加，所以心尖部可听到相对性狭窄的舒张期杂音，有时甚至有开放拍击音。

由于舒张期主动脉-肺动脉分流使主动脉舒张压降低，脉压增加而导致周围血管和毛细血管搏动增强的体征，如水冲脉、明显颈动脉搏动、点头运动、毛细血管搏动、枪击音和双重杂音等。

动脉导管血管瘤很少见，发生于婴儿或老年患者，或继发于手术后或心内膜炎，有时可压迫邻近喉返神经而有嘶哑。

（六）辅助检查

1.心电图

心电图的改变取决于左室容量负荷和右室压力负荷的严重程度。动脉导管较细者心电图大致正常；粗大动脉导管未闭者，可出现电轴左偏、左室肥厚；伴有肺动脉高压时可出现双室肥厚，年长后如有梗阻性肺动脉高压，可有电轴右偏、右室肥厚。在某些肢体导联和左心前导联 P 波可有切迹、双峰或增宽，均提示肺血流量增多而使左房增大。左室容量负荷过重在年长儿的心电图上有特征性图形，II、III、aVF、V_5、V_6 导联 R 波高耸，Q 波深及 T 波高尖；S-T 段抬高呈弯钩状,V$_1$ 导联的 S 波深。大量左向右分流肺动脉压升高时心电图示双室增大,在 V$_1$～V$_6$ 上可表现为上下幅度相仿的 RS 波。

2.胸部 X 线

心脏的大小与分流量直接有关,婴儿期有心衰症状者,心脏明显增大,心胸比例多超过 0.6;幼儿和儿童患者约有 1/4 心脏大小正常,大多有心脏轻度增大,约有 10% 心胸比例超过 0.6,有肺动脉高压时可见肺动脉干突出,左右心室增大。升主动脉在婴儿期往往正常,年长后渐渐增粗,主动脉结亦大,此与其他左向右分流型先心病不同;但至动脉导管开口处因一部分主动脉血分流入肺动脉,所以入降主动脉的流量锐减,管径趋小,似漏斗,为本病特征性改变。

3.超声心动图

二维超声心动图及彩色多普勒超声对动脉导管的诊断有十分重要的作用,两者结合是目前最常用的无创诊断技术。M 型超声可显示左心容量负荷增加的表现:左心房、左心室扩大。经胸二维超声心动图可显示主动脉横断面、肺动脉增宽,在肺动脉分支处与降主动脉相连接的动脉导管,可测量未闭动脉导管的内径、长短,观察其形态,确定其类型。根据分流血流的速度可以估测肺动脉压。细小或扭曲的动脉导管在二维超声图像上可能不明显,然而彩色多普勒超声可显示其分流,有助于诊断。

4.CT 和磁共振显像

CT 和 MRI 可以较好地显示动脉导管未闭的直接征象,同时也能清楚显示主动脉弓等心脏结构对动脉导管未闭及合并畸形的诊断有重要价值,必要时作为超声心动图的辅助诊断技术。

5.心导管和造影检查

大部分 PDA 病例不需要心导管检查,如有肺动脉高压或有伴发其他畸形征象者,可进行心导管检查。如肺动脉(左分支尤明显)的血氧超过右室 0.6%～1.0% 容量者有诊断意义,但如肺动脉内压力升高,血氧差即缩小,甚至有降主动脉血氧低于升主动脉的反向分流证据。右心导管由右室至肺动脉,易入降主动脉,此为未闭导管存在的明证;造影可以确诊,宜将造影剂注射至降主动脉的导管口稍下,这样在舒张期造影剂可回入导管内。此外,经股动脉插管至主动脉峡部或近动脉导管开口处行左侧位造影,可清楚观察 PDA 的形态。

(七)鉴别诊断

本病的特征为连续性杂音,典型者确诊不难,下列情况可有相似的杂音,要注意鉴别。

1.婴儿室间隔缺损合并主动脉瓣关闭不全

此杂音为收缩期舒张期双期杂音,但非连续性,非机器样,不向颈部传导,而向心尖传导,超声心动图检查可鉴别。

2.主动脉窦瘤破裂

破入右室或右房后产生连续性杂音,但破裂时有突发的休克样症状,杂音位置低,多在心前区最响,超声心电图显示扩张的主动脉窦并突入某心腔,升主动脉造影可见升主动脉与窦瘤破入的心腔同时显影。

3.主-肺动脉窗

杂音与动脉导管未闭类似,但位置低,以胸骨左缘三、四肋间明显,超声心动图在胸骨旁大动脉短轴切面显示升主动脉横断面与肺动脉主干之间回声缺失,右心导管在主肺动脉易直接进入升主动脉,同时升主动脉造影见肺动脉和升主动脉同时显影。

4.动-静脉瘘

如冠状动脉瘘,可产生与动脉导管相似的连续性杂音,但位置低,在胸骨左缘第四肋间明显,舒张期较收缩期明显,超声心动图可见扩大的冠状动脉及瘘入相应心腔的分流血流,升主动脉造影可见扩张的冠状动脉及瘘入相应心腔同时显影。肺内动静脉瘘可于不寻常部位听到连续性杂音,但如分流量之大足以发出可闻的杂音,则必有发绀。其他如一侧肺动脉起源于主动脉,动脉单干的肺动脉起源狭窄等,亦可有连续性杂音。

5.完全性肺静脉异位连接

肺静脉汇总后通过垂直静脉入左无名静脉,如无梗阻,由于流量很大,转弯又急,在左胸上部可听到连续性杂音,但由心电图,X线及超声检查不难鉴别。

6.静脉杂音

颈静脉回锁骨下静脉的流向急转可产生连续性的唔唔声,但头颈的转动、体位和呼吸变化均有影响,压迫颈静脉和平卧可使杂音消失。

(八)治疗

动脉导管未闭的治疗主要包括外科手术治疗和介入治疗。外科手术可分为两种,未闭动脉导管结扎术和未闭动脉导管离断并缝闭术,后者适合于动脉导管特别短而粗者。自1938年Gross结扎动脉导管首告成功后,至今手术治疗已经普及。手术简便,效果好。

PDA的介入治疗始于1967年,当时Postmann首先采用动脉-动脉导管-静脉轨道法应用泡沫塑料堵塞动脉导管未闭成功,以后各国学者继续发展了多种介入性方法治疗PDA,主要有Postmann法、Rashkind双面伞法、Sideris纽扣法、弹簧栓子法、Amplatzer法等。其中前三种因封堵器材的不成熟而临床不再应用。目前主要应用后两种,其中尤以1997年推出的Amplatzer蘑菇伞封堵器的出现进一步推进了动脉导管未闭介入治疗的临床应用。对于2mm以下的PDA可应用弹簧圈堵闭,既经济又达到良好效果。近年来,随着国产PDA封堵器的成功研制和开发,大大降低了PDA介入治疗的费用。近年来,关闭动脉导管趋向首选介入疗法。动脉导管血管瘤须手术治疗,不宜介入治疗。

在小儿,动脉导管未闭可能并发生长发育迟缓,反复呼吸道感染,心脏增大和心力衰竭,肺叶气肿或不张,感染性动脉内膜炎,以及发展为不可回逆的肺动脉高压等,所以手术不宜犹豫延迟。在婴儿期如有心衰,可先用利尿剂、血管扩张剂及强心苷等治疗,心衰控制后择期手术;如心衰顽固,术前可先用肾上腺素、异丙肾上腺素或多巴胺等静滴,使患婴循环稳定后,急症手术结扎动脉导管。年长儿如分流量不大,可无症状,但约有40%的患者在45岁以前死亡。手术或介入治疗均属安全,所以学龄前有患者都应堵闭,能有健康的条件开始学校生活。对已有肺动脉高压者术前必须谨慎思考,如心导管检查时肺动脉压力对血管扩张剂有反应者可以手术,如反应很小或毫无反应者,可插球囊导管堵塞动脉导管,以观察肺动脉的压力反应,如见下降可以手术;亦可于开胸后先束紧动脉导管,以观测阻断后对肺动脉压力的影响,临时决定切断与否。有的患儿反应虽小,但切断后肺动脉压力逐日下降。对已有右向左分流引起差异性青紫者手术应属禁忌。

如合并其他左向右分流型先天性心脏病如室间隔缺损、房间隔缺损等应同时手术治疗。

依赖动脉导管的严重心血管畸形,如肺动脉闭锁或主动脉闭锁,其肺循环或体循环的血源完全要依靠动脉导管供血,在此情况动脉导管不但不可以切断,而且吸氧也要慎重(因新生儿提高血氧可促使导管关闭)。相反,保持动脉导管畅通的措施对患婴有利,如用前列腺素 E_1 静脉点滴,使患婴有较好的条件接受手术。事实上,对肺血太少的发绀型先天性心脏病采用体、肺分流术,在功能上宛如建立动脉导管未闭。

(九)早产儿动脉导管未闭

早产儿因关闭动脉导管的结构发育未臻成熟,而且对出生后关闭动脉导管最重要的刺激(肺开始呼吸后血氧提高)反应力很弱,早产后很多未能即时关闭;又加早产儿肺动脉分支的管壁平滑肌未充分发育,阻力很小,所以分流量很大,易致心衰甚至死亡。随着近年来诊疗技术的提高,又如辅助呼吸机的精良和静脉高营养的成功,使早产儿的呼吸和消化功能稚弱得到补救,于是对早产儿心力衰竭主要原因的动脉导管未闭遂引起儿科界的广泛兴趣。

1.临床表现

早产儿发育愈不成熟,PDA 发病率愈高,体重在 1750g 以下者,PDA 约占 45%,体重不到 1200g 者约占 80%,其症状轻重取决定于左向右的分流多少和早产儿对肺血增多和左室超容的耐受能力,临床表现大致有三种类型。

(1)未伴发肺部疾病:患婴体重超过 1500g,出生一周左右先发现杂音,以后愈趋响亮和延长,心尖区可能有舒张期杂音,可致心衰,表现为心动过速,呼吸急促,肺底可能有啰音,动脉血 $PaCO_2$ 升高。如病程进展,可能发生心动过缓和呼吸暂停的发作。

(2)发生于肺部疾病的恢复期:体重多为 1000~1500g,出生数小时后发生呼吸窘迫综合征,于第三、四日缓解而出现动脉导管未闭的左向右分流表现。由于肺部疾病时肺循环阻力较高,分流量较小;肺部情况好转后阻力下降,发生了大量左向右分流。按理讲肺部疾病好转后血氧提高可促成导管关闭,但因早产儿对氧的反应迟钝,所以仍保持开放。这类患婴大多正在用呼吸机,宜在停用呼吸机时仔细听心脏杂音,肺部情况虽有好转但时有反复,所以杂音可时有时无。

鉴于早产儿的肺透明膜病大多伴有动脉导管未闭,两者相辅相成构成临床险象,所以有人认为早产儿的呼吸窘迫综合征是两种因素组成,一为缺乏表面活性物质,待二、三日呼吸窘迫好转,肺循环阻力下降,动脉导管即发生大量左向右分流,造成肺水肿,呼吸继续困难,即使应用表面活性物由气管给药,患婴因导管未闭仍不能脱离险境。

(3)与肺部疾病同发:此组患婴体重多不足 1200g,须用呼吸机以维持生命,但因导管未闭,所以需要较高的压力和频率。动脉 PCO_2 往往升高,杂音可能听不到,呼吸窘迫的症状因肺部情况或导管分流不易辨认,只能根据周围血管体征以识别。

2.诊断

早产儿体重 1500g 以内如有左向右分流迹象者大多为动脉导管未闭,当然不除外其他畸形的可能性。X 线和心电图无法鉴别动脉单干或主-肺动脉隔缺损,除非合并其他畸形如主动脉弓右位等可为动脉单干的旁证。二维超声和多普勒超声可助鉴别,如有两组半月瓣,可排除动脉单干。通常不必行心导管或造影检查。

早产儿的未闭动脉导管即使分流量不很多,亦可导致舒张期体动脉的倒流,体循环血供减少,脉压很宽,血压偏低,使多脏器灌注不足,产生临床症状,如颅内供血不足或脉压增宽可产生颅内出血、肾功能减退、心肌尤以心内膜下的心肌供血不足、肠壁缺血致坏死性小肠结肠炎。动脉导管未闭的早产儿喂哺前应测量腹围和胃的容量及注意粪便有无血迹,早期关闭导管可以降低死亡率。所以早产儿凡有腹胀、喂前残留物增多、粪便或胃残留物中有血、肠蠕动音减弱尤以肠壁积气者应趁早关闭导管。

3.治疗

有贫血者应予以治疗,使血细胞比容在45%以上,以增加血液的携氧能,减轻稚弱心脏的负担。胎儿血红蛋白的氧离曲线左移,此有利于低氧时取氧,但不利于在组织中释氧,所以少量多次输成人血可使血流在组织中释氧便捷。电解质、葡萄糖及营养需要及时补充,必要时用静脉营养。钠和水的摄入须有控制,强心苷在早产儿效果不明显,大多不用。

药物治疗首推吲哚美辛,口服或静注。本品可抑制前列腺素的合成,有关闭导管的作用。最好在生后10天内用药,剂量各家大同小异,一般初剂为0.2mg/kg,由胃管鼻饲或静脉给药。以后的剂量依开始治疗时年龄而异,如不到48h,以后两剂各为0.1mg/kg;如为2~7天,0.2mg/kg;如超过7天用0.25mg/kg;共三剂,间隔12~24h,密切观察尿量,如尿量减少,给药间隔时间延长或剂量减少。如杂音消失后又出现杂音,应予第二疗程。鉴于常有复通,有学者主张小剂量维持数日。如有肾功能减退(肌酐>1.6mg/kg,或尿素氮>20mg/kg)、出血、休克、坏死性小肠结肠炎或心电图上有心肌缺血等为用药禁忌证。对肾脏的副作用最为重要,所以用药的剂量应准确无误,如用药中过分限水,可致无尿;但大多低钠、少尿仅短暂存在,不留后遗。如体重不到1000g,出生72h内即显症状者应立即进行治疗。有学者主张出生第一天低出生体重者进行预防性给药,但并非所有早产儿都未闭,分流量不多者无心衰症状,自动关闭为日后意料中事,似不必进行预防。如内科治疗48~72h心衰仍未控制,应予手术治疗。

二、房间隔缺损

房间隔缺损(ASD)是指心房间隔任何部位出现缺损造成心房水平的交通。发生率为1/1500,临床上较常见,占所有先心病的6%~10%,以女性多见,男女比例约为2∶1。有少数家庭中可发现有基因异常。最近Benson等发现部分家族性房间隔缺损5p染色体可有基因突变。

(一)病理解剖

在胚胎发育达4mm时,原始心房内相继长出第一及第二房间隔,经与中心心内膜垫会合后,将单腔的原始心房一分为二。在房间隔发育的同时,静脉窦也不断发育和移位,静脉窦移至右心房并扩大成为右心房的主要部分,使上腔静脉、下腔静脉、冠状静脉窦分别开口于右心房内,构成右心房的静脉窦部,而原始的右心房侧发育成为右心耳及右心房外侧壁,构成右心房的体部。心房形成及分隔过程出现异常,就可出现相应的畸形,根据胚胎发生,将房间隔缺损分为四个类型:

1.原发孔型房间隔缺损

房室瓣未被累及,少见。缺损位于冠状静脉窦开口的前方,缺损的下缘即为左右房室环的接合部,前方接近主动脉壁,后缘接近房室结。

2.继发孔型房间隔缺损(中央型)

占总数约70%,可以呈单孔,少数为多发型,也有筛孔状者。

3.静脉窦型房间隔缺损

占4%,其上方为上腔静脉开口,下缘为房间隔,卵圆窝和冠状静脉窦口均存在。几乎均伴有右上肺静脉异位引流。可分为三种亚型:①上腔静脉窦型房间隔缺损:位于上腔静脉入口处,多数伴有1支或数支右上肺静脉或右肺上、中叶静脉向上移位,进入上腔静脉根部;②下腔静脉窦型房间隔缺损:此型罕见。在卵圆窝后下方腔静脉入口处出现裂隙状小缺损,Kirklin等称之为后房间隔缺损,常伴有右下肺静脉1支或数支向下移位进入下腔静脉中。因右下肺静脉造影时右心下缘呈弯刀状放射影,也称为弯刀综合征。③冠状窦口型房间隔缺损:此型罕见。位于正常冠状窦口处,缺损后缘为心房壁。有两种亚型:冠状静脉窦顶盖部分或全部缺如,伴残存左上腔静脉入冠状静脉窦或左房者占90%;异位肺静脉入冠状静脉窦(三房心的一种),不伴左上腔静脉。

4.单心房

此型多并发其他复杂性先天性心脏病。

(二)病理生理

除非缺损较小,通常通过房间隔缺损分流方向及分流量取决于两个下游心室的相对顺应性,与房间隔缺损的大小无关。通常右心室顺应性较左心室佳,因此,多数情况下为左向右分流。

在婴儿期,由于右心室肥厚、顺应性不佳,心房水平的左向右分流少。在出生后第一周,随着肺血管阻力下降,右心室顺应性改善,左向右分流增加。绝大多数的单纯房间隔缺损婴儿无临床症状,亦有出现心功能衰竭的报道,但此类患儿心导管检查除心房水平左向右分流外,多无其他异常发现,心力衰竭的发病机制尚不明了,且易伴发心外畸形、生长发育迟缓。后者即使在房隔缺损关闭后亦不改善。通常情况下,患儿肺动脉血流量较正常高3～4倍,而肺动脉压力仅轻度升高,肺血管阻力维持正常范围。但亦有在出生后3个月即发现有肺动脉阻塞性疾病的报道。房间隔缺损伴有由肺动脉阻塞性疾病所致的严重发绀少见。继发孔型房间隔缺损患儿出现发绀的另一种原因是较大的冠状窦静脉瓣、欧氏瓣或塞氏瓣直接将血流从下腔静脉导入房间隔缺损。此时,必须手术关闭房间隔缺损。

(三)临床表现

多数房间隔缺损婴儿因无症状而被忽略,少数可有生长发育迟缓、反复上呼吸道感染甚至心衰。一般在出生后6～8周可及柔和的收缩期杂音,有时可及第二心音固定分裂。多在1～2岁时得到确诊。伴有中等量左向右分流的患儿多无症状,即使有症状,也多为轻度的乏力和气促。只有大分流量的患儿才出现明显的气促和乏力并随年龄的增长逐年加重。体格检查可见心前区隆起,在年长儿或成人心房水平左向右分流明显时可见心尖搏动明显。听诊可及三种特征:①典型的第二音固定分裂;②在左侧胸骨旁第二肋间可及柔和的收缩期杂音;③在左侧胸骨旁下缘可闻及早-中期舒张期杂音。第二心音分裂的原因与以下两个原因有关:①由于在房缺时右心室收缩期搏出血量增多而使肺动脉瓣第二音出现延迟;②由于肺动脉明显扩张,造成肺动脉关闭的动脉内张力上升延迟,而使肺动脉瓣关闭滞后。

由于通过肺动脉瓣的血流量明显增加,在左侧胸骨旁上缘可闻及喷射性收缩期杂音,并向肺部传导。心房水平左向右分流使舒张期通过三尖瓣的血流量增加,造成三尖瓣区舒张早中期杂音。

(四)实验室检查

1.心电图

通常为正常窦性心律,在年长儿可有交界性心律和室上性心动过速。绝大多数的电轴在+95°至+170°之间。由于心房内及希氏束心室肌间传导延缓,年长儿可见 PR 间期延长,出现Ⅰ房室传导阻滞。近半数患者可有 P 波改变,几乎所有的病例存在不同程度的 V_1 导联 rsR′或 RSR′的不完全性右束支传导阻滞的表现,并伴有右心室大。

2.胸部 X 线

心脏通常扩大,心胸比例>0.5,肺血管影随着年龄增长及左向右分流量的增加而增加。当出现肺血管梗阻性疾病时,主肺动脉明显扩大而外周肺野血管影稀少。

3.超声心动图

(1)二维超声心动图

①直接征象:a.在心尖四腔切面时因为超声束与房间隔几乎平行易产生回声失落现象。剑下两腔切面、四腔切面为最佳切面,因为声束与房间隔几乎垂直,再结合胸骨旁四腔切面及大动脉短轴切面帮助检出,且要多个切面结合起来诊断。房间隔缺损的游离端呈球状增厚,形如火柴头,又称"T"字征,以此特征明确缺损的位置、大小及数目比较可靠。b.明确所有肺静脉与左房的关系,以排除肺静脉异位引流。

②间接征象:右心房、右心室增大、肺动脉增宽。室间隔运动平坦或与左心室后壁呈同向运动。

(2)脉冲多普勒超声:将取样容积定位于分流的右心房侧,注意让血流方向与声束夹角尽可能小,一般可以得到舒张期 1~3 个正向波和 1 个收缩早期负向波,其最大流速一般在 1.3m/s 以下。三尖瓣流速增快,跨肺动脉血流流速加快,但一般很少超过 2.5m/s,如超过要注意合并肺动脉瓣狭窄。

(3)彩色多普勒血流显像:通常左心房压高于右心房,故能显示由左心房入右心房的穿隔血流束,血流位于房隔的中部,上部或多条分流束,以此判断缺损的类型,也可以估计流量的大小,缺损的大小。注意分流程度并不完全取决于缺损的大小,重要的是取决于右心室的顺应性。

值得注意的是左上腔残存的患者易与冠状静脉窦型房缺并存可结合彩色多普勒和临床其他检查以免漏诊。

(4)三维超声心动图:二维超声只能从平面结构上显示房间隔缺损病变及分流束的方向与大小。须观察多个不同方位上二维切面图像来想象出房间隔缺损整体形态及其毗邻结构的立体解剖结构关系,这种想象通常十分困难且不准确。三维超声心动图则能以三维视角观察房间隔缺损的特征、空间位置及其与周围结构的空间关系,可从右心侧(L2a)或左心侧(L1a)直接观察缺损部位的整体形态、面积、大小及与上腔静脉、下腔静脉、冠状窦等的毗邻结构关系,还能观察二维超声心动图所不能显示的面积随心动周期对称收缩的动态变化特征,从而对房间隔缺损全面病理解剖诊断,进行正确的分型及准确测量缺损大小。早在 1993 年 Belohlavek 等就报道了三维超声对正常和异常房间隔能获良好显示,此后有关研究更加深入。Marx 等的研究中,16 例房缺患者中有 13 例进行了成功的动态三维重建,并能以三维视角观察缺损的特征、空间位置及其与周围结构的空间关系,如主动脉瓣与房间隔的关系,正常连接的肺静脉入口处等;Dall'Agata 等对 23 例要外科修补的 Ⅱ 孔型房缺进行经胸和经食管动态三维重建,发现与手术的相关性高达 0.90 以上,还发现 Ⅱ 孔型房缺并非是单纯的两房之间的孔洞,从右房侧看,它存在于房间隔上一个形状相对独立的折叠区域内,也具有三维的结构。许多研究表明,三维超声可提供心脏解剖结构更为详细的空间活动信息,从而提高房间隔缺损的诊断正确性。

(5)心导管及心血管造影:通常对于继发孔型房间隔缺损的诊断,不必进行心导管检查。只有怀疑合并有肺动脉阻塞性疾病或其他并发畸形时才进行。心导管时,如果右心房的氧饱和度明显高于上、下腔静脉(>10%),应考虑有房间隔缺损的存在。但室间隔缺损合并三尖瓣反流、左心室右心房分流、部分性或完全性房室间隔缺损、肺静脉异位引流至右心房或腔静脉或体循环动静脉瘘均可导致右心房血氧饱和度升高。

在大型房间隔缺损,左右心房的收缩压或平均压相等。右心室压轻度上升,多在 25～35mmHg 之间,在少数患儿可有右心室压中度上升。有时在右心室与肺动脉间可测到 15～30mmHg 的压力阶差。肺动脉压力多正常或轻度增高。通常情况下,肺动脉阻力在 $40L/m^2$ 以下。

(五)治疗

1.外科治疗

对于绝大多数房间隔缺损患儿,即是症状很轻甚至无症状,仍然需要选择性外科治疗。通常婴儿对房间隔缺损已有较好的耐受,故选择性手术时间多在 2～4 岁。延迟手术并无任何裨益,如青春期后手术,长期的容量负荷过重可造成右心房、右心室某些不可逆的变化而导致房性心律失常甚至死亡。如有合并心功能衰竭或肺动脉高压时应尽早手术。

2.经导管封堵治疗

自 1976 年 King 和 Mills 首先用双伞形补片装置成功关闭继发性房间隔缺损以来,经导管介入性治疗房间隔缺损(ASD)得到迅速发展,封堵装置先后经历了 Rashkind 双面伞、Lock 蚌壳、Sideris 可调纽扣式补片等,1997 年 Amplatz K 推出的 Amplatzer 蘑菇状封堵器成为当前广泛使用的封堵装置。而超声心动图在 ASD 经导管封堵治疗的术前筛查、术中监视及术后效果评价中起着重要作用。封堵术的并发症有残余分流、装置结构折断、装置脱落栓塞等。

三、室间隔缺损

室间隔缺损(VSD)是最常见的先天性心脏病(除外主动脉瓣二叶畸形),约占所有先天性心脏病的 20%~57%。多数 VSD 为单纯性,约 40%VSD 合并其他先天性心血管畸形。单纯性 VSD 的发病率为活产婴儿 1.5‰~3.94‰,也有发病率高达 4.68‰ 的报道,报道的 VSD 发病率差异与检查方法和被检查的人群组成有关,VSD 的自然闭合也会影响 VSD 的检出率。在无症状的新生儿中应用超声心动图检查发现肌部 VSD 占 5%。在早产婴儿中发病率较足月婴儿高。

VSD 的发病率与种族、性别、母亲年龄、胎次及社会经济情况无明显关系。虽然没有显示遗传倾向对 VSD 发病率的影响,仍影响 VSD 的类型。在亚洲人群中,双动脉下型 VSD 很常见,肌部和多发性 VSD 少见。Wilkinsm 等报道,在亚洲人群中双动脉下 VSD 至少占须手术病例的 30%,而在西方人中约占 5%,在西方人中肌部 VSD 约占须手术病例的 30%,多发性 VSD 约占 10%,而在亚洲人群中很少。

常见合并室间隔缺损的先天性心脏病有法洛四联症、右室双出口、永存动脉干、完全性大动脉转位、肺动脉闭锁、三尖瓣闭锁等,也可合并房间隔缺损、动脉导管未闭、主动脉弓畸形、主动脉狭窄、右室双腔等。

(一)病理解剖

室间隔并不是一个完全平面的结构,在心脏短轴切面中新月形右心室围绕着圆形的左心室,室间隔呈 100°~120° 弧形。横切面中,室间隔从后向前,分隔左、右心室流入道,然后朝向右前成为左心室的流出道,再弯向左,几乎与额平面平行分隔两侧心室的流出道。因此,任何一个平面不可能完整地显示室间隔的各个部分。室间隔分为膜部及肌部。膜部室间隔为中央纤维体的一部分,与二尖瓣前叶、三尖瓣隔叶及主动脉瓣关系密切。膜部室间隔直接位于主动脉右冠瓣与无冠瓣间之下。二尖瓣隔叶横跨附着于膜部室间隔,三尖瓣隔叶附着上部的膜部室间隔分隔左心室与右心房称为房室部分,构成房室间隔的前部,后部为肌部室间隔,而三尖瓣隔叶附着下部的膜部室间隔分隔左、右心室,称为心室间部分。

室间隔缺损的病理分类有多种,通常根据缺损在室间隔的部位及其朝向右心室的部位,缺损边缘特点及其与房室瓣、主动脉瓣关系,将 VSD 分为膜周型、肌部型、双动脉下型及邻近三尖瓣(非膜周)型 VSD。

1.膜周型 VSD

膜部室间隔较小,缺损常超过膜部室间隔范围累及邻近部分的室间隔,故称为膜周型 VSD,约占所有 VSD 的 60%~70%。膜周型 VSD 均邻近于中央纤维体(二尖瓣、三尖瓣及主动脉瓣相互连续部位),均位于主动脉瓣下。

根据缺损延伸口朝向右心室的部位,可分为以下几种:

(1)膜周流入道型:缺损口朝向右心室流入道,从右心室观察往往缺损被三尖瓣叶遮蔽。缺损的后缘为二尖瓣与三尖瓣连接部;前下边缘为肌部室间隔嵴;上缘为圆锥间隔。

(2)膜周小梁部型:缺损延伸口朝向右心室心尖小梁部分。缺损后缘为二尖瓣与三尖瓣连接部;下缘及前缘为肌部室间隔;上缘为圆锥部室间隔。

(3)膜周流出道型:缺损延伸口朝向右心室流出道。常伴一定程度的主动脉瓣骑跨或可见到肌部流出道间隔与其余肌部室隔部分对位不良。缺损后缘为二尖瓣与三尖瓣纤维连接部;前缘上部为圆锥部室间隔;前缘下部及下缘为肌部室间隔。大型缺损可累及 2 个或 3 个部分时称为膜周融合型。

2.肌部型 VSD

缺损的边缘均为室间隔的肌肉,膜部室间隔完整,约占 VSD 的 15%～25%。根据缺损口朝向的部位可分为:①流入道型;②小梁部型;③流出道型。

肌部缺损可为单个或多个,也有合并膜周型 VSD。

3.双动脉下型 VSD

缺损的上缘直接邻近主动脉瓣环与肺动脉瓣环连接部,圆锥部室间隔往往发育差或缺如。该型 VSD 约占所有 VSD 的 3%～6%,但东方人群中的发生率较高,可达 29%。

4.邻近三尖瓣(非膜周)型 VSD

缺损累及流入道肌部室间隔,邻近三尖瓣环,但未达到膜部室间隔。缺损的后缘为三尖瓣与二尖瓣的连接。与膜周型 VSD 不同,主动脉瓣瓣环与三尖瓣直接连接。该类 VSD 少见。

（二）病理生理

室间隔缺损的病理生理取决于控制分流量及分流方向的缺损大小及肺血管阻力,直接与临床表现有关。缺损大小可粗分为三档:小型者分流量有一定的限度,虽然右室压力较正常稍高,左右室的压力仍保持很大的差距;中型者缺损口径约为主动脉之 1/2,仍能保持左右室间有一定的收缩压差距($\geqslant$20mmHg),但对分流阻力较小;大型者缺损已达到主动脉口的面积,无法限制分流量,左右室压力持平,这时分流量决定于肺循环和体循环的阻力。有人提出小于 1cm/m^2 或 0.8cm/m^2(正常主动脉瓣口约为 2.0cm^2/m^2)为限制性缺损,对血流动力学影响轻微或无。缺损部位对血流动力学的影响很小,至于心脏收缩时缺口是否缩小,只有小型缺口在收缩后期可暂闭,对大、中型缺损的分流无影响。对限制型室隔缺损分流的影响,肺血管阻力次于缺损大小。非限制型室隔缺损分流主要受肺血管阻力的影响。肺血管阻力低则分流量大,到达肺的血流量也大。

新生儿的肺循环阻力高,此时血细胞比容仍较高(约 50%),血流黏滞也使肺循环阻力增高。新生儿如有大型 VSD,起初分流量不大,心衰表现在新生儿期很少。早产儿的 VSD 症状出现较早,因早产肺血管壁的平滑肌尚未发育完善,所以肺循环阻力较低。正常新生儿在出生后 2 周内肺循环阻力即下降至出生后正常水平,但在高原地带,肺循环阻力不易下降。所以在青藏高原的 VSD 患婴,有心衰的症状较少且轻,这是由于氧分压较低,肺血管收缩,肺动脉和右室压力持续偏高使分流量减少。大型 VSD 婴儿可能因出生后肺发育及腺泡内血管数量的限制,正常的肺血管阻力下降延迟出现。出生后数周才出现经过缺损的大分流量。如果肺血管阻力下降有限,分流量则少。这些患者可能直到形成严重肺血管病时才被发现。

大量左向右分流使左室因超容而扩大和逐渐肥厚,心脏扩大使心肌拉长,在生理范围内可以增强收缩,但心腔内超容使舒张压上升。心肌的肥厚可减轻室壁的应力,但室壁的顺应性因此减弱,也使左室舒张末压上升。左室舒张压上升使左房回流左室受限,因此肺静脉、肺微血管等后续血流受堵,导致肺内淤血引起肺间质水肿,水分渐渐向肺泡渗出引起肺泡水肿,使肺的顺应性减低,呼吸费力,通气和换气都受到障碍,所以左心衰竭和呼吸衰竭同时表现。

左向右分流必然减少左室向主动脉的泵血量。体循环血流量不足导致许多代偿机制出现:血流中的儿茶酚胺增高和交感神经兴奋,使体循环血管收缩,阻力增高以维持血压;肾脏血流量减少兴奋肾素-血管紧张素系统引起钠水潴留血容量增多,使肺循环和体循环的静脉血管床淤血,引起肺水肿、肝增大及皮下水肿。

长期大量的左向右分流可使肺血管阻力升高并伴肺血管病变。Heath 和 Edwards 对此进行病理研究,做出程度不同的六级分法,肺血管的结构改变如发展严重终至无法回逆,使肺动脉由于血流量增加所致的动力性肺动脉高压向梗阻性肺动脉高压演变,肺动脉压可达到或超过主动脉压的高度,使缺口发生右向左分流,称艾森门格综合征,其后发现除 VSD 外,其他各种左向右分流的先天性心脏病亦可继发此病理生理,所以 Wood 统称此为艾森门格综合征。

(三)临床表现

临床的症状取决于缺损的大小和肺循环的阻力。心脏杂音大多于出生后 1~6 周被发现,亦有因肺动脉压像正常婴儿于出生后 1、2 日内即下降的中、小型缺损者,杂音出现较早。缺损的大小关系到患儿的临床表现和治疗措施,小缺损者终身无症状,不须治疗;大缺损者在婴儿期即可死于心力衰竭,所以临床估量室缺缺损大小和肺循环阻力,对治疗和预后有重要意义。

1.小型缺损

临床无症状,多为体检时意外地发现心脏杂音方被辨认。患儿生长发育正常,胸廓无畸形,左室大小正常或稍有饱满。主要体征为胸骨左缘第三、四肋间有一响亮的全收缩期杂音,与第一音同时出现,常有震颤。杂音亦可于收缩中期较响,偶有在收缩晚期消失者,可能缺损在肌部,心肌收缩后缺损缩小甚至密闭。如系流出部缺损,杂音和震颤可高至胸骨左缘第二肋间。

2.中型缺损

临床无症状,但亦可能在婴儿期曾有心衰症状而后缺损缩小。生长发育正常,胸廓无畸形或稍饱满。因分流量多左室可增大及搏动活跃,心脏杂音和震颤与小型缺损相同,但在心尖部偶可有第三心音增强及舒张中期杂音,此因通过二尖瓣口的血流增多,而有功能性的二尖瓣狭窄所致,这时肺、体血流量比(Qp/Qs)已达 2:1。因左室排血有两条出路致提前完成,本来比肺动脉瓣关闭稍早的主动脉瓣关闭音因此更早,所以第二音分裂明显。

3.大型缺损

患婴出生后初无症状,肺循环阻力迟至四、五周后逐渐下降,左向右分流量于是与日俱增;加以此时有"生理性贫血",血黏度下降,肺循环阻力亦因此偏低。当左向右分流量很大,肺体血流量比(Qp/Qs)达(3~5):1,肺动脉压虽高,肺循环阻力可能并不高。肺血增多使肺的顺应性减小,于是患婴呼吸急促,喂养困难,多汗,吸气时可见胸骨上部抬高,而上腹及肋间内陷(郝氏沟),患婴往往由于喂养不足瘦小和体重不增加,而且使劲呼吸大量消耗能量。多汗系由于体循环血流不足所致的交感神经兴奋和呼吸劳累所致。左右心室均有增大,但以左室为主。心脏杂音为全收缩期的渐弱杂音,但因左右二室间压差不大,所以杂音可不很响,且无震颤。第二音亢进,心尖部常可听到第三心音,构成奔马律。在第三心音后还可有一短促渐弱杂音,系因大量血流通过二尖瓣口有相对性的狭窄所致。临床上患婴有心衰肺水肿,并发肺炎者多属此型。

患儿的肺血管对高分流量所引起的反应因人而异。低反应者出生后肺循环阻力仍按正常婴儿一样下降,于是大量分流涌向肺循环,患婴可死于心力衰竭和肺水肿的呼吸衰竭。高反应者,缺损很大但肺血管对过多的血流量有强烈的收缩反应限制分流,而无心衰症状。这些患儿虽能度过婴儿期,但却有将来发生梗阻性肺动脉高压的可能。此外,不少患婴介于高、低反应两者之间。

当肺循环阻力高达体循环阻力的40%～70%时,缺损虽大,因右室的压力已高,所以分流量渐趋减少,但仍保持左向右的分流。体力活动时因肺循环阻力上升,可能出现右向左分流引起发绀。这类患儿的肺小动脉阻力甚易波动。如用过量的镇静剂或用麻醉剂而致通气不足时,可引起氧分压下降和二氧化碳分压上升,肺小动脉于是收缩而致肺循环阻力升高,使左向右分流减少,甚至发生右向左分流;一旦通气正常后又恢复左向右分流。心导管检查时用高浓度氧亦可使肺循环阻力下降,而使分流量有所增加。生长发育落后,胸骨常突出似鸡胸。右室增大可较左室明显,听诊可闻肺动脉的收缩期喀喇音,收缩期杂音减短,多无震颤,心尖区无舒张中期杂音,肺动脉瓣关闭音很响,且可摸得,与主动脉瓣关闭音很接近,而使第二音分裂不明显。

当肺循环阻力几乎达到体循环的高度,甚至超过体循环,因此有右向左的分流可出现发绀,并有杵状指及红细胞增多已成为艾森门格综合征。过去认为肺血管的阻力增高病变系由胎儿沿袭下来,实际上系由胎儿期的平滑肌增厚逐渐演变为梗阻性病变,且可因年龄的增长而愈加严重;所以在学龄前期很少出现发绀,年长后发绀方明显。患儿生长发育可在正常范围内,胸廓往往有畸形。体征主要表现为肺动脉高压征,听诊常有肺动脉喷射性喀喇音,肺动脉瓣关闭音很响,且易摸得,分流的杂音可很轻,甚至不易听到,可能还有肺动脉瓣反流的舒张早期杂音。

(四)辅助检查

1.心电图检查

小型室间隔缺损患者及大型限制性室隔缺损在出生后婴儿的心电图可在正常范围。心电图检查可间接反映血流动力学状况。大型非限制的室隔缺损伴肺血流量增多的婴儿可为正常窦性节律,窦性心动过速,额面QRS波电轴正常,双室增大。左胸前导联QRS波呈左室优势伴深Q波为左室容量超负荷的表现。P波有切凹,V_1P波双向,向下的部分不小,提示左向右分流引起左房增大,亦间接反映左室的容量负荷。婴儿右胸前导联T波直立高耸提示右心室增高达体循环水平。如已有右室肥厚图形并伴左室容量超负荷,则提示左向右的分流量仍相当大。合并肺动脉高压者可呈电轴右偏,右室收缩期超负荷图形。在出生后数月系统随访检查心电图较单次心电图更能提供有关病情及预后的信息。新生儿电轴往往在$+90°$～$+130°$,如数月内电轴逐渐向左进入$+75°$、$+60°$、$+30°$的角度,则可提示肺循环的阻力已逐渐下降,如电轴继续朝右偏,反映肺循环阻力未降或逐步增高,在高分流的患儿中,观测电轴的动向对估量预后尤其有价值。电轴左偏(朝上向量)往往提示多发性缺损、流入道部位的缺损。在两岁内约有半数心电图上示双室增大,二岁后左室占优势渐多,也有随着缺损的相对或绝对缩小而在心电图上渐趋正常。如有肺动脉高压或右室流出道梗阻则可表现电轴右偏,右室肥厚而无左室肥厚。

2.X线检查

对估量分流量和肺循环的阻力可有帮助,如配合体征和心电图,对随访病程发展和判断预后亦有参考价值。典型的改变为心脏增大和肺动脉主干及其分支增粗。分流量大者左房左室增大,伴肺动脉压高者右室增大,右房一般不大,如原有左房左室增大,肺动脉压增高后因分流量减少,左房左室增大减轻。在 2 岁以内患儿,约有 70% 的心胸比例大于 55%,但到 10 岁时大于 55% 者即降至 20%。其原因为:①正常小儿肺容量和胸廓的增长较心脏快,所以心胸比例由婴儿到儿童应有所下降;②室缺的口径有相对或绝对地缩小;③肺部的血管床容量增长很快,所以即使缺损大小不变,肺血管容量可增加承纳分流;④发生肺血管有梗阻性病变,分流量减少,左房左室的容量负荷下降,心脏增大减轻甚至不大。心脏明显增大可压迫左主支气管而引起左下肺不张。小型或限制型室隔缺损者胸部 X 线片正常。

肺血管影可反映分流量多少和肺动脉压力高低,如分流量很大而肺循环阻力不高时,肺血管影增多增粗,肺门有明显搏动;如有肺血管病变,分流量减少,肺门搏动减弱,肺门血管粗大,但周围分支管径锐减。如合并右室流出道梗阻,中央及周围肺动脉均减少,肺动脉主干增宽罕见。在一岁内的婴儿 X 线上心影的大小及形态表现无特征性改变;心影或正常或扩大到左胸壁,心尖或翘起或向左下延伸,无肯定规律。

3.超声心动图检查

在二维超声切面中见到室间隔各部连续中断为诊断缺损的依据。室间隔中断,断端粗钝而影浓密,并能在多种切面中见到的则诊断缺损比较可靠。各种切面中所见室间隔的解剖组成不尽相同,检查时可从多种切面及不同方向扫描来确定缺损的部位进行分型诊断。室间隔的膜部较薄,通常在心尖及剑突下四腔加主动脉根部切面中可以见到,位于主动脉瓣下,延续于室间隔肌部。胸骨旁左室长轴切面中邻近主动脉瓣的室间隔为流出道部分。肌部室间隔流入道部分可见于心尖或剑突下四腔切面,上自三尖瓣环附着处,下至三尖瓣腱束附着点,其余可见的室间隔为小梁部。膜周型室间隔缺损包括膜部室间隔及其他部位肌部室间隔缺损,肌部室间隔缺损周边为肌肉,而膜部室间隔完整。双动脉下型 VSD 的上缘为主动脉瓣环与肺动脉瓣环纤维连接,两个动脉瓣处于相似水平。左室长轴切面偏向右室流出道,或从主动脉短轴转向长轴切面过程能够清楚显示双动脉下型 VSD 的特征,剑突下右室流出道切面也可见到上述特征。心尖四腔切面中看不到双动脉下型 VSD,膜部室间隔完整。经过多种切面检查,二维超声心动图对 VSD 的分型诊断与手术观察比较总符合率达 90%~97.5%。结合彩色血流显像检查也有助于 VSD 的分型诊断。在主动脉根部短轴切面,向流入道缺损者其分流血流与三尖瓣环平行,小梁部缺损者其分流血流朝向右室体部,流出道缺损者分流血流朝向流出道。室间隔的大小不等,还受心肌舒缩及邻近组织黏附的影响。大部分缺损为单个,也有多发性,最常见于小梁部肌部室间隔缺损。也有膜周型 VSD 与小梁部肌部 VSD 同时存在。二维超声心动图对 VSD 诊断敏感性很高,但小型 VSD(<2mm),近心尖部的 VSD 或多发性 VSD 易被遗漏,如同时应用彩色血流显像有助发现上述类型的 VSD。动物实验及临床应用结果证明,三维超声心动图在显示室间隔缺损部位、大小及形状等方面优于二维超声心动图。

假性膜部室隔瘤常见于膜周流入道型 VSD,剑突下或心尖四腔加主动脉根部切面中均可观察。心室收缩时突向右室呈瘤状,舒张期回复于缺损平面。随着假性膜部室隔瘤的形成,分流逐渐减少,分流多在瘤的下部。但 VSD 的边缘仍保持原来大小,彩色血流显像可以清楚显示分流的部位及范围。

应用二维及多普勒超声心动图技术可以估测 Qp/Qs。通过测量三尖瓣反流速度,肺动脉瓣反流速度估测右心室收缩压及肺动脉舒张压外,还可应用连续波多普勒超声直接测量经 VSD 分流血流的流速来了解左、右心室收缩压的压差(AP),进一步可估测右心室收缩压。不存在右心室流出道梗阻时,肺动脉收缩压与右心室收缩压相似。因此可以评估肺动脉高压。M 型超声用于测量心腔内径,间接反映室隔缺损的血流动力学状况,也可测得左心室功能。

手术或停体外循环后及时进行经食管超声心动图检查可确定是否存在残余分流或残余梗阻。室间隔缺损时术后即刻经食管超声心动图检查有残余分流可达 1/3 病例,其中 2/3 病例在出院时可消失。残余分流束宽≥4mm 者需要再次手术修补。残余分流束宽为 3mm 者需要结合左向右分流量(Qp/Qs)决定。流出道部位的室间隔缺损时常合并主动脉瓣脱垂及反流,术中经食管超声心动图检查可以评估纠治后各个主动脉瓣叶脱垂情况及反流程度提高手术效果。

超声心电图检查尚有助于发现合并的右室流出道梗阻及主动脉瓣脱垂、反流,以及其他合并畸形如房隔缺损、动脉导管未闭等。

4.CT 和 MRI

单纯的室间隔缺损一般也不需要作 CT 和 MRI 检查。MRI 检查一般以自旋回波 T_1W 图像为主来观察室间隔连续性是否中断,若同时在梯度回波电影序列上发现有异常的分流血流存在,则是诊断室间隔缺损可靠的依据,梯度回波电影序列还可用来观察有无伴随的主动脉瓣关闭不全等。CT 和 MRI 检查对于发现肌部的小缺损还是比较敏感的,其中多层螺旋 CT 的空间分辨率更高一些。CT 和 MRI 检查还可清楚地显示左心房增大、左心室增大、右心室增大、肺动脉扩张等室间隔缺损的间接征象。

5.心导管及心血管造影

由于超声心动图及 MRI 等无创性影像诊断技术已经能够有效地诊断室隔缺损的部位及血流动力学改变,目前单纯室隔缺损很少再需要心导管及心血管造影作为手术前的诊断方法。当诊断不明确,特别合并重度肺动脉高压而不能确定是否适合手术治疗时,心导管检查则有重要的诊断价值。通过心导管检查测定心腔压力及体、肺循环血流量可计算肺血管阻力,并可根据吸入纯氧或者扩张肺血管药物(如一氧化氮、前列腺素等)干预下肺动脉压分流量及阻力的变化评估肺血管的反应性,以了解肺动脉高压的程度及性质。

左心室造影轴向投照有助于显示缺损部位。长轴斜位投照时,X 线与前部室间隔相切,对最常见的膜周型室间隔缺损及小梁区肌部缺损显示最好。长轴斜位左室造影也可显示位于流入道的肌部缺损。但肝锁位左室造影对流入道肌部缺损的直接征象显示更好。多发性室间隔缺损也以长轴斜位左室造影显示最佳。左室造影右前斜位 30°～45°投照,X 线与漏斗部室间隔基本相切,是漏斗部缺损的最佳造影体位,可显示漏斗部缺损的直接征象。右前斜位左室造影片上,漏斗部缺损由主动脉瓣下方向肺动脉瓣下方喷射的造影剂束显示。根据进入右室时造影剂束上缘是否紧靠肺动脉瓣,判断是肺动脉瓣下型缺损还是流出道肌部缺损。右前斜位左室造影不仅能显示漏斗部缺损的直接征象,还能显示伴随的主动脉瓣脱垂及主动脉瓣脱垂的程度。为排除或诊断伴发的主动脉瓣关闭不全或动脉导管未闭可加做升主动脉造影。右心室造影适应于怀疑右室流出道梗阻时。

（五）病程

大型室缺在婴儿期未经治疗可致心衰,甚至死亡;年长后可演变成梗阻性肺动脉高压。小型缺损即使不闭亦无碍,不致发生心衰或梗阻性肺动脉高压。根据 Kidd 和 Gersony 等对1280 例室缺患儿的长期随访显示,至 25 岁仍健在者有 87%;小型缺损至 25 岁健在者有95.9%,中型缺损为 86.3%,大型缺损为 61.2%,如已有艾森门格综合征至 25 岁仍存活者为41.7%;已经修补手术须第二次手术弥补残余分流者占 5.5%。最近有几组更长随访,成人有小室缺者运动量较正常人为低,发生严重的心律失常及猝死者较正常稍高。有学者随访国人膜周室隔缺损有假性膜部室隔瘤者 45% 在 10 岁时有左室右房交通,6% 发生主动脉瓣下折嵴,35% 自闭,如有左室右房交通,并发感染性心内膜炎的机会较多。Ottersted 等随访 70 例成人小室缺未手术者 6～29 年有 11 例死亡,还有 14 例与室缺有关的并发症。室隔缺损有自然缩小及闭合趋势,也可能发生主动脉瓣脱垂及反流,或右室流出道肥厚影响自然病程。

1.自然缩小及闭合

室隔缺损的自然缩小及闭合可见于单纯 VSD,特别是小型 VSD,也可见于复合心血管畸形中的 VSD。确切的自然缩小及闭合发生率很难估计,通常认为 VSD 自然闭合率约为40%～60%,如果包括超声心动图检出的较小的 VSD,则 VSD 自然闭合发生率更高。膜周部VSD 及小梁肌部 VSD 发生自然缩小及闭合的较多,而流出道部位,靠近肺动脉瓣及对位不良型 VSD 很少发生自然闭合。小型 VSD 发生自然闭合的较多,但≥10mm 的膜周部 VSD,或曾有心功能不全者也有自然闭合的机会。

VSD 的自然闭合可发生在胎儿时期,出生前未闭者,其中 76% 将在出生后第一年内闭合。通常在 3 岁以内自然闭合发生较多。有一组观察,98% 的自然闭合发生在 6 岁前。但是 VSD自然闭合发生在任何年龄。随着 VSD 自然缩小,心脏杂音失去全收缩期杂音的特点而改变为较短,渐减型的收缩期杂音。

VSD 自然缩小或闭合的机制可能是:①室间隔肌肉生理肥厚或缺损边缘纤维化,见于肌部 VSD 闭合;②三尖瓣叶与缺损边缘粘连、融合或形成假性膜部室隔瘤,见于膜周型 VSD;③血栓形成闭塞缺损。在临床诊断 VSD 自然闭合的病例中,VSD 局部呈现假性膜部室隔瘤者占 74%。

Miyake 等报道,膜周型 VSD,$Qp/Qs<1.7$ 的青年患者中发生自然闭合的达 23%,而 $Qp/Qs≥1.2$ 者无自然闭合趋势。

VSD 自然缩小或小型 VSD 无肺动脉高压或左室肥厚患者的预后很好,不影响生长发育,活动能力正常,没有任何症状。

VSD 婴儿中发生心力衰竭而需要药物治疗的约占 1/6,大部分是在出生后 6 个月以内。部分患儿经过治疗病情获得好转,严重者如果不手术则难以存活。大型 VSD 婴儿往往合并肺动脉高压,并有发生肺血管病的风险。常见于多发性室隔缺损或合并肺动脉导管未闭时。如果早期未能得到手术治疗,该类患儿预后差。虽然也可能存活至成人期,通常在 40 岁前死亡。

2.动脉瓣脱垂及反流

膜周型 VSD,双动脉下型及邻近肺动脉的 VSD 均靠近主动脉瓣可能发生主动脉瓣脱垂,流出道肌部室隔发育不良的肌部流出道缺损也可发生主动脉瓣脱垂。主动脉瓣的脱垂和反流发生机制，与 VSD 解剖部位和血流动力学有关。依 Venturi 效应，流体的流速越快，则压力越低，通过缺损分流的流速越快，则对右冠瓣及附近乏氏窦壁的压力越低，于是这部向下塌陷。在收缩期，分流的流速很快时，主动脉瓣因缺口低压而向下脱垂，舒张时瓣膜又回复到原有位置。脱垂的瓣叶不能密闭发生反流，此时手术关闭缺损，瓣膜尚可恢复密闭；如反流增多，脱垂瓣叶在舒张时因主动脉的压力而不能复位，固定塌陷在缺损口，日久与缺口缘粘连，此时反流不可回逆。如果存在肺动脉高压，分流速度慢则不会发生主动脉瓣脱垂。右冠状动脉瓣叶脱垂最多见，膜周型室隔缺损也可累及无冠状动脉瓣，左冠状动脉瓣很少累及。肺动脉下型 VSD 合并主动脉瓣脱垂约占 70%。主动脉瓣脱垂后可发生主动脉瓣反流并逐渐加重。主动脉瓣反流加重左室负荷而可发生心力衰竭，偶见于儿童时期，多数发生在成人阶段。主动脉瓣脱垂也可能完全堵闭缺损，同时无主动脉瓣反流。绝大多数为主动脉瓣脱垂而使缺损缩小而已，同时有主动脉瓣反流风险故仍应手术治疗。

3.右室流出道肥厚

约有 5%～7%VSD 患者发垂和反流的发生机制生右室流出道肌肉肥厚狭窄，限制左向右分流，有的最终出现发绀。有些 VSD 患者中右室腔中部异常肌束肥厚而形成右室双腔。

（六）治疗

1.内科治疗

主要是针对心力衰竭的治疗。中型及大型 VSD 婴儿出生后 2～3 个月随着左向右分流量及肺血流量显著增加，可相继出现呼吸急促、喂养困难等心功能不全的临床表现。此时须给予利尿剂及血管紧张素转换酶抑制剂等药物治疗。利尿剂如速尿（呋塞米）排钠利尿可减少心脏的前负荷，可使肺水肿得到缓解。呋塞米可能增加钾离子的排泄及影响电解质平衡，需要补充钾离子或同时加用螺内酯。临床研究证明血管紧张素转换酶抑制剂（ACEI）卡托普利可降低体循环血管阻力，而对肺循环血管阻力无明显影响，使左向右分流量减少，肺血流量减少，临床症状改善。Rp/Rs 较低的病例，用药后 Qp/Qs 降低，而 Rp/Rs 较高的病例用药后 Qp/Qs 反而增高。高排低阻的左向右分流先天性心脏病合并心力衰竭是应用 ACEI 的主要适应证。高排低阻不合并心力衰竭则疗效不定。卡托普利 0.1～0.3mg/kg，每日三次口服，ACEI 的剂量逐渐增加，应用过程可以出现低血压和肾功能障碍。大量左向右分流型先天性心脏病合并心力衰竭时应用地高辛尚有争议。已有研究结果发现室隔缺损合并心力衰竭时大多数病例的左室心肌收缩力正常，少数病例（13%～15%）LVEF 降低也因心室负荷增加所致。因此，对应用正性肌力药物地高辛提出疑问。然而临床经验也发现经过地高辛治疗部分病例心力衰竭临床表现得到明显改善。地高辛调节神经体液的药理作用可能对改善室隔缺损合并心力衰竭的临床表现更为重要。实际，地高辛发挥调节神经体液的作用早于增强心肌收缩的作用。也有研究发现，在不同血管阻力的情况下，地高辛对 Qp/Qs 影响不同，肺血管阻力（Rp）及体血管阻力（Rs）增高的病例，地高辛使 Qp/Qs 增高，Rp、Rs 不增高病例，地高辛使 Qp/Qs 减少，可改善容量负荷过重。地高辛 0.01mg/(kg·d)，分 2 次口服，不必首剂采用饱和剂量。通常卡托普利与地高辛联合应用的效果较单独用药好。

液体的摄入亦须限制，每日<120mL/kg；热量每日约 140kcal/kg，必要时插胃管点滴营养液。患婴的症状和体征很难排除合并有肺部感染的继发，引起可应用适当的抗生素。供氧虽

属常规治疗,但必须注意,氧对肺循环的作用为血管扩张,对体循环为血管收缩,所以如用氧过度可增加分流量。在有肺水肿时供氧可改善缺氧,但如血氧不低,不必持续供氧。严重的呼吸窘迫可用持续正压呼吸。

在药物治疗过程中需要临床评估心力衰竭的表现及超声心动图评估室隔缺损血流动力学、肺动脉高压状况。如果临床表现改善,出生后的肺动脉高压下降而趋于正常提示病情好转,鉴于相当部分的室隔缺损有自然缩小或闭合的机会可以继续内科治疗随访观察。如果药物治疗后仍然喂养困难、体重不增或肺动脉高压持续时则应考虑及时外科手术治疗。

部分中型及大型室隔缺损婴儿 6 个月左向右分流量减少而临床表现改善,其中部分患儿系因室隔缺损自然缩小,而使分流量减少,但也可能因为合并肺动脉高压或右室流出道肌肉肥厚梗阻而使左向右分流量减少。特别是重度肺动脉高压致使分流量减少形成临床好转的假象会延误手术治疗的时机。因此,超声心动图检查评估病情非常重要。至 2 岁以后很少因左向右分流而发生心力衰竭,如有心力衰竭可能由于呼吸道感染、感染性心内膜炎或主动脉瓣反流引起,需要针对病因进行治疗。

小型 VSD,无症状也无肺动脉高压征象,则不须治疗,也不必应用抗生素预防感染性心内膜炎。

大型 VSD 合并重度肺动脉高压患者如就医太晚失去手术机会,将逐渐发展为 Eisenmenger 综合征,出现发绀,运动能力减退。对症治疗仅改善症状,肺血管扩张药物很少获得理想效果。

2.外科治疗

室隔缺损外科手术修补始于 1954 年。随着体外循环技术进步,深低温停循环技术的应用,室隔缺损外科手术修补已不受年龄及体重的限制。大型室隔缺损合并肺动脉高压患儿也可在生后早期获得及时手术治疗,目前单纯室隔缺损的外科手术死亡率为<1%。

室隔缺损外科手术治疗的指征为:①中型或大型室隔缺损合并心力衰竭经过药物治疗无改善,喂养困难,生长迟缓,反复呼吸道感染;②大型室隔缺损合并肺动脉高压,即使无临床症状;③年长室隔缺损患儿,随访过程缺损不见缩小,Qp/Qs>2∶1,即使无临床症状;④室隔缺损合并主动脉瓣脱垂及反流或右室流出道梗阻。

小型室隔缺损可占所有室隔缺损的 70%～80%,是否应该手术治疗尚无统一意见。小型室隔缺损的自然闭合率可高达 75%～80%,该类患儿无任何临床症状,生长发育正常,运动能力不受限制,唯有室隔缺损的心脏杂音,寿命与正常人相似。以往曾认为室隔缺损增加发生感染性心内膜炎的风险。在所有室隔缺损患者中,感染性心内膜炎的发生率约为每 1000 例每年 1～2 例,在 70 岁以前发生感染性心内膜炎的风险约为 1/10,多数在 20 岁以后。缺损大小对发生率无影响。单纯 VSD 死于感染性心内膜炎的占 2%～3%。手术闭合缺损并不能预防感染性心内膜炎的发生。手术后,如有残余分流则为感染性心内膜炎的高危因素。多数认为小型室隔缺损不必手术治疗。也有认为目前手术效果好可考虑手术修补消除心脏杂音。某儿童医院统计出生后发现有室隔缺损者最后须手术治疗仅占 15%,原有症状者占 25%。

如合并严重肺血管病变是室隔缺损手术治疗唯一的禁忌证。经过心导管检查,肺血管阻力超过 $8wood/m^2$ 通常认为是不宜手术的。如果肺血管阻力 4～8 $Wood/m^2$ 则需要经过吸入纯氧或其他肺血管扩张剂(如 NO 吸入)干预检测肺血管反应性确定肺动脉高压是否可逆再决定是否需要手术治疗。肺血管病变很少见于 1 岁内。

手术治疗的适宜时间主要取决于室隔缺损的病情及部位。中型或大型室隔缺损患儿出生后早期合并心力衰竭经过药物治疗而无改善的,应早期(6 个月内)手术治疗,如 6 个月以后肺动脉高压仍然持续的,应在 1 岁内手术治疗。双动脉下或肺动脉下型室隔缺损很少自然缩小或闭合,而且常合并主动脉瓣脱垂及反流,应早期手术治疗避免发生主动脉瓣反流。如果已经合并主动脉瓣反流,但无心脏扩大或心力衰竭,最好延至青年期手术以适应需要瓣膜置换的可能;已有心脏扩大及心力衰竭者不论年龄均应手术治疗;心脏扩大(左室收缩末期内径＞29mm/m^2)即使无临床症状也应及时手术治疗。其他类型室隔缺损,如无肺动脉高压或临床症状,手术时间则不限定。但是,中-大型室隔缺损手术后随访研究发现,手术时平均年龄 5 岁,术后 1.6 年复查无残余分流,LVEDV 为正常的 118％,LV mass 为正常的 278％,LVEF 为正常的 85％;手术时平均年龄 12 个月,术前 P_{RV}/P_{LV} 为 1.0,右室压力 96mmHg,术后 1.5 年复查,LVEDV 从正常的 278％降至 113％,LV mass 从正常的 136％降至 98％,LV$_{EF}$正常。由此可见,早期手术对左室结构及功能的恢复有利。

单纯 VSD 的手术治疗有 2 种选择,即先行肺动脉环缩,以后再修补室隔缺损,或直接修补室隔缺损。肺动脉主干环束可减为肺血流量减轻肺充血,防止肺动脉高压的发展,是有效而安全的减状手术。但是肺动脉主干环束可能导致肺动脉瓣下狭窄,主动脉下狭窄,而且存在 2 次手术风险。随着外科手术技术的进步,目前基本采用直接修补室隔缺损的方法。肺动脉主干环束手术仅用于小婴儿伴多发性室隔缺损或流入道缺损,直接修补可能损伤房室瓣装置或传导束时。缺损修补手术可经心室切开或心房切开经三尖瓣进行,流出道部位的缺损则可经肺动脉切开后修补。心尖肌部缺损的暴露比较困难,有时需要心尖部左室切开修补,住院死亡率达 7.7％。联合心导管介入方法堵闭肌部缺损为目前常用的治疗方法。

绝大部分单纯室隔缺损患者经过外科手术治疗后能够正常生活及具有正常的运动能力。少数患者术后有残余分流及心脏传导阻滞。术后有残余分流的约占 10％～25％,残余分流多种缺损补片边缘,绝大部分残余分流不影响血流动力学,而且有消失的可能。如果分流量较大者则需要闭合处理,约占 1％～2％病例。伴有残余分流者必须接受预防感染性心内膜炎的措施。室隔缺损外科修补后发生心脏传导阻滞的约占 5％,损伤房室结或希氏束而导致持续完全性房室传导阻滞仅占＜1％,需要安装起搏器治疗。术后曾有暂时性心脏传导阻滞者以后发生严重心律失常及猝死的机会较高,即使恢复后无症状也应定期(每年或每 6 个月)接受 24h 动态心电图检查。术后曾有室性早搏者也应复查监测心电图。心室内传导障碍见于大部分心脏直视手术患者。右束传导阻滞见于 26％室隔缺损术后患者,包括经心房或心室修补缺损者。长期随访结果显示右束支传导阻滞不影响心室收缩功能,可能影响心室舒张功能。如果右束支传导阻滞合并心电轴左偏及 P-R 建起延长,特别在术后曾有暂时性完全房室传导阻滞的,则为晚期发生完全性房室传导的预兆,需要密切随访观察。

部分术后患者左心室持续增大,心室功能减低但无临床症状,长期预后尚不明确。晚期出现主动脉瓣反流,可见于术前伴或不伴主动脉瓣脱垂及反流者。术后三尖瓣反流可因合并三尖瓣异常或缺损补片影响所致。

3.经心导管介入治疗

应用特制的堵闭器经心导管封堵肌部室隔缺损始于 1988 年。堵闭器可直接经心室或经皮穿刺实施封堵,主要用于心尖肌部室隔缺损或多发性肌部室隔缺损。美国注册资料显示,经皮放置堵闭器成功率为 87%,12 个月缺损闭合率为 97%,合并症发生率为 11%。膜周型室隔缺损经心导管介入治疗始于 1994 年。国内临床经验显示,对适宜的病例,介入治疗也有较高成功率。室隔缺损外科手术后残余分流,如须闭合治疗时,介入治疗则是一种选择。但是安置膜周型室隔缺损堵闭器有可能损伤主动脉瓣、三尖瓣及心脏传导束。完全性房室传导阻滞的发生率为 2.90/0~5.7%,传导阻滞可发生于当时或安置堵闭器后≥1 年。介入治疗的严重合并症仍是临床关切的问题。

四、法洛四联症

法洛四联症(TOF)是最常见的青紫型先天性心脏病,约占青紫型先天性心脏病的 70%左右,约占所有先天性心脏病的 10%。1888 年法国医生 Etienne Fallot 详细描述了该病的病理改变及临床表现,故而得名。

(一)病理解剖

法洛四联症由四种畸形组成,均与胚胎期圆锥动脉干部分发育异常有关。①肺动脉狭窄:肺动脉狭窄是四联症最重要的病变,狭窄范围自右心室漏斗部入口至左、右肺动脉分支。其中以漏斗部及肺动脉瓣复合狭窄多见,狭窄的严重程度差异颇大,严重者肺动脉闭锁,可同时伴动脉导管未闭或主动脉与肺动脉间侧支循环血管;②室间隔缺损:为大型、对位不良型室间隔缺损;③主动脉骑跨:主动脉根部粗大且顺钟向旋转右移并骑跨在室间隔缺损上,骑跨范围在 15%~95%;④右心室肥厚:属继发性病变。以上四种畸形中肺动脉狭窄是最重要的病变,是决定患儿的病理生理、病情严重程度,乃至影响预后的主要因素。

本病可合并其他心血管畸形,如 25%的法洛四联症患儿为右位型主动脉弓;其他如左上腔静脉残留、冠状动脉异常、房间隔缺损、动脉导管未闭、肺动脉瓣缺如等。

(二)病理生理

由于肺动脉狭窄,血液进入肺循环受阻,引起右心室的代偿性肥厚,右心室压力相对增高;肺动脉狭窄轻至中度者,右心室压力仍低于左心室,在室间隔部位可由左向右分流,此时患者可无明显的发绀(非青紫型法洛四联症);肺动脉狭窄严重时,右心室压力与左心室相似,此时右心室血液大部进入主动脉,临床出现明显的发绀。

由于主动脉骑跨于两心室之上,主动脉除接受左心室的血液外,还直接接受一部分来自右心室的静脉血,输送到全身各部,因而出现发绀;同时因肺动脉狭窄,肺循环进行气体交换的血流减少,更加重了发绀的程度。此外,由于进入肺动脉的血流减少,增粗的支气管动脉与肺血管之间形成侧支循环。

在动脉导管关闭前,肺循环血流量减少程度较轻,发绀可不明显,随着动脉导管的关闭和漏斗部狭窄的逐渐加重,发绀日益明显,并出现杵状指(趾)。由于缺氧,刺激骨髓代偿性产生过多的红细胞,血液黏稠度高,血流缓慢,常引起脑血栓,若为细菌性血栓,则易形成脑脓疡。

（三）临床表现

1.症状

（1）发绀：法洛四联症患者均有不同程度的发绀。发绀常表现在唇、指（趾）甲、耳垂、鼻尖、口腔黏膜等毛细血管丰富的部位。出生时发绀多不明显，生后 3～6 个月（有的在 1 岁后）渐明显，并随着年龄的增长及肺动脉狭窄加重而发绀越重。新生儿期患儿多数时间处于睡眠状态，活动少，出生后 5～6 月，睡眠时间较减少，同时活动量的增加，氧的需要量也因此增加，发绀就越明显。此外，婴儿由于生理性贫血，故发绀表现可不明显。若在出生时即出现明显发绀，应考虑伴有肺动脉闭锁或广泛的右室流出道发育不良或严重的漏斗部及瓣膜、瓣环狭窄等可能。肺动脉狭窄不严重者一般在静止状态可不出现发绀，活动后出现轻微发绀，至年长后由于漏斗部呈渐进性肥厚，发绀渐加重。少数非发绀型法洛四联症，婴儿期以左向右分流为主，临床上不仅可没有发绀，而且还可有心衰和呼吸道感染等病史，酷似单纯大型室间隔缺损。

（2）缺氧发作及活动耐力降低：在喂养、啼哭、行走、活动后气促加重。约 20%～70% 患婴有缺氧发作史。表现为起病突然，呼吸深快，神情萎靡，伴发绀明显加重，甚至可发生昏厥、痉挛或脑血管意外。发作可持续数分钟至数小时，常能自然缓解，但也有少数因严重低氧血症与脑血管并发症而导致死亡。缺氧发作多发生在晨起时或在大便、哭吵及喂养后。发作频繁时期多是生后 6～18 个月，之后发作减少，可能与侧支循环建立有关。发作一般与发绀的严重程度无关。缺氧发作的机制可能是由于激动刺激右室流出道的心肌使之发生痉挛与收缩，从而使右室流出道完全堵塞所致。另有学者认为是敏感的呼吸中枢及流出道收缩的协同作用所致。由于啼哭或喂养或长睡苏醒后均可促使氧需要量增加与心跳加快，致心搏量增多，静脉回流量也增加，但因有肺动脉狭窄，故增加的血流只能从右侧向左侧分流，这样就导致体循环动脉 PO_2 及 pH 下降，而 PCO_2 却升高，敏感的呼吸中枢对此化学刺激产生的反应是呼吸深快，但呼吸增快的效应又能使静脉回流量增加，进而增加右向左分流，如此反复则形成恶性循环。严重的发绀引起严重的代谢性酸中毒也可能导致缺氧发作。此外，体循环阻力下降，使肺循环血流突然减少，也可发生缺氧发作。由于组织缺氧，活动耐力和体力皆低于同龄儿，肺动脉狭窄越重，活动耐力降低就越明显。

（3）蹲踞：是法洛四联症患儿活动后常见的症状。发绀伴蹲踞者多见于四联症。蹲踞时下肢屈曲，可增加体循环阻力，减少右向左分流，使肺血流量增多，同时可使下腔静脉回心血流明显减少，从而使体循环血氧饱和度增加，可防止昏晕感。四联症患儿喜取的几种特殊姿势如婴儿常喜侧卧将双膝屈曲呈胎儿姿势；竖抱时喜将双膝屈曲，大腿贴腹部。年长儿不论站立或坐位均将双足交叉，坐时更喜屈膝，双小腿交叉盘坐。一般均不喜长时间的站立，因可导致直立位低血压与昏厥发生。

（4）其他：法洛四联症很少发生心力衰竭，如有心衰发生，可见于婴儿期伴有轻的肺动脉狭窄并伴心室水平为左向右分流、伴有肺动脉瓣缺如、大的体肺侧支血管及室间隔缺损部分闭合等，后者偶可引起左室压大于右室压。另外法洛四联症可发生的并发症有脑脓肿、脑栓塞和感染性心内膜炎等。

2.体征

（1）生长、发育迟缓：主要发生于肺动脉严重狭窄患儿，身高体重低于同龄儿，但智力往往正常。

（2）发绀、杵状指（趾）：为法洛四联症中常见体征。典型者全身皮肤出现发绀、眼结膜充血、咽部及口腔黏膜发绀、牙釉质钙化不良和牙龈易出血。如发绀持续6个月以上，由于长期缺氧，指（趾）端毛细血管扩张与增生，局部软组织及骨组织增生、肥大，出现杵状指（趾），呈鼓槌状。

（3）心脏检查：大多数患儿心前区无隆起，心脏搏动不移位，胸骨左缘可扪及右室肥厚的右心抬举感。第一心音多正常，第二心音在非发绀型法洛四联症中有时可听到分裂，但在典型者中多因肺动脉狭窄而出现肺动脉第二音减弱延长或消失，在左第三肋间可出现单一而亢进的第二音，这是主动脉瓣关闭音。在胸骨左缘三、四肋间可出现由于漏斗部狭窄引起的短促而中等响度的收缩期喷射性杂音，极少数伴收缩期震颤。少数无发绀者在剑突上或胸骨左缘四、五肋间出现室间隔缺损的全收缩期杂音。但多数由于血流呈双向分流，或右向左分流，故室缺多不发出杂音。通常四联症的杂音是由于右室流出道狭窄所引起，杂音越响、越长，说明狭窄越轻，右室到肺动脉血流量也越多，发绀也越轻。反之杂音越短促与柔和，说明狭窄越重，右向左分流越多，肺动脉的血流量也越少，发绀也重。狭窄严重，听诊收缩期杂音柔和而短促，单一第二音，可有主动脉喷射喀喇音。此外有左肺动脉缺如者可在胸骨右侧闻及杂音。肺动脉闭锁者，由于都有明显而丰富的支气管侧支循环因此胸骨左、右缘及背部大多可听到广泛的连续性血管杂音。伴有动脉导管未闭者，少数在婴儿期于左锁骨中部可出现连续性杂音，若在右胸上部出现连续性杂音，多提示右位主动脉弓伴大的右上肺侧支循环。典型法洛四联症者脉搏及血压一般多正常，左心室仍维持正常的有效每搏量。

（四）辅助检查

1.实验室检查

法洛四联症患儿红细胞计数和比容通常升高，且与发绀程度成正比。但在新生儿与婴幼期由于常处于生理性贫血状态，故红细胞增多较少见。红细胞比容大多在60%～70%，血红蛋白也增高约在170～230g/L；若血红蛋白低于150g/L，考虑有相对性贫血存在。此外动脉血氧饱和度大多降低，在60%～80%。严重发绀者，血小板可降低、凝血酶原时间延长，肝功能检查谷丙转氨酶及谷草转氨酶升高。尿蛋白有时阳性，特别是伴有高血压的成人法洛四联症患者。

2.心电图

法洛四联症的心电图特点为电轴右偏和右室肥厚。在体表心电图上表现为V_3R、V_1大R波形，V_5、V_6深S波。由于右室收缩期负荷加重，故TV_3R或TV_1呈双向或直立。右房肥大在婴幼儿少见，但可见于2/3较大儿童。另外T波呈深倒置或ST段下降等心肌劳损图形也少见于法洛四联症。双室肥厚仅见于非发绀型法洛四联症。房室传导在四联症中多正常，但室性早搏在年长儿和成人中经常可见。

3.胸部X线

典型者一般心影大小正常，右房可增大，左房、左室不大，上纵隔血管影由于扩大的主动脉可以增宽，少数可见主动脉弓右位；肺门血管阴影小，搏动不明显。肺野清晰，中侧带及外1/3肺血管影较细小。中度及重度患者由于右心室肥厚，使心尖上翘，圆钝，而肺动脉段内凹，使心影呈靴型轮廓。若气管左偏伴上腔静脉推向右外,提示右位主动脉弓,而主动脉的大小与肺动脉狭窄严重程度成反比。肺野透亮度愈增加,肺血管阴影越细小,提示狭窄越严重。若双侧肺血管影不对称提示左、右肺动脉大小不等,即狭窄程度不一样,或是一侧肺动脉缺如或闭锁,常见为左肺动脉缺如,X线显示左侧肺血管影明显减少,同时右肺动脉都代偿性扩张。在轻型四联症,心影大小及肺血管分布均可正常。如有丰富的侧支血管形成,肺野可呈纤细网状结构样改变。

4.超声心动图

超声心动图是确诊法洛四联症的首选方法。采取心脏长轴、短轴及胸骨上凹、剑突下探察法常能显示四联症的病理解剖特异征象,易确诊。①左室长轴切面见到增宽的主动脉根部,主动脉前壁右移并骑跨与室间隔上,室间隔与主动脉前壁连续中断,显示出室间隔缺损,但主动脉后壁与二尖瓣前叶仍呈纤维连接。②心底大血管短轴切面,可显示右室流出道狭窄的部位、程度及第三心室,还可见到肺动脉总干及其左右分支的发育情况以及是否伴有肺动脉瓣狭窄等,同一切面还能比较主动脉与肺动脉的比例为手术提供依据。③四腔位切面,可了解左、右心室大小及室壁的厚度。常见到右室前壁肥厚,内径增大,有时还可出现乳头肌及腱索增粗现象,左房、左室一般偏小。④胸骨上切面可见到增宽的主动脉及观察主动脉弓位置,也可观察异常头臂血管,动脉导管未闭及侧支血管等。

彩色多普勒显示心室水平分流血束在整个心动周期中随左、右心室压力阶差而发生改变,频谱多普勒可记录到收缩期向下、舒张期向上的双向低速分流频谱;而在肺动脉部位可见狭窄后方呈五彩镶嵌血流束射向肺动脉,射流束近端的宽度取决于肺动脉狭窄的程度,狭窄愈重,射流束愈窄;严重狭窄者,狭窄远端及肺动脉内血流量少,可无明显血流信号。频谱多普勒可记录到全收缩期双向充填的尖峰状频谱。

5.磁共振(MRI)和CT

超高速CT和MRI可清晰显示室间隔缺损、漏斗部狭窄、右心室肥厚及主动脉骑跨;在进行三维重建后可清楚地显示主动脉、肺动脉的形态,对于外周肺动脉的发育情况显示满意。利用MRI电影序列矢状面可显示快速血流通过狭窄漏斗部及肺动脉瓣口而在肺动脉根部产生无信号影。虽MRI和CT对心内结构的显示略逊于心脏超声,且CT成像有一定的电离辐射,但是在显示心外大血管及肺循环血管解剖方面,已能接近心血管造影的图像。

6.心导管和心血管造影

由于超声心动图和磁共振(MRI)或CT已能对法洛四联症作出明确诊断,一般不再须作心导管造影。但对外周肺动脉分支发育不良及体肺侧支血管存在的患者应做心血管造影。

通常作左心室造影,常取长轴斜位,可显示室间隔位置、大小以及有无多发缺损、左室发育情况、主动脉骑跨程度、主动脉弓及头臂血管有无变异和冠状动脉有无畸形;右心室造影,取坐观位,可清楚显示肺动脉及其周围肺动脉和右室流出道的解剖形态及狭窄程度。如左心室造影未能显示冠状动脉解剖或疑及冠状动脉有异常者、疑有动脉导管未闭及侧支血管,应再行升主动脉根部造影。据以往经验,主动脉造影一般足以显示冠状动脉解剖,不必再作选择性冠状动脉造影。法洛四联症伴肺动脉闭锁者,如升主动脉造影未能显示肺动脉,须作降主动脉或侧支血管或肺静脉楔入造影。

（五）诊断与鉴别诊断

1.诊断

有以下临床特点应考虑是法洛四联症：①生后数月出现发绀伴有缺氧发作、蹲踞等，心前区收缩期杂音伴肺动脉第二音减弱；②心电图示电轴右偏及右心室肥厚；③胸片示肺血少，肺动脉段凹陷、心影不大，心尖抬高呈靴状。超声心动图、磁共振（MRI）或 CT、心导管和心血管造影可以确诊。

2.鉴别诊断

轻型或非青紫型的法洛四联症应与单纯室间隔缺损相鉴别，其他须鉴别的发绀型先天性心脏病有完全性大动脉转位伴室间隔缺损及肺动脉瓣狭窄、右心室双出口伴肺动脉狭窄、单纯肺动脉瓣狭窄伴心房水平右向左分流、室隔完整的肺动脉闭锁、单心室伴肺动脉瓣狭窄等。

（六）治疗

未经外科手术治疗的法洛四联症患者的自然寿命明显短于经过外科手术者。故凡是诊断明确者，都应施行外科手术治疗。内科治疗的原则是对症处理，预防及处理并发症，使患儿能在较好的条件下进行手术。

1.内科治疗

法洛四联症因低氧血症代偿性红细胞增多，血红蛋白提高，血细胞比容也增高，血液黏滞度增加，致使循环滞缓，易于形成血栓及凝血障碍。应注意液体的摄入量，尤其在夏天或遇腹泻、呕吐、高热等情况应防脱水，必要时可给静脉补液。红细胞过多时也可给予放血或换血使血红蛋白不超过 200g/L，血细胞比容不超过 65%。有感染时及时给予抗生素治疗，以防感染性心内膜炎的发生。本病常伴有小细胞低色素性贫血，若血红蛋白＜150g/L，应补充铁剂，必要时也可输血 5～10ml/kg，因贫血也可诱发缺氧发作。如有缺氧发作，应将患儿置于胸膝位，然后给予吸氧，建立通畅的输液通道，对极重型缺氧发作患儿，可作经皮股静脉插管，将导管直插至下腔静脉近右房处，便于药物快速作用于心脏。同时皮下或静脉注射吗啡 0.1～0.2mg/kg 或静脉注射普萘洛尔 0.05～0.1mg/kg。也可间隙静脉注射新福林（phenylephrine，去氧肾上腺素）0.05～0.1mg/kg，该药能提高外周动脉血管阻力，使左室压力增高，减少心室水平右向左分流，血压上升后可用静脉维持，病情稳定后维持应用 12～24h，再根据经皮血氧饱和度及血压调整剂量和停药。不宜在右室流出道痉挛尚未完全解除时撤药，以防再次缺氧发作而加重病情。此外静脉注射碳酸氢钠以纠正代谢性酸中毒。长期口服普萘洛尔每日 1～2mg/kg 可以预防缺氧发作。如经内科治疗仍有反复缺氧发作，则须进行外科急症手术。

2.手术治疗

（1）手术指征：对外科手术纠治法洛四联症解剖畸形没有争议，但在选择手术的最佳年龄、对有症状的婴幼儿及新生儿是行一期纠治还是行分流手术后再行根治术以及法洛四联症伴肺动脉闭锁或多发体肺侧支血管的处理上仍有争议。但越来越多的研究表明，对法洛四联症早期纠治可减少和消除先天畸形对心脏本身的损害作用（如心肌肥厚、纤维化、左心功能的影响及心律失常等），同时还可以促进心脏以外的其他器官正常发育，特别是可清除长期发绀对中枢神经系统的发育影响和早期建立肺部正常血流将会促进肺动脉和肺组织本身的发育。随着体外循环技术发展及新生儿和婴幼儿麻醉术改进、术后监护和心脏外科手术技术的不断提高，使法洛四联症早期一期纠治术成功率大大提高,同时与外科镶嵌治疗的心导管介入治疗迅速发展,使一些外科难以处理的问题及并发症不需二次外科手术而得以解决(如侧支血管的堵塞及外周肺动脉狭窄球囊扩张及支架植入术),而且前景乐观。目前我院对 6 月以上的法洛四联症患儿就可进行根治手术。

(2)手术方法:决定根治手术与否,主要取决于左、右肺动脉发育、左心室发育情况和冠状动脉情况。左、右肺动脉发育情况的评估目前常用左、右肺动脉发出第一分支前血管的直径之和除以降主动脉横膈膜水平直径来替代原来采用的主、肺动脉比(McGoon 比值);该数值大于1.2～1.3 时,作根治术较为安全。另一参考指标为肺动脉指数(Nakata 指数),测量左、右肺动脉的截面积之和除以体表面积,其正常值为≥330mm^2/m^2。肺动脉指数≥150mm^2/m^2,可考虑一期根治术,如<150mm^2/m^2,根治手术应慎重。肺动脉指数<120mm^2/m^2,提示两侧肺动脉发育不良。左心室发育情况可用左室舒张末容量指数(左室舒张末期容量 ml/体表面积 m^2)衡量,小于 30ml/m^2 为左室发育不良。冠状动脉畸形对手术方案的选择也有影响,单支冠状动脉(左前降支异常起源于右冠状动脉或右冠状动脉异常起源于左前降支等)可能存在冠状动脉分支跨过右心室流出道,如术时损伤,可影响手术结果。

①姑息手术:法洛四联症姑息术有锁骨下动脉与肺动脉吻合术、降主动脉与左肺动脉吻合术、升主动脉与右肺动脉吻合术、闭式漏斗部切除术和肺动脉瓣切开术和上腔静脉与左右肺动脉吻合术。某些姑息手术方法有较多并发症,目前常用的法洛四联症姑息手术有两种,一种为改良 BWock-Taussig 术,即以人工管道连接右锁骨下动脉与右肺动脉,主要适用于婴幼儿四联症伴肺动脉条件较差或冠状动脉畸形。待患儿 4～5 岁后再用同种带瓣管道作二期矫治术。另一种为右室流出道补片扩大术,在体外循环下作右室流出道跨瓣环补片扩大术,而不关闭室间隔缺损,主要适用于左、右肺动脉发育不良的四联症患儿。术后须密切随访观察肺血流状况,以防肺血流过多引起左心功能不全,必须根据病情及时处理。对多数病例,通常在术后1 年左右甚至 6 个月后待左、右肺动脉发育改善后再行二期矫治术。对于重症肺动脉瓣狭窄伴肺动脉分支狭窄病例可先行心导管介入治疗即经皮球囊扩张肺动脉瓣及左右肺动脉分支,从而促进肺血管发育,以取代体-肺动脉分流术,为进行根治术创造条件。但球囊扩张易诱发缺氧发作、室性心律失常甚至室颤的可能,因此须慎重。

②心内纠治术:心内纠治术在 1 岁以下,体重小于 10kg 婴幼儿,多应用深低温停循环体外循环下进行,而 1 岁以上,体重大于 10kg 的患儿则采用中度低温体外循环法。先作胸骨旁正中切口,然后根据冠状动脉的走向选择右室流出道纵切口。如仅有瓣膜狭窄,则作瓣交界切开扩大;如有瓣环和肺总动脉狭窄,则应延长切口过瓣环至分叉;如有一侧肺动脉开口或起始部狭窄,则切口应延伸至该侧肺动脉。切除梗阻的壁束、隔束及右室前壁肥厚肌肉及右室腔内异常肉柱。用涤纶补片修补室间隔缺损,再作右心室流出道补片扩大术。如无瓣环或肺动脉干狭窄,则补片扩大仅限于右室流出道;如有瓣环或肺动脉干狭窄,则须作跨瓣环右室流出道补片扩大术。如患儿有冠状动脉异常、肺动脉发育不良、肺动脉闭锁或一侧肺动脉缺如等畸形,则须作右室至肺动脉同种带瓣管道术。如合并肺动脉瓣缺如并有压迫气道表现者,须尽早、尽快手术治疗,以防止支气管软化及其他肺部并发症。手术除解除肺动脉瓣环狭窄、修补室间隔缺损外,还须作肺动脉整形,一般不用人工肺动脉瓣。即使有支气管软化,也可在根治术后,再

植入支气管支架。法洛四联症伴有大侧支血管时,如侧支血管与肺动脉相通,可行介入封堵侧支血管后再手术治疗;如分别供血,则不能封堵,否则有发生肺梗死的危险。对因侧支血管扭曲而心导管无法封堵的大侧支血管,外科手术须尽量结扎。对有体肺大侧支血管的法洛四联症采用内外科镶嵌治疗能明显提高一期根治手术的成功率,并能减少患儿的创伤。

法洛四联症纠治效果较为满意。常见并发症为低心排血量综合征、残余右室流出道梗阻、残余室间隔缺损、心律失常和肺动脉瓣关闭不全等。

(七)预后

本病预后与肺动脉狭窄的严重程度、并发症以及手术的早晚有关。法洛四联症若不手术,其自然生存率平均 10 年左右。约 70% 可存活至 6 个月,50% 至 2 岁,40% 至 5 岁,20% 至 10 岁。早期出现严重发绀、气促者,死亡常发生于低氧血症。轻型及中型者预后较好,一般平均寿命约 15 岁,偶见最长也可达 60 岁以上。不少患者是死于脑血管意外、脑脓肿等并发症。但经过手术治疗能存活的大多数病例中,据统计 90% 以上症状消失,心功能恢复良好,智力和体力与正常人相仿,且其生活质量与寿命可望与正常人一样。少部分术后病例由于长期肺动脉反流,将影响右心室功能和运动能力,而且当有残余室间隔缺损和外周肺动脉狭窄等存在时,这种影响更为明显,并且有发生严重室性心律失常及猝死可能。

五、单心室

单心室是指两个房室瓣仅与一个心室腔连接或与一个伴一个对应的小心室腔主心室连接。亦称心室双入口。占婴儿期先天性心脏病发病的第 13 位,发生率占活产新生儿的 0.05‰~0.1‰。在胚胎发育早期,以后发育为二尖瓣和三尖瓣房室管与以后发育为左心室的原始心管相连接。血流从原始心管的心室部分流向原始心球,后者将随后发育为右心室。动脉干发自原始心球,前者以后发育为主动脉、肺动脉。当胚胎发育过程中存在任何原因导致心室分隔异常即可形成左心室双入口合并残余右心室流出道腔,此时心室多为反位(左襻)。

(一)病理解剖

单心室下的主心室可为左心室型或右心室型,可通过心室壁的肌小梁形态及房室瓣的位置和形态解剖加以区别。最常见的单心室为左心室型单心室、主动脉位于肺动脉左侧、主动脉起自左侧的残余右心室,与纠正型大血管转位相似。通常肺动脉位于后方,二尖瓣位于右侧,三尖瓣位于左侧。此种类型的单心室占单心室尸解病例的 74%。有时左主心室与残余右心室腔之间的室间隔缺损随时间推移可逐渐缩小,导致功能性的主动脉下狭窄。近 50% 的病例伴有肺动脉瓣狭窄或闭锁。伴发水肿或主动脉弓中断多见。有一种特殊的少见类型的单心室称 Holmes 心,表现为单一左心室双流入道及肺动脉狭窄但不伴有大动脉转位。无脾综合征多合并右心室单心室中。

(二)病理生理

由于肺动脉狭窄或肺血管阻力增高使肺循环血流量减少。肺循环血流量的大小决定了单心室患儿在婴儿期病情的严重程度。患儿如不伴有肺动脉狭窄,在婴儿期随着胎儿期肺血管阻力的退化,肺血流逐渐增加,最终形成充血性心力衰竭而往往无法存活。

单心室患儿如伴有肺动脉闭锁,在生后即出现发绀。发绀的程度取决于来自动脉导管未闭、主肺动脉间侧支血管或支气管循环的肺血流量大小。在80%的患儿中,单一的主心室起到一个共同的混合腔的作用而使主动脉和肺动脉内仍能保持理想的氧饱和度。但尽管同样为单心室,有部分患儿虽然有足够的体肺静脉回流,却仍然不能达到充分的混合。可能的原因是尽管主、肺动脉均起自同一主心室但仍然可存在主动脉接受绝大多数体循环回流血流而肺动脉接受绝大多数肺循环血流的状况。甚至有少数患儿在作心房内转换术后体循环氧饱和度改善的报道。对于绝大多数的患儿,是否合并大血管异位并不影响血流动力学状况。

在伴有流出道腔入口狭窄的患儿,通常伴有肺动脉环缩或肺动脉狭窄,可导致单心室内压力超过体循环,此时二尖瓣或三尖瓣异常多见。在肺动脉环缩后,主动脉弓缩窄或中断均可致单心室内压力急速上升。

(三)临床表现

绝大多数的单心室患儿在出生后第一天或出生后数周内被发现。如果伴有严重的肺动脉狭窄,则由于明显的发绀而发现更早。尽管所有的单心室均伴有发绀,但在无肺动脉狭窄伴充血性心力衰竭的患儿,发绀可较轻而被忽略。在伴有肺动脉狭窄的患儿,心前区可闻及明显的收缩期杂音。二尖瓣或三尖瓣反流亦可导致收缩期杂音。连续性杂音提示有动脉导管未闭或侧支血管形成。上下肢血压或搏动的差异提示有主动脉弓缩窄的存在。

(四)辅助检查

1.心电图检查

由于心电图通常表现为心室增大,以左心室肥厚常见,因此无特异性。随年龄的增长,心脏节律异常逐渐增多,包括自发的完全性房室传导阻滞和交界性节律。

2.胸部X线检查

如无肺动脉狭窄,胸片表现为心脏增大、肺血管影增粗。反之则表现为心影正常或稍增大,肺血管影正常或减少。肺血越多越容易出现充血性心力衰竭,肺血越少,发绀越明显。

3.超声心动图检查

超声心动图可对单心室进行诊断。尤其在婴儿期超声心动图可进行精确的诊断。因其诊断无特异的切面,检查时须进行系统扫查以寻找残余的心室,明确大动脉的起源,了解房室瓣的位置、形态和活动度,测量残余心室入口的大小及判断可能存在的肺动脉狭窄的严重程度,同时应排除可能存在的伴发畸形。

两个房室瓣入口及室间隔的缺如可通过心室的长轴和短轴切面的扫查得到证实。单心室的类型可通过心室腔的解剖形态特征进行判断。超声心动图检查时,尤其在长轴切面,右心室型单心室的心室腔中存在的粗大的肌束有时易与室间隔混淆。但在短轴切面时可显示长段的肌束游离在心室腔中,而真正的室间隔往往有很大一部分的组织与前或(和)后游离壁相连。心尖及剑突下四腔切面可用于显示房室瓣的大小和功能。在左襻的左心室型单心室,左侧房室瓣(三尖瓣)多为发育不良且狭窄;而在右襻的左心室型单心室,右侧房室瓣(三尖瓣)往往有明显的反流。心尖或胸骨旁彩色多普勒显像可理想显示反流血流,而心尖的脉冲和连续波多普勒检测对测定房室瓣狭窄有用。当合并有大型的房间隔缺损时,即使有严重的房室瓣狭窄,多普勒超声亦不能检测到任何房室阶差。

在主、肺动脉位置正常时,肺动脉通常发自流出道腔而主动脉发自左心室型单心室左心室;当存在大动脉异位时,主动脉则发自流出道腔而肺动脉发自左心室型左心室。肺动脉狭窄可用脉冲或连续波多普勒在心尖或胸骨上窝探测到;在大动脉相对位置正常时,狭窄通常为肌性、肺动脉下或(和)肺动脉瓣狭窄。在大血管异位时,限制型的室间隔缺损可以导致主动脉下的功能性狭窄。在新生儿,多普勒超声可能检测不到限制型室间隔缺损两侧的压差,此时应注重室间隔缺损的大小。超声心动图可显示两种室间隔缺损:①主动脉下室间隔缺损:多伴有圆锥隔的发育不良和对位不良,缺损直接位于瓣下且由于圆锥隔向后方偏移而出现肺动脉下狭窄;②肌部室间隔缺损:多远离半月瓣而接近心尖部,通常为限制型。主动脉瓣下狭窄常伴有水肿。

主肺动脉及其分支可在胸骨旁或胸骨上切面进行显示和测量。

4.心导管造影检查

任何有症状的单心室均须进行心导管造影检查,无症状患儿包括轻度发绀或无充血性心力衰竭的患儿可在生后 1 月后进行。检查时,须详细检测动脉血氧饱和度、跨瓣压力阶差,尤其须检查残余心室腔入口的压力阶差。尽管超声心动图可进行流出道梗阻压差的测定,但当在重症患儿心排量较低时超声阶差的测量不敏感,此时须用心导管方法进行测量。

心血管造影进行准确的解剖诊断,应用球囊导管和猪尾巴导管在心室尖部造影效果更佳。一般多采用 2.0～2.5ml/kg 造影剂尽快注射。通常需心房、心室、主动脉和肺动脉造影。

(五)治疗

1.内科治疗

单心室患儿难以长期存活,据文献报道,A 型单心室患者的每年自然死亡率为 4.8%,因此内科药物治疗只能短期内纠正心功能不全或前列腺素 E 开放动脉导管保证一定的肺血流为患儿创造手术条件,不能依赖长期用药存活。肺血增多型多伴有心功能不全,常规强心、利尿抗心衰治疗是必要的。静脉内血管活性药物的应用,须慎重,因肺血管床及体血管床对血管活性药物反应是多变的,难以判断是否有利。如肺循环阻力过低,可致肺循环血容量过多,致体循环血流灌注不足,出现代谢性酸中毒及休克。如果确定存在未闭动脉导管,可以采取降低体循环阻力,升高肺循环阻力的措施以平衡体肺循环血流量。如果患儿动脉血氧饱和度>90%,说明心脏排出的血过多地"窃"入肺循环,此时血管活性药物,尤其 α-受体阻断剂应减少使用。如果体循环后负荷升高且血压正常,可试用降低后负荷的药物如硝普钠,可能有益。手术前可采用呼吸机治疗,低潮气量及呼吸次数,使 PCO_2 保持在 40～50mmHg,纠正代谢性酸中毒,或交替吸入 CO_2 气体及氮气,降低肺泡内含氧,可能升高肺阻力以减少肺循环血流量,增加体循环血流量。血细胞比容应保持在 40%～45%,增加血液黏度亦有助于升高肺循环阻力。

因此应强调的是,过高的动脉血氧饱和度在单心室的患者可能说明组织氧携带及交换不足,因体循环组织灌注不足,可致代谢性酸中毒,低心排血量,心室壁舒张期应力及氧消耗量增加,过多的血进入肺循环致使心室容量负荷增加,最终可致心肌功能不全及房室瓣膜关闭不全。

肺血减少型即合并肺动脉瓣狭窄或瓣下狭窄的患儿,可采用升高体循环阻力及升高血压的方法,迫使更多的血液流入肺循环,如有可能可采用导管介入性球囊扩张狭窄的肺动脉瓣。

如因肺血管阻力过高形成的缺氧状态,可利用呼吸机呼吸治疗,增加氧浓度,过度换气至呼吸性碱中毒,以及静脉内给碱性液体(NaHCO₃)保持体液 pH 7.5～7.6;还可给予一氧化氮吸入等;静脉内血管扩张剂应慎用。

2.外科治疗

由于单心室的解剖畸形的复杂性,因此难以以一种手术方式解决全部患者的问题,根据不同的病理情况可采用姑息手术或根治手术。

(1)姑息手术

①体-肺循环分流术:适用于合并严重肺动脉狭窄者。利用锁骨下动脉和肺动脉吻合,或采用 Goretex 人工血管连接主动脉及肺动脉以增加肺循环血流,使发绀改善。由于不能维持良好的长期疗效,宜在 4～5 岁后再作根治术,可获较高的存活率。如有左房室瓣狭窄可行球囊房间隔造口。但 B-T 分流会引致心室容量负荷增加,应给予注意。

②肺动脉环束术:适用于无肺动脉狭窄,肺血流量多而有顽固心力衰竭者。此手术可减少肺血量,收到改善症状的效果,并可以限制肺动脉压力,为将来完成 Fontan 手术准备良好的条件。有些患者在术后引起继发性主动脉瓣下狭窄或肺动脉瓣下狭窄,尤其是主动脉起源于残余右心室腔的主动脉瓣下狭窄发生率更高。

③Norwood 手术:如果单心室患者合并主动脉瓣下狭窄,则可先作 Norwood 手术第一步,即切断主肺动脉,将其近端与升主动脉吻合,解决了左室流出道狭窄的问题,将肺动脉远端与锁骨下动脉吻合,或以 Goretex 血管与主动脉吻合,保持肺血管阻力正常,以维持患者存活,争取以后完成 Fontan 手术。

④Clenn 分流术或双向腔静脉-肺动脉分流术:如果患儿存在以下的 Fontan 手术的危险因素:a.小婴儿(>6m);b.肺动脉条件不好,肺血管变形,肺动脉较细;c.肺血管阻力>2wood/m²;d.肺动脉平均压>15mmHg;e.房室瓣膜功能不良,如左侧房室瓣闭锁,共同房室瓣或中度以下房室瓣膜关闭不全,可采用 Clenn 分流术或双向腔静脉-肺动脉分流术,即将上腔静脉切断,近端与左肺动脉作端-侧吻合术,远端缝合成盲端,其目的是增加肺血流,减少心室容量负荷(约回心血量的 30%),利于心室功能的改善及房室瓣膜关闭不全的减轻,为将来完成 Fontan 手术创造条件。

(2)根治手术

①建立室间隔:如有两组房室瓣,其残腔较大,在主腔的左侧,有大室缺而无流出腔和大动脉狭窄的患者效果较好。方法为在主腔中植入补片,将其分隔为左右心室,使左右心房血液分别引流入主、肺动脉,手术年龄宜在 5～15 岁之间。有房室瓣发育不良者要同时置换人造心脏瓣膜。手术往往容易损伤传导组织,如引起完全性房室传导阻滞者,须放置永久起搏器。

②Fontan 系列手术:适于残余心室腔细小、肥厚而流出腔口狭窄或伴有其他心血管畸形者。传统的 Fontan 手术利用带瓣或不带瓣的人造血管连接右心房和肺动脉,或右心房与肺动脉直接吻合,并关闭右房与主心室腔的交通和可能存在的房缺,使体循环回流血流引流入肺动脉。目前传统的 Fontan 手术极少应用,改良的 Fontan 手术如心房内通道全腔静脉-肺动脉吻合术,心外管道全腔肺动脉吻合术应用较多,后者对不需心内操作的病例更有其优越性。手术适应证是主心腔功能正常(EF≥0.6),心室舒张末压正常、肺循环阻力低于 5u/m²,肺动脉平

均压力低于 2.67kPa(20mmHg),无或轻度左房室瓣反流者,肺动脉直径适当(肺动脉与主动脉直径比≥0.75)。有报道心导管测定的 Fontan 指数 = (Rap + VEDP)/(Qs + Qp),(Rap:肺血管阻力,VEDP 心室舒末压力,Qs 及 Qp 分别为体、肺循环量),如果≤4u/m²,估计改良 Fontan 术后的早、远期存活率在 92% 左右。

多种可以用于单心室的手术治疗效果均有赖于针对不同患儿个体的相适应的设计和恰当的手术时间。

近年来外科手术和内科导管介入治疗相结合的镶嵌治疗亦随着医学发展在不断探索。

(3)新生儿期治疗原则:在新生儿期出现症状而得以明确诊断单心室,除以下两种情况外,其他均需外科或介入治疗:①中度肺动脉狭窄限制了肺血流量;②无体循环系统的梗阻,体、肺循环有较好的平衡。内科治疗仅为短期调整,为外科手术提供更好的条件,而不能赖以长期存活。一般来讲符合以上两个条件的病例是很少见的。由于肺动脉瓣狭窄或闭锁所致的肺循环血流不足,或由于心内或主动脉弓水平的梗阻所致的体循环血流不足,静脉滴注前列腺素 E 重新开放或保持未闭动脉导管开放均是有益的。如果患儿酸-碱平衡,肝肾功能正常,应用前列腺素 E 后,心脏复苏基本是可以成功的。如果患儿有肺静脉血流回流受阻,单纯药物治疗是无效的,只能考虑急症手术。术前应保持体、肺循环血流及阻力平衡,动脉血氧分压 > 30mmHg,以避免腹部内脏,冠状血流及脑的损伤。

无论是否存在体动脉梗阻,只要有严重肺血流不足,或肺血流过多均需外科治疗。大多于生后数天或数周即应完成手术。手术的术式同前介绍。但新生儿期姑息术后及改良 Fontan 术治疗单心室的远期随访尚不足。

(六)自然转归

功能性单心室的自然转归取决于体动脉及肺动脉的血流量是否充足,总血流量对心室的影响。Moodie 等报道 50% 在诊断后 14 年死亡,最常见的死亡原因是充血性心衰(20%),心律失常(20%),原因不明(10%)。Franchn 等总结 191 例未经治疗的单心室患者 1 年、5 年、10 年的实际生存率分别是 57%、43%、42%。影响功能性单心室生存率的最主要解剖原因是体循环系统流出道梗阻和主动脉瓣下狭窄。合并完全性肺静脉异位引流的功能单心室病例(多见于心脾综合征)婴儿期死亡率极高。三尖瓣闭锁的功能性单心室如果大动脉关系正常自然转归与室间隔缺损及漏斗部梗阻存在与否,是否随年龄增长加剧相关。梗阻加剧临床发绀会随之严重,如不及时外科手术 90% 以上病例 1 岁内死亡。出生时肺血流正常或增加的患者,1 月内可出现心衰甚至引致死亡。如能存活,随年龄增加肺血管阻力不断增高,出现肺血管梗阻性病变。三尖瓣闭锁的功能性单心室如果大动脉关系异常自然转归更差,肺血流无梗阻会出现心衰,大多 1 岁内死亡,如同时合并主动脉下梗阻预后更差。极少主动脉无梗阻而有肺动脉狭窄的病例不手术可以存活数年。即使临床较轻的病例如不接受手术,三尖瓣闭锁患者因左心室容量负荷增加,慢性缺氧,数年后亦会产生严重的左心室衰竭,二尖瓣关闭不全。

第二节　心肌炎

心肌炎是指因感染或其他原因引起的弥散性或局灶性心肌间质的炎性细胞浸润和邻近的心肌纤维坏死或退行性变,导致不同程度的心功能障碍和其他系统损害的疾病。病毒是引起心肌炎的主要病原,其他如细菌、支原体、原虫、真菌、衣原体以及中毒和过敏等皆可致病。病毒所致者大多无症状,但极少数严重患者可因暴发性心肌炎而致命。急性病毒性心肌炎患者心脏解剖结构多正常,且既往无心脏疾病史。

过去由于认识上的问题及缺乏确切的诊断手段,心肌炎的临床诊断不规范,且往往被扩大化。直至 1932 年 Thomas Lewis 和 Paul White 在所著《心脏病学》一书对心肌炎进行客观阐述以后,国际医学界才对心肌炎的诊断持严谨的态度。

一、发病情况

Texas 儿童医院心脏科 1954—1977 年心脏病住院共 14322 例,心肌炎仅占 0.3%,多伦多儿童医院心脏科 1951—1964 年的统计与 Texas 儿童医院的资料相仿。英国 Wood 在其所著《心脏与循环疾病》一书中称他所遇的约一万名心脏病新病例中,诊断心肌炎者仅约 30 名;另一报道,自 1978—1992 年 14 年间 Texas 儿童医院诊断为心肌炎者 33 例,同期匹茨堡儿童医院为 12 例,蒙莎娜医学中心仅 6 例。我国香港威尔士亲王医院儿科每年住院 5000～7000 人,1～15 岁心肌炎不超过 2 人。由上可见,心肌炎并非常见病。许多病毒感染为全身性疾病,多有原发主要疾病的表现,而心肌炎常为累及的次要病变。现已知有 20 余种病毒可引起心肌炎,主要是肠道和呼吸道病毒,多数为小 RNA 病毒属,其中最常见的是腺病毒和柯萨奇病毒(表 2-2-1)。Crist 及 Bell 统计 385 例心肌炎中,约有一半为柯萨奇 B 组(CVB),据统计在 CVB 病毒感染中,约 4% 有心血管损害,重症病例多见于新生儿和婴儿,而在肠道病毒感染中,其发生率则不到 1%。但我们不能因此而忽视肠道病毒感染的重要性。对于引起小儿秋季腹泻的主要病原体轮状病毒,目前已有研究报道可引起心肌炎,甚至导致心源性休克或猝死,由于此类患儿可无心肌炎相应症状,容易被忽视而延误病情,因此需要临床上高度重视。

表 2-2-1　儿童急性心肌炎的致病病毒类型

病因	发病率	评价	遗传易感性
常见			
腺病毒	55%～60%	可以通过 PCR 法检测气管内吸痰加已确定常伴有轻度或可疑心肌炎	心肌含有柯萨奇-腺病毒受体者易感,可有遗传性家族史
柯萨奇病毒	30%～35%	在以前被认为是引起心肌炎的最常见病毒后期此病毒可在心肌病患者中持续存在	1.含柯萨奇-腺病毒受体-心脏易感 2.肌萎缩缺陷个体
不常见			

续表

病因	发病率	评价	遗传易感性
细小病毒	1%～2%	在所有年龄段中可引起暴发性心肌炎和猝死 与成人中特发性左室功能不全的产生相关目前在致心肌炎病毒原诊断中有升高趋势	
流感病毒 A/B	<15%		
单纯疱疹病毒			
EB 病毒			
巨细胞病毒			

　　澳大利亚的研究显示,当地每 10 万名小于 10 岁的儿童中有 1.24 人患扩张型心肌病,而在 187 名扩张型心肌病患儿中有 25 例是由于急性病毒性心肌炎所致,占 14%;美国的研究显示,当地 1～18 岁的人群中,每 10 万人中有 1.13 人患扩张型心肌病,其中 239 名确诊扩张型心肌病的患儿有 21 例为急性病毒性心肌炎,占 9%。综合大量的资料,人们认为 10% 以上的心衰和扩张型心肌病患儿有病毒感染的原因,但由于缺乏明确的尸检依据,这个数字并不准确,尚有许多亚临床的病例未被明确诊断。

二、病　理

　　各种病原所致的心肌炎病理改变无特异,心腔皆有扩大,左室尤著,心脏肥大、增重,心肌苍白软弛;心室壁常较薄,病程较久时心肌可增厚;心包表面常有出血点,心包可同有炎变,所以心包液可呈血色。心瓣膜及内膜多无病变,色泽可较苍白。有的病变可与心内膜弹力纤维增生症很相似,所以很多学者怀疑心内膜弹力纤维增生症为病毒性心肌炎的结果,极有可能在胎内即有心肌炎感染。Hastreifer 等在心内膜弹力纤维增生症患者心肌活检找到心肌炎的证据。Fruhling 等报道 28 例心内膜弹力纤维增生症患者中 13 例在心肌中找到 CB_3 病毒;VanRecken 等报道 1 例 5 个月婴儿患 ECHO9 型病毒性心肌炎,病理切片所见与心内膜弹力纤维增生症无异,除心脏和肺分离到病毒外,肝和淋巴结中亦分离到病毒。

　　急性期:镜下可见灶性或弥散性单核的细胞浸润,包括淋巴细胞、浆细胞和嗜伊红细胞;中性多核白细胞很少见,除非为细菌所致。电镜中很少能看到病毒颗粒。重型病例有心肌的弥散性坏死,心肌纤维横纹消失,有时可见到血管周围的淋巴细胞和浆细胞积聚。

　　慢性期:镜下可见心肌细胞肥大,形态不整,核染色不均,间质可见淋巴细胞浸润和纤维素渗出,局部瘢痕形成,新旧病灶同存,心内膜可见少量单核细胞浸润。

　　细菌性心肌炎为局部的小脓肿,革兰氏阳性球菌;结核性心肌炎可能为干酪样结节;脑膜炎球菌所致者可见出血点和出血,真菌所致者可有纤维干酪样脓疡,局灶的肉芽肿或赘生物。蛔虫的虫蚴内脏移行在心肌偶可有脓灶。

三、发病机制

病毒性心肌炎以往柯萨奇-B(CB_3)病毒所致者为常见,目前资料则显示以腺病毒为多,约占 55%～60%。病毒感染后绝大多数无症状;发生心肌炎是遗传和免疫等因素所决定。极少数暴发型心肌炎可能为病毒对心肌细胞直接广泛破坏,大多数病例并非由于病毒的直接损害。大鼠接种 CB_3 病毒后其病变与临床活检相仿,所以大鼠可作为发病机制的模型。大鼠接种 CB_3 病毒后病程可分早晚两期,接种 24～72h 即有病毒血症,72～96h 达到高峰,7～19 天后病毒在血中完全消失,在此期间抗体大增。早期心肌病变的严重程度各例不一,有的大鼠病毒很少,炎症很轻;有的病毒很多,中和抗体出现迟缓,致病毒清除很晚;有的大鼠死亡,但大多于 7 日后无炎症现象;仅有少数炎症持续,不但有心肌细胞坏死,且在间质中有淋巴细胞弥漫浸润,其组织病变与人的心肌炎所见酷似。

心肌炎的病程如持续进展,多由免疫系统产生的破坏所致。Nakamura 等用大鼠接种病毒产生心肌炎的晚期病程中,体内已找不到病毒的 RNA 基因组,这时移植正常大鼠心脏后也发生了心肌炎,提示自体免疫为心肌炎持续存在的证明。在心肌炎不同的时期,机体在免疫系统的作用下产生不同的病理生理变化。

主要组织相容性复合体(MHC)是使病毒抗原提呈至免疫系统的重要分子,I 类 MHC(HLA-A、B,C)在人类心肌细胞中有少量存在,与病毒抗原结合后使 $CD8^+$ T 细胞致敏,以后成为细胞毒 T 淋巴细胞的靶细胞。II 类 MHC(HLA-DP,OQ 及 DR)分子,连同处理过的抗原,刺激 CD4+ 辅助 T 细胞。MHC 在正常胎儿和成人心肌细胞中并不存在,当有细胞损伤时,包括病毒感染,这些 MHC 抗原的表达增强,使心肌受病毒侵害后异常表达的细胞表面的抗原被免疫细胞所识别。

CB_3 病毒感染后淋巴细胞的产生有两个高潮,最初出现的为对病毒特异的自然杀伤细胞,可裂解感染的心肌细胞,自然杀伤细胞为免疫系统对病毒的第一线防御,某些心肌炎和扩张型心肌病患者其活动力减弱,实验动物如缺乏自然杀伤细胞,可产生很严重的心肌炎。自然杀伤细胞还可通过释出细胞因子,诱导 MHC 抗原对心肌细胞的表达以备心肌细胞与 $CD8^+$ T 细胞及 $CD4^+$ T 细胞相互作用,此为淋巴细胞出现的第二高潮。这些淋巴细胞在大鼠接种后 6 天出现,可裂解未感染的心肌细胞。如缺少 T 细胞将不引起心肌炎,除非输入 T 细胞亚群。这些杀伤细胞的力度和 T 细胞的效应程度决定于病毒的株型和宿主的遗传素质。

如心肌有广泛的炎性改变,心肌的功能则明显减退,不能将回心血有效泵出,使舒张末期容量增多,心脏扩大。心排量减少又会引起肾血流减少,导致钠水潴留血容量增多,增加前负荷;交感神经系统兴奋使血管收缩以维持血压,但这样又增加了后负荷。心室的前、后负荷俱增,使心功能不全日益加重,心室舒张末容量增加,压力提高;左房压于是亦相应提高以能充盈心室,并后继地使肺静脉淤血,引起肺水肿,长时间作用后右心压亦会增高,静脉回流入右心淤滞,引起肝脏增大、皮下水肿。所以大多数的心肌炎所致的收缩力减弱临床表现为慢性充血性心力衰竭。

四、临床表现

心肌炎轻重病例临床表现差异显著,轻者患者无症状而不易觉察,少数重症为暴发性心源性休克,死亡率极高。多数在出现心脏症状前1~3周内有上感或其他病毒感染史。

婴幼儿的心肌炎较新生儿为轻。但半世纪前的白喉并发心肌炎死亡率很高。腺病毒、腮腺炎病毒、水痘及巨细胞病毒等均可并发心肌炎;患儿大多先有上呼吸道感染,低热、烦躁、苍白等,以后有心脏呼吸方面的表现,年长儿可诉腹痛。查体时患儿可能有骚动,或嗜睡失神,面色苍白或有轻度发绀,皮肤厥冷或有花斑,呼吸急促,甚至有呻吟声;血压正常或下降,心尖搏动微弱,心率快,心音较轻,或有奔马律。第一音的轻柔并不一定反映心肌炎的存在,因任何感染所致的P-R间期延长,心室因有更多的时间充盈,收缩前房室瓣已飘浮近闭,所以第一音可较轻。偶可有轻度收缩期杂音。有时可存在期前收缩,但绝大多数原因不明,不可单将期前收缩作为诊断心肌炎的依据,肝脏多增大,但周围水肿很少。

五、辅助检查

1.心电图

可作为诊断心肌炎的旁证。急性期在安静时可有与体温不相称的窦性心动过速。低电压、ST段及T波改变为心肌炎常见图形,肢导联上QRS总幅度不超过5mm,T波低平,V_5、V_6上常无Q波,胸导联上也可有低电压,但非特异性。各种传导阻滞和心律失常包括室性或房性心动过速都可能有心肌炎的基础。异常Q波及Q-T间期延长亦可提示心肌受损害。重症病例可出现心肌梗死样S-T段抬高。此外,有些心肌炎病例即使在急性期,心电图也可无异常表现。

2.胸部X线

急性期可见心脏搏动减弱、心尖向下延伸,心肌张力减弱可呈烧瓶状,失去正常弓形。慢性期患者心影可明显增大,以左室为主。严重的心功能不全可见肺淤血或水肿,少数可伴有心包积液。

3.超声心动图

心腔扩大,以左室扩大为主。射血分数和缩短分数降低,心排血量降低均提示有心功能减退的表现。如超声查不到心脏结构异常而有心脏增大和心功能减退,结合病史可提示诊断心肌炎。轻症心肌炎患者心超可正常。

4.心内膜心肌活检

近年来心肌活检的推广,对诊断很有帮助。临床上诊断心肌炎或扩张型心肌病的活检结果,证实临床诊断的仅3%~63%不等,这是由于各家诊断标准不同,所以阳性率差异很大。美国"心肌炎治疗试行协作组"登记的一千余例活检仅约10%获证实。目前心内膜心肌活检诊断参照Dallas标准(1984年),心肌炎定义为:心肌有炎性细胞浸润和附近心肌细胞的坏死和(或)退行性变,但非缺血性损害。心肌细胞的坏死或退行性变为心肌炎的重要证据,以此区别于正常心肌内亦有单核细胞和其他细胞存在。在早期取材,病变可分为活动性心肌炎、临界

(浸润稀疏或无心肌细胞退行性变)心肌炎和非心肌炎。但依活检诊断可能低估确实数字,因病变可能呈灶性分布,取样太少,不能代表全貌;况且取材都由右室面,对病变主要所在的左室不能反映;而且病程的进展各例不同,各期的表现有异。再者心脏病理专家主观标准看法也不一。有一报道将 16 例扩张型心肌病的活检切片分发给 7 名专家检查,对纤维化、肌细胞增粗、细胞核改变及异常淋巴细胞浸润四个指标做出评价,结果各人的结论之间有很大的差异。日本学者 Lichida 等由股动脉插入纤维心腔镜至左室腔,先观察左室内面的色泽,他们发现大多数急性心肌炎者表面有水肿,内膜面呈淡红色或棕色;慢性活动性者呈紫红色,慢性非活动性者呈黄色;这样既可揭示左室壁的病变,又可有选择性地取样活检。心肌活检属创伤性检查,患者的依从性影响其临床应用。

5.分子诊断技术

应用原位聚合酶链式反应(PCR)技术在心肌组织可以检测到病毒基因组,敏感性及特异性较高。较以往病毒培养及血清学检查缩短很多时间。通过 PCR 及其他方法可分析炎性介质如细胞因子及黏附因子。近年来有学者发现自体免疫所致的心肌炎有细胞凋亡现象。在 Bowles 等的研究中,通过 PCR 检测技术发现 20% 的扩张型心肌病患者中呈病毒基因阳性,其中 3/5 为腺病毒。

6.放射性核素检查用

^{99m}锝、^{201}铊、^{111}铟、^{67}镓等标记的化合物静脉注射,通过扫描仪和 γ 相机可发现心肌坏死区,也可通过计算机程序计算了解心脏泵功能、心肌血流灌注、心肌代谢和心室壁的运动情况,从而发现心肌炎局部和潜在性的心肌损害。目前对^{67}镓(Ga-67)的应用开始引起关注,因^{67}镓能在心肌炎病变部浓集,对诊断心肌的炎性反应很有帮助,但对细胞坏死不很敏感。^{111}铟可标计单克隆抗肌球(凝)蛋白的抗体以进行扫描,肌球蛋白为心肌细胞内的主要蛋白,如浆膜完整,抗体不能与肌球蛋白结合,只有在浆膜破坏时,这些单克隆抗肌球蛋白抗体方能与胞内肌球蛋白结合,由此可证明细胞受损伤坏死。

7.生化标志物

肌酸激酶(CK)在电泳上有三种同工酶(MM、BB 及 MB),MM 主要在骨骼肌,BB 在脑及肾提取物,而 MB 及 MM 在心肌内较多,CK-MB 升高主要见于心肌梗死,但约有 15% 的假阳性,心脏手术后以及小儿先天性心脏病中如大动脉转位、肺动脉或主动脉狭窄及完全性肺静脉异位引流等 CK-MB 亦可稍高。但其对心肌细胞的损害并不很特异,易受其他非心脏因素的影响,如骨骼肌损伤、肾脏病变等。

肌钙蛋白系原肌球蛋白复合物的组成部分,调节心肌及骨骼肌中肌动蛋白及肌球(凝)蛋白的钙调控。肌钙蛋白 I(cTnI)及 T(cTnT)存在于骨骼肌及心肌,可用单克隆抗体将心肌的 cTnI 从骨骼肌分出,而与骨骼肌的 cTnI 无交叉反应,这样测定 cTnI 及 cTnT 对心肌细胞的损害具有专一性,且持续时间较 CK-MB 为长,对心肌炎诊断特异性较高,但敏感性仅 34%。

cTnI 在诊断心肌炎方面远较 CK-MB 为敏感,在原因不明的心衰中,cTnI 增高可提示有心肌细胞的破损,心肌炎仍在进行。当然其他原因亦可致心肌细胞损害如缺血、毒素、浸润性疾病等亦可致 cTnI 增高,这可由临床的其他资料予以甄别。早期心肌炎的增高较明显,因心肌细胞的受损和坏死都在早期。但有一些心肌炎的 cTnI 并不增高,因病毒种类很多,其病理进展各异,在病程后期自体免疫为发病主要机制,各人进度不同,检测时已失去阳性的机遇。有的病例病程已久,细胞坏死早已过去,取血标本已经误时。有时坏死细胞不多,cTnI的测定敏感度尚不能予以揭露。至于cTnI增高的程度与切片上不相称,这可由于cTnI只反映细胞受损坏死,而切片反映炎症细胞浸润的弥漫程度,所以两者各有侧重。

8.磁共振显像(MRI)

心脏MRI可显示心肌水肿等心肌炎症及损伤等征象,尚可提供有用的心脏结构及功能方面的信息。

六、诊断

1999年9月在昆明召开了全国小儿心肌炎、心脏病学术会议,经与会代表充分讨论,修订了1994年5月在山东威海会议制订的《小儿病毒性心肌炎诊断标准》。现将修订后的诊断标准刊出,供临床医师参考。对本诊断标准不能机械搬用,有些轻症或呈隐匿性经过者易被漏诊,只有对临床资料进行全面分析才能做出正确诊断。

(一)临床诊断依据

(1)心功能不全、心源性休克或心脑综合征。

(2)心脏扩大(X线、超声心动图检查具有表现之一)。

(3)心电图改变以R波为主的2个或2个以上主要导联(Ⅰ、Ⅱ、aVF、V_5)的ST-T改变持续4天以上伴动态变化,窦房传导阻滞、房室传导阻滞,完全性右或左束支阻滞,成联律、多形、多源、成对或并行性期前收缩,非房室结及房室折返引起的异位性心动过速,低电压(新生儿除外)及异常Q波。

(4)CK-MB升高或心肌钙蛋白(cTnl或cTnT)阳性。

(二)病原学诊断依据

1.确诊指标

自患儿心内膜、心肌、心包(活体组织检查、病理)或心包穿刺液检查,发现以下之一者可确诊心肌炎由病毒引起。

(1)分离到病毒。

(2)用病毒核酸探针查到病毒核酸。

(3)特异性病毒抗体阳性。

2.参考依据

有以下之一者结合临床表现可考虑心肌炎系病毒引起。

(1)自患儿粪便、咽拭子或血液中分离到病毒,且恢复期血清同型抗体滴度较第一份血清升高或降低3/4以上。

(2)病程早期患儿血中特异性IgM抗体阳性。

(3)用病毒核酸探针自患儿血中查到病毒核酸。

(三)确诊依据

(1)具备临床诊断依据2项,可临床诊断为心肌炎。发病同时或发病前1~3周有病毒感染的证据支持诊断者。

（2）同时具备病原学确诊依据之一，可确诊为病毒性心肌炎，具备病原学参考依据之一，可临床诊断为病毒性心肌炎。

（3）凡不具备确诊依据，应给予必要的治疗或随诊，根据病情变化，确诊或除外心肌炎。

（4）应除外风湿性心肌炎、中毒性心肌炎、先天性心脏病、结缔组织病以及代谢性疾病的心肌损害、甲状腺功能亢进症、原发性心肌病、原发性心内膜弹力纤维增生症、先天性房室传导阻滞、心脏自主神经功能异常、β受体功能亢进及药物引起的心电图改变。

（四）分期

1.急性期

新发病，症状及检查阳性发现明显多变，一般病程在半年以内。

2.迁延期

临床症状反复出现，客观检查指标迁延不愈，病程多在半年以上。

3.慢性期

进行性心脏增大，反复心力衰竭或心律失常，病情时轻时重，病程在1年以上。

七、治疗

（一）卧床休息

动物实验显示卧床休息可预防急性期心肌内病毒复制的增加。因此，急性期至少完全卧床8周，待心影恢复正常、心电图改变明显好转后，开始轻微活动；恢复期至少半日卧床6个月；心脏增大者卧床半年以上，至心脏明显缩小；有心力衰竭者严格卧床，至心力衰竭控制稳定、心脏检查明显好转，再开始轻微活动。

（二）针对心肌的治疗

高浓度大剂量维生素C对纠正休克、促进心肌病变恢复，效果明显，因而是临床上常用的治疗药物之一。日本京都大学内科动物试验证明，辅酶Q_{10}对受到心肌炎病毒感染的心肌细胞有保护作用，因此临床上也常应用。肌苷也是目前临床上常用的辅助药物之一。危重患儿抢救时，也可加用能量合剂或极化液，静脉滴注。

（三）肾上腺皮质激素和免疫抑制剂

肾上腺皮质激素主要作于抢救心源性休克和Ⅲ度房室传导阻滞，对其他治疗无效者也可试用。一般认为，为避免病毒感染扩散，发病10日内尽可能不用激素。免疫抑制剂在疑似及确诊的病毒性心肌炎患者的应用仍有争议。最近国外发表的心肌炎治疗试验显示，在硫唑嘌呤加强的松组、环孢霉素加强的松组及常规治疗组之间治疗结果无显著差异。尽管这一研究在成人中进行，但其结果可能适用于儿童。

（四）合并心力衰竭及心源性休克的处理

对并发心力衰竭及心源性休克者必须及时予以积极的处理。处理原则与一般心力衰竭及心源性休克相似，包括洋地黄的应用、血管扩张剂、磷酸二酯酶抑制剂、利尿剂及扩容纠正酸中毒等，但在洋地黄应用时应注意在病毒性心肌炎急性期，心肌对洋地黄敏感，易出现毒性反应，应避免快饱和,用药剂量也应适当减少。

(五)心律失常的治疗

心律失常必须积极治疗。室上性心动过速洋地黄治疗有效,室性心动过速可用利多卡因或胺碘酮静滴。如室性心律失常虽经积极治疗仍快速进展至室性纤颤(这种情况在小婴儿更易发生)应即刻予以直流电复律。如发生完全性房室传导阻滞,应安置心内膜起搏器。因心律失常可发生在心肌炎恢复后很长一段时间,因此,心肌炎患儿康复后须长期随访。

(六)其他治疗

近年来有静脉应用丙种球蛋白治疗儿童心肌炎的报道。Drucker 等的研究表明丙种球蛋白应用后患儿在随访期左心室功能改善,一年的存活率更高。在一些病例可应用左心室辅助装置和主动脉球囊泵来支持心血管系统,而在另一些患儿还可应用体外膜氧合治疗。必要时,这些装置可挽救患儿生命,因而在年长儿可考虑为一种治疗选择。一些重症难治病例,心脏移植可作为最后治疗手段。

第三节 心肌病

一、扩张性心肌病

(一)概述

心肌病是伴有心功能障碍的、以心肌病变为主的非血管性、非瓣膜性心肌疾病。根据心肌病是否有明确的病因,可将心肌病分为两大类:一类是原发性心肌病,亦有人称之为特发性心肌病,此类心肌病病因不明。另一类是继发性心肌病,亦称特异性心肌病,此类心肌病病因明确,遗传代谢病糖原贮积症Ⅱ型所致的心肌病变、神经肌肉疾病伴发的心肌病、维生素 B_1 缺乏所致的心肌病等均属此类。

1980 年,世界卫生组织以 Goodwin 分类为基础,将原发性心肌病分为 3 类:

(1)扩张型心肌病(DCM)。

(2)肥厚型心肌病(HCM)。

(3)限制型心肌病(RCM)。

1995 年,世界卫生组织在原有 1980 年分类的基础上将不能归属于原来分类的心肌病增加了致心律失常性右心室心肌病和未分类心肌病两型。近年来,对心肌病的分类有了新的建议,但未能得到一致的认识。

(二)病因与影响因素

目前普谝认为,DCM 与病毒感染、遗传线粒体 DNA 突变、免疫功能及代谢异常有关。年龄、性别、种族、生活背景及其他家庭成员患病比例都可成为影响小儿心肌病发生发展的危险因素。目前认为,在 DCM 的众多病因和发病机制中,除主要与免疫介导(体液免疫、细胞免疫)及家族遗传因素有关外,病毒感染(尤其是柯萨奇 B 组病毒)致病毒性心肌炎的转化与诱发本病关系最为密切。

1.病毒感染

早在 1968 年,Saiwui 即已观察到肠道柯萨奇 B 组病毒(CoxB)感染所致心肌炎长期不愈可转化为心肌病。1990 年,Jin 用 PCR 检测 48 例 DCM 患者的心室肌活检标本中 5 例肠道病毒阳性,阳性率为 10.3%。Muir,Why,Satoh 分别报道 DCM 心肌活检标本中肠道病毒 RNA 检出率在 20%~50%。1995 年,有学者应用原位杂交方法探讨肠道病毒感染与 DCM 的关系,认为病毒性心肌炎患者 4%~48% 可转化为 DCM。Saroh 对 1 例心肌炎患者多次进行心肌活检,观察到由肠道病毒性心肌炎向 DCM 的转化。最新研究发现,HIV 病毒感染致 DCM 的发病率高,HIV 蛋白包括 gp120 的直接侵袭作用是其可能致病机制。慢性丙型肝炎病毒感染可导致多种肝外损害,包括 DCM 的发生。

1991 年,Archaid 和 Mcaruo 分别报道病毒性心肌炎反复或持续病毒感染可导致 DCM。2000 年,通过对 55 例 DCM 患儿用 ELISA 法检测血清特异性 CoxB 病毒 IgM 抗体,阳性率为 56.7%,这些患儿同时用 PCR 检测 CoxB 病毒 RNA,阳性率为 36.7%,显示 DCM 与 CoxB 病毒感染密切有关。由于患儿感染 CoxB 病毒后,血清 CoxB-IgM 抗体只有短期升高,DCM 患儿病史已有几年,而 CoxB-IgM 阳性率仍很高,说明 DCM 患儿与反复 CoxB 病毒感染有关。Mair 发现,在一些 DCM 患者中有持续肠道病毒 IgM 反应,可长达数月到数年。1994 年,Keeling 等对 65 例 DCM 患者连续检测血清病毒特异性 IgM,发现 22 例初诊 IgM 阳性的病例,抗体很快消失,仅 4 例持续时间超过 3 个月;随访发现,41 例血清 IgM 再次升高,提示有肠道病毒反复感染。

2.免疫功能异常

心肌是一个多种抗原综合体,心肌抗原可分为器官特异性(针对心肌纤维)、组织特异性(心肌骨骼肌)及其他器官组织共同抗原。目前已在 DCM 患者的血清中发现多种心肌自身抗原,如肌球蛋白、线粒体腺苷酸移位因子、支链 α-酮酸脱氧酶复合物、β-肾上腺素能受体、M_2 毒蕈碱受体和热激蛋白素。但是对这些自身抗原所产生抗体的机制和临床意义还不太明确。DCM 患者体内除具有与各种结构蛋白反应的抗体外,还具有对心脏有高度特异性的自身抗体(器官特异性抗体)。1991 年,Macohob 认为辅助 T 淋巴细胞和细胞毒 T 淋巴细胞比例失调与 DCM 发病有关。Caforio 等研究发现,在 DCM 患者血清中存在器官特异性自身抗体,阳性率为 28%,显著高于心力衰竭等其他疾病。器官特异性自身抗体中最常见的是能识别线粒体抗原成分的抗体。1991 年,Hacohob 研究结果约 1/4DCM 患者存在此特异性抗体。有学者对 78 例 DCM 患儿用 ELISA 法检测血清中器官特异性抗心肌线粒体抗体,阳性 31 例,阳性率为 39.7%,而正常儿童无 1 例阳性。Magmuen 报道,许多感染因子触发了免疫反应,进而损伤心肌组织,最终导致心肌纤维化,进展为 DCM。1997 年 Caforio 报道,在症状少和新发病(病程<2 年)DCM 患者中器官特异性心肌抗体的阳性率高,随着疾病进展,心肌自身抗体水平逐渐降低。

3.遗传因素

根据中国期刊全文数据库近 10 年来文献检索结果,家族性 DCM 累计有 15 个家系 84 例发病,家族中最多累及 5 代成员,并表现为多样性遗传方式,说明 DCM 的发病存在有显著的遗传学基础。

(1)基因异常:近年来,随着分子生物学和基因工程技术的发展,人们对心肌病的发病机制有了进一步的认识。目前应用分子遗传学技术研究,认为 DCM 发病与基因异常有密切关系。

①心肌肌蛋白基因异常:DCM 患者的心肌组织,已发现有胎儿型肌凝蛋白重链的重新表达,提示胎儿型肌凝蛋白的重新表达与 DCM 发病有关。

②心肌内癌基因表达异常:心肌病动物模型中心肌核内癌基因 c-myc 表达增加可能与心肌病发病有关。

③线粒体内基因异常:线粒体 DNA(mtDNA)是细胞能量代谢的遗传控制器。mtDNA 异常,能量代谢障碍导致心功能不全,使心肌处于缺氧状态从而诱发心肌病。

mtDNA 突变包括突变、缺失和重复突变 3 种类型。最近研究发现,氧化磷酸化系统(OXPHOS)酶活力随年龄增长而减弱,mtDNA 突变随年龄增长而增加。由于心肌的正常功能依赖于线粒体的氧化供能,mtDNA 突变使 OXPHOS 障碍,ATP 产生不足,可导致心脏异常。Zeviani 等发现,母系遗传性心肌病及心肌病患者中存在 mtDNAtRNAleu(UUR)A→G 点突变。

心肌疾病中最常见的是 mtDNA 部分碱基缺失,心肌组织中主要的缺失位于 ATP 酶 6 和 D-环区,与 5′-CATCAACCG 的正向重复序列有关,由此产生呼吸链复合物中某些亚单位合成障碍,使心肌细胞能量供应不足,可以诱发心肌细胞的慢性缺血状态,从而促进心肌病的进展。有学者对扩张型心肌病 15 例、病毒性心肌类 13 例、先天性心脏病 4 例、肥厚型心肌病家系中有心肌肥厚的 6 例和无心肌肥厚的 11 例患儿分别进行了血液中淋巴细胞的 mtDNA 点突和点缺失检测,结果显示,DCM 患者 6 例(6/15,40%)在 mtDNA 第 3108~3717 位保守区存在点突变,其中 1 例有家族史的患儿及其母亲血液中发现点突变,提示 mtDNA 点突变与 DCM 有一定关系。1 例急性心肌炎(1/15,6.7%)患儿中也发现 mtDNA 点突变,表明 mtDNA 点突变不一定是特异性的,是否引起严重心肌损害取决于突变的 mtDNA 与正常 mtDNA 的比例。所有被检查者均存在 5kb 和 7.4kb 的 mtDNA 缺失,但 DCM 患儿 mtDNA 缺失占正常 mtDNA 缺失率的比例为(7.92±3.51)%,而心肌炎患儿为(2.15±1.64)%,前者显著高于后者。

(2)人类白细胞抗原与心肌病:人类白细胞抗原(HLA)是位于人类第 6 号染色体短臂 6p23.1 片段上紧密连锁的基因群,是人体最为复杂的遗传多态性系统,在免疫调控过程中发挥重要作用。其主要功能是参与对免疫应答的遗传控制,并约束免疫细胞间的相互作用。

近年来发现,HLA 与 DCM 的发病有关。HLA-Ⅰ类基因表达也与 DCM 相关。Seko 等报道,DCM 和急性心肌炎患者心肌组织中 HLA-Ⅰ类抗原表达增加。HLA-Ⅱ类抗原的表达具有高度的组织特异性,主要存在于抗原提呈细胞上,但在多种病理状态下,受损及相关组织也可表达,即异位表达。心肌组织内 HLA-Ⅱ类抗原的异位表达是心脏自身免疫激活的表现,它可以把自身抗原提呈给免疫系统,从而激活免疫应答,诱发慢性免疫损伤,是心肌炎导致 DCM 的可能机制。许多研究提示,DCM 与特殊 HLA 抗原有关,如 DR4,DR6,DQ4 和 DR5 等,其中研究较多的是 HLA-DR4。1989 年 Limas 等报道,67% 的抗 β 受体阳性 DCM 患者的基因型为 HLA-DR4,而抗体阴性患者中仅 10% 为此基因型。

对于 HLA 与 DCM 的关系,也有学者持不同意见。Grant 等研究了 98 例 DCM 患者,发现其 HLA 类型无显著性升高或降低。DCM 患者有 HLA-DR4 降低和 HLA-DR6 升高的趋势,但与正常人群相比无显著性差异。故他们认为,部分 DCM 患者可能有免疫学基础,但并非所有患者。所以,HLA 与 DCM 的关系还有待于进一步研究。

(三)分类

根据病因,DCM 可分为以下 3 种类型。

1.特发性 DCM

原因不明,需要排除全身疾病和有原发病的 DCM,有文献报道约占 DCM 的 50%。

2.家族遗传性 DCM

DCM 中有 30%~50%有基因突变和家族遗传背景,部分原因不明,与下列因素有关。

(1)除家族史外,尚无临床或组织病理学标准来对家族性和非家族性的患者进行鉴别,一些被认为是散发的病例实际上是基因突变所致,能遗传给后代。

(2)由于疾病表型、与年龄相关的外显率,或没有进行认真全面的家族史调查易导致一些家族性病例被误诊为散发病例。

(3)DCM 在遗传上的高度异质性,即同一家族的不同基因突变可导致相同的临床表型,同一家族的相同基因突变也可能导致不同的临床表型,除了患者的生活方式和环境因素可导致该病的表型变异外,修饰基因可能也起重要作用。

3.继发性 DCM

由其他疾病、免疫或环境等因素引起,常见以下类型。

(1)缺血性心肌病:冠状动脉粥样硬化是最主要的原因,有些专家们认为不应使用"缺血性心肌病"这一术语,心肌病的分类也不包括这一名称。

(2)感染/免疫性 DCM:病毒性心肌炎最终转化为 DCM,既有临床诊断也有动物模型的证据,最常见的病原有柯萨奇病毒、流感病毒、腺病毒、巨细胞病毒、人类免疫缺陷病毒等,以及细菌、真菌、立克次体和寄生虫(例如 Chagas 病由克氏锥虫感染引起)等均有报道可引起 DCM。克山病患者心肌中检测出肠病毒。

(3)中毒性 DCM:包括了长时间暴露于有毒环境,如酒精性、化疗药物、放射性、微量元素缺乏致心肌病等。

(4)围生期心肌病:发生于妊娠最后 1 个月或产后 5 个月内,发生心脏扩大和心力衰竭,原因不明。

(5)部分遗传性疾病伴发 DCM:见于多种神经肌肉疾病,如 Duchenne 肌肉萎缩症、Backer 征等均可累及心脏,出现 DCM 的临床表现。

(6)自身免疫性心肌病:如系统性红斑狼疮、胶原血管病等。

(7)代谢内分泌性和营养性疾病:如嗜铬细胞瘤、甲状腺疾病、肉毒碱代谢素乱、硒缺乏、淀粉样变性、糖原贮积症等。

(四)临床症状与体征

DCM 病情轻重悬殊,临床表现千变万化,多数病例病情发展缓慢,但少数病例病情急剧发展,几个月内即死亡。DCM 主要症状包括 3 个方面,一是心功能不全;二是心律失常;三是由于血流缓慢,在心腔内形成附壁血栓,脱落后形成体、肺循环栓塞而引起的症状和体征。

DCM 根据临床表现可分为婴儿型和成年人型。

1.婴儿型 DCM

多数婴儿期发病,急性或慢性过程,主要表现为急/慢性心力衰竭,心脏扩大,心音低钝,可有奔马律,部分有二尖瓣反流杂音,生长发育迟缓,体重不增,食欲缺乏等。少数为暴发型,多为 6 个月以下婴儿,病死率高,多数死于心源性休克。

2.成人型 DCM

主要见于年长儿,起病缓慢。

(1)初期:发病早期常无明显症状,心功能代偿尚可,耐受一般活动量;剧烈活动后感到心慌、气促。体检可正常,有时可听到第 3 或第 4 心音,心功能Ⅰ～Ⅱ级。

(2)中期:心功能减退逐渐明显,进行性加重,常有劳累感、乏力、心悸、气促等症状。体检有心音低钝,常有第 3 或第 4 心音,心尖区有二尖瓣反流杂音,心功能Ⅱ～Ⅲ级,可有心律失常,肝大,下肢水肿。

(3)晚期:出现心力衰竭的症状与体征,心脏明显扩大,心功能Ⅲ～Ⅳ级,常有奔马律及二尖瓣反流杂音,伴有肺动脉高压者肺动脉瓣区第 2 心音亢进,多数有心律失常,肺底部可闻及细湿啰音,肝大,质地变硬,可伴腹水及黄疸,下肢水肿。有体/肺循环栓塞症者占 20%,如脑栓塞(出现偏瘫、失语等)、下肢栓塞(如足发凉、坏死等)、肺栓塞(咯血等)。

(五)实验室检查

1.胸部 X 线检查

心影扩大,由左心室、左心房扩大引起。常存在肺静脉充血,可发展为肺水肿。左肺部分区域可因左心房扩大压迫左支气管而致不张,也可出现胸腔积液。

2.心电图及 HOLTER

大多数患儿心电图上呈窦性心动过速。常见非特异性 ST-T 变化,左心室肥大,左右心房扩大及右心室肥大。46%的患儿 HOLTER 检查可发现心律失常。

3.超声心动图

DCM 患儿的超声心动图特征包括左心室、左心房扩大,缩短分数及射血分数减低,左心室射血前期与射血期比率增加等。

4.心导管检查与活体组织检查

由于 DCM 可由超声心动图检查确定,心导管检查主要用于排除异常的左冠状动脉起源,因这一情况在超声心动图检查时易于漏诊,必要时活体组织检查帮助确定心肌病的病因。

(六)心肌病理学改变

心内膜心肌活检对于诊断 DCM 及了解病情、疾病分期、与心肌炎鉴别有重要价值。

1.光学显微镜检查

心肌纤维正常排列,心肌细胞肥大,肥大心肌纤维束间有萎缩肌束。心肌细胞核大、浓缩、畸形,肌原纤维减少、溶解,心肌细胞空泡化,心肌细胞排列紊乱,间质纤维化。

2.电镜检查

主要改变为心肌细胞核大,核膜凹陷或扭曲,线粒体灶性或弥散性增生,大小不等,嵴变短、缺失、呈空泡状，肌浆网增多，侧池扩大，重者囊状扩张，肌原纤维断裂、崩解、丧失，肌节长短不一，多数结构模糊，Z带增宽、聚集成团，M带消失，横管系统扩张，内含絮状物，基膜增厚或正常，部分细胞膜灶状破坏，间质可见游离细胞器。

（七）诊断标准

DCM的诊断参考标准如下：

（1）临床表现为心脏扩大、心功能减低伴或不伴充血性心力衰竭、心律失常，可有血管栓塞及猝死等并发症。

（2）心脏呈球形扩大，X线检查显示心胸比>0.5，超声心动图示全心扩大，尤以左心室扩大显著。

（3）心脏收缩功能减低，左心室射血分数小于正常值。

（八）治疗

DCM的治疗主要目标是保护心肌、控制心力衰竭、抑制心肌重构，改善症状、预防并发症和阻止或延缓病情进展、提高生存率。治疗方法应根据不同患者、不同病情、不同病程、有无并发症来确定。积极防治病毒性心肌炎，以免迁延而转成慢性心肌炎，最后发展为DCM。

1.一般治疗

根据病情采取适当休息措施，减少心脏负担。对有心力衰竭者，应绝对卧床休息，并吸入氧气；烦躁不安者，应使用镇静剂；对有心功能不全而尚未到心衰者，应限制活动；无心功能不全者，也应适当减少活动，不可参加竞赛性活动，以防止猝死。患儿饮食应采用低盐、易消化的食物，多吃蔬菜、水果，防止暴饮暴食。

2.控制心力衰竭

入院时如病情较重，可先用多巴酚丁胺和多巴胺以强心，多巴胺先用扩肾血管剂量以增加肾血灌注而利尿。磷酸二酯酶抑制剂如氨力农或米力农有强心作用，减轻后负荷和改善左室的舒张功能。二者虽可使血压下降，但影响不大。硝普钠亦可降低后负荷，但根据剂量，其降压作用可较氨力农或米力农为强。病情改善后可改用口服地高辛。如停用减轻后负荷的药物可续用ACE抑制剂如卡他普利或依那普利等。研究证实血管紧张素Ⅱ在心肌超负荷肥厚的构型重塑中起重要作用，促进心肌增生肥大，故使用ACEI可减轻心脏负荷，改善预后。ACEI可与洋地黄制剂、利尿剂同用，对心衰有良好效果，长期应用可防止轻型DCM发生心衰。利尿剂用静脉给药如呋塞米等，可以利尿，改善症状。用药时须监测电解质，因多种药物同用，心肌功能又差，电解质失衡易致心律失常；一旦肺静脉和体静脉充血现象好转，可改用口服利尿剂。醛固酮拮抗剂可以抑制肾素-血管紧张素系统的作用，可阻断心肌及间质重塑，另外还可阻断醛固酮的效应，它适用于心功能Ⅲ～Ⅳ级患者。

近年来应用β受体阻滞剂治疗心力衰竭令人关注。β受体阻滞剂可减慢心率，降低耗氧量，同时阻断上述恶性循环，发挥抗心肌细胞凋亡和抑制左室重构作用，从而改善心肌生物学效应，提高抗心衰疗效。1975年，瑞典学者首次应用β受体阻滞剂治疗DCM心衰患者并获得临床症状改善。多中心或大系列的临床研究表明，美托洛尔使DCM患者临床症状和心功能得到明显改善，左室舒张末期内径明显缩小，左室射血分数增加，左室舒张末期压力减低；长期治疗可有效减低病死率和减少心脏移植率。某医科大学儿童医院1993年报道应用选择性

β受体阻滞剂,能明显改善心肌病预后。非选择性β受体阻滞剂卡维地洛具有阻滞$β_1$、$β_2$和α受体的作用,在降低交感活性、改善左室功能方面明显优于美托洛尔。

3.并发症的治疗

预防呼吸道感染十分必要。可用干扰素、胸腺素、转移因子等预防呼吸道感染。如发生呼吸道感染应尽早使用抗生素。

心律失常在小儿患者不少见,心衰经治疗好转及电解质纠正后心律失常可消失,如心律失常持久不消,或严重影响心功能者,应予用药,抗心律失常药物中有的可损害左室功能导致另一种心律失常,所以选药应予考虑。胺碘酮似较安全。如有缓慢心律失常有症状者,可用临时起搏。

DCM患者常有心腔内血栓形成和栓塞,Maron等报道7~20岁的尸检结果达84%之高,所以在心功能减退时应考虑应用抗凝药物,如已有血栓,可先用肝素,以后换口服双香豆素(华法林),如超声未见血栓,可用阿司匹林或双嘧达莫(潘生丁)以防血栓形成,华法林对预防血栓形成虽有效,但在心衰时肝功能减退情况下要审慎。Pac等报道,常规采用阿司匹林(乙酰水杨酸)或(和)肝素治疗心腔内血栓,无出血和栓塞并发症,对DCM合并心内血栓的患儿具有良好疗效。

4.心肌代谢激活剂

如1,6-二磷酸果糖具有调节葡萄糖代谢、修复糖酵解活性、增加肌酸磷酸的活性及加速心肌有效能量供应的效能,剂量为每次150~250mg/kg,静脉滴注,10~15天为一疗程,口服1,6-二磷酸果糖(瑞安吉)剂量为10~30mL/d;磷酸肌酸具有抗心肌过氧化损伤、抑制线粒体膜电位下降的作用剂量为1~2g/d,静脉滴注;天门冬氨酸钾镁可维持心肌细胞膜电位及调整离子泵的功能,可口服或加入5%葡萄糖中静脉滴注;辅酶Q10是线粒体呼吸链的组成成分,此酶参与机体氧化还原反应,提高ATP生成,保护心肌免受自由基损伤。

5.免疫疗法

免疫抑制剂包括激素,环孢霉素及硫唑嘌呤等治疗扩张型心肌病及心肌炎,疗效各家不一,难以肯定。免疫球蛋白静脉注射:丙种球蛋白静滴200~400mg/(kg·d),连用3~5天,减少细胞因子产生、降低细胞氧化应激水平,对急性炎症性心肌病有一定疗效。自身免疫性反应已被认为是DCM发病学的主要机制之一。DCM患者体内可检测出多种自身抗体。针对自身抗体的免疫调节及免疫吸附成为治疗DCM的新疗法。Staudt等研究证明,应用免疫吸附法清除DCM患者血液中自身免疫抗体,可提高患者左室射血分数,改善心功能,为DCM的治疗提供了多一种选择。

6.手术治疗

常用的外科治疗措施包括:心脏移植、部分左心室切除术及左心室辅助装置等。对持续治疗无效心功能日益减退,或数次住院症状无根本改善者,可用人工机械泵代替心脏或选择心脏移植。近年来,由于心脏移植后应用环孢素、硫唑嘌呤、泼尼松三联免疫抑制剂,减轻了排异反应,心脏移植效果不断提高,5年存活率达85%,10年存活率达61%。儿童心脏移植存活率(62.1%)高于成人(48%)。但供心者很难候,困难很大。伴严重二尖瓣反流的患儿,在等待心脏移植术前,行二尖瓣置换术能改善症状,增加手术安全性。针对DCM的姑息性外科治疗近年也取得了较大进展。左室减容手术:对 DCM 患儿反复心衰、药物不能控制、又无条件做心脏移植者可考虑左室减容手术。此手术为切除心室瘢痕及变薄、无收缩力的心肌,缩小心室腔容量,改善心室的顺应性和收缩力。

7.细胞再生及基因治疗

骨髓间充质干细胞在体内诱导分化为心肌细胞,给 DCM 的治疗带来了新的前景。细胞移植治疗 DCM 方法是近年来研究的热点,目前尚处于试验阶段。2006 年 Huang 等研究发现,18 例 DCM 心力衰竭患者随机接受自体骨髓单核干细胞直接冠状动脉内注射或安慰剂(生理盐水)治疗,两组的 6min 行走距离及再住院率有显著性差异,提示自体骨髓单核干细胞移植治疗可帮助提高 DCM 患者的心功能。

20 世纪 90 年代采用分子生物学技术探讨心肌病心室重塑的发病机制及寻找新的治疗途径,已有实验研究将肌原性决定基因导入成纤维细胞,使其肌原化,从而恢复心肌收缩功能。另有在心肌细胞内导入肌球蛋白重链和线粒体基因,恢复心肌收缩能力,达到治疗心衰的目的。Matsumoto 等用重组 C 蛋白免疫接种构建 DCM 鼠模型,免疫病理及趋化因子分析显示,心肌坏死部位巨噬细胞浸润及单核细胞趋化因子 1 和干扰素 γ 诱导蛋白 10 表达上调。用质粒作为载体转移单核细胞趋化因子 1 和诱导蛋白 10 受体基因,转染后心肌细胞上清液对 T 细胞和巨噬细胞迁移有抑制作用。基因转移抑制 DCM 进展,并降低模型鼠的死亡率。

(九)预后

根据 Wiles 统计,小儿患 DCM 约有 1/3 死亡,1/3 有进步但仍留心功能不全,而有 1/3 可获愈。1 年内存活约 63%～70%,5 年存活率约 34%～66%,10～11 年存活率约 50%。Friedman 等的报道死亡率特低,10 年内仅 16%。出现症状后 1～2 年死亡率最高。心导管压如左室舒张末压超过 25mmHg,预后不佳。Lewis 等报道左室舒张末压超过 25mmHg 者 16 例,11 例死亡,3 例等候心脏移植。小儿病例有心律失常者,虽已用抗心律失常药物治疗,预后仍不佳,但 Friedman 报道心律失常不能预估结局。超声检查的结果分析对预后亦不能定论,但可参考,Chen 等认为缩短分数低者(平均 11.5%)较高者(20.9%)死亡率高,Matitian 的统计如初次的射血分数低至 17% 者预后恶劣,亦有报道心肌活检有炎性改变者预后较佳。难治的心衰为死亡的首因,亦有患儿猝然死亡,诊断后 6 个月内对预后至关重要,治疗改善多见于 6 个月内,当然在两年内仍可有进步,死亡亦以 6 个月内为多,以后续有夭折。预后的指标很难肯定,但难治的顽固心衰,超声上心功能的每况愈下,预后恶劣,如有可能,心脏移植宜早。

二、肥厚型心肌病

肥厚型心肌病(HCM)时左心室肥厚,但不扩张,诊断时应排除高血压、主动脉瓣狭窄、水肿及先天性心脏病等其他可引起肥厚的疾病。肥厚型心肌病命名与分类最为混乱。有的将有流出道狭窄的称为梗阻性心肌病。有的根据其心室肥厚是否对称而分类。如左右心室都肥厚的称为对称性,否则称为非对称性。一般对称性多数为非梗阻性,不对称多数为梗阻性,但也有左心室壁与室间隔肥厚,右心室壁不肥厚而左心室流出道不狭窄的,即只有不对称而无梗阻的。有的患儿室间隔特别肥厚,突入到左心室腔间,尤其在主动脉瓣下,表现为左心室流出道狭窄称为特发性肥厚性主动脉瓣下狭窄。肥厚型心肌病伴梗阻的不到总数的 25%。

(一)病因

HCM 是一种原发性的通常是家族性的心脏疾病,因其发生年龄不同且许多遗传性病例呈亚临床过程,因而目前尚无其确切的发病率。有文献报道 HCM 的发病率为 2.5/10 万人口,占所有儿童原发性心肌病的 20%~30%。

HCM 通常以常染色体显性方式遗传,目前已知多个基因与典型的家族性肥厚型心肌病有关,这些基因均编码肌节蛋白,如 β 肌凝蛋白重链等。HCM 也可作为经母亲遗传的线粒体病遗传。许多患儿伴有与遗传综合征一致的畸形,如那些患有 Noonan 综合征、Pompe 病、Beckwith-Wiedemann 综合征的患儿。

(二)病理

HCM 多数为左心室肥厚,心功能早期无明显障碍,临床上无明显症状,晚期有程度不等的心功能不全。梗阻型心肌病的病理特点是左心室肥厚重于右心室,室间隔肥厚更为显著,室间隔厚度与左心室壁厚度之比大于 1.3:1。左心室腔缩小,二尖瓣前叶增厚,室间隔局部肥厚增生,致左心室流出道狭窄梗阻,左心室腔收缩压升高,与左心室流出道和主动脉收缩压相比有明显压力阶差,左心室舒张末期压力也可增高,心排血量初期正常,以后愈益降低。流出道的梗阻及其引起的压力阶差可因很多生理因素而异,凡使心室收缩力增强、室腔容量减少及后负荷减低等情况均可使梗阻加重,压差更大,反之亦然。所以患者的流出道梗阻的程度并非固定,时时在变,各种影响以上三因素的情况和药物均可改变梗阻的程度。

HCM 的心肌普遍肥大(多数左心室重于右心室,心室重于心房),肌纤维增大,心肌细胞亦肥大,常有不同程度的间质纤维化、细胞变性,并有不同程度的坏死和瘢痕形成,很少有炎性细胞浸润。本病最突出的组织学改变为心肌细胞的排列杂乱无章,而非整齐划一。细胞间的连接常互相倾斜甚至垂直相连。这些错综的连接使心肌收缩时步调不整。再者,心肌细胞的凌乱排列还可影响心电的传播,甚至构成严重心律失常的病理基础。

(三)临床表现

1.症状

HCM 患儿多有家族病史。症状差别很大,部分患儿没有任何临床征象,亦有的猝然死亡。通常症状可分为两大类:一是心力衰竭症状,二是左心室流出道梗阻症状。

(1)心力衰竭:主要见于 1 岁以下婴儿,表现为烦闹、气急、水肿、喂养困难、生长发育落后;少数婴儿可有发绀,系因右心压力升高、心房水平存在右向左分流所致,易误诊为先天性心脏病。婴儿常因进行性心功能不全而死亡。Skinner 等报道,27 例婴儿 HCM 患者,其中 17 例(63%)因心力衰竭就诊,2 例(7%)以发绀为主诉。有学者报道,7 例婴儿 HCM,除 1 例无心血管症状、因发现心脏杂音而后经超声心动图证实外,余 6 例均有气急,其中 4 例(4/6)诊断有心力衰竭,3 例(3/6)伴发绀。

(2)左心室流出道梗阻:主要见于年长儿。症状包括:

①胸痛:由于心肌过度延伸或左心室流出道梗阻引起冠状动脉供血不足所致。与典型心绞痛不同,静息时也可出现,可持续数小时之久。同一患儿剂量运动试验时,有时无胸痛,有时运动开始即有剧烈胸痛。

②呼吸困难：尤其在运动或劳累后，又称劳力性呼吸困难，是由于左心室顺应性减低、舒张末压升高，继而肺静脉压升高、肺淤血所导致。

③晕厥：即心脑缺氧综合征，与心律失常无关。常发生于活动或情绪激动时，由于交感神经兴奋使肥厚的心肌收缩加强、加重流出道梗阻、心排血量骤减而引起。

④心悸：多因窦性心动过速抑或快速异位心律失常引起，与心肌肥厚冠状动脉供血不足有关。

⑤猝死：青少年主要死因是心律失常，偶有死于严重心力衰竭者。Bruno 报道 38 例小儿 HCM，平均随访 7 年，5 例猝死。有学者调查一个家系 32 人中，5 人猝死，其中 4 人年龄为 15～25 岁；猝死均发生在剧烈运动或体力劳动中，猝死前无明显症状。

上述症状一般随年龄增长而加重，首次出现症状年龄越小者，预后越差。

2.体征

多数患儿外观与正常儿童无显著差异。心脏可无任何异常发现，有时可见心尖搏动增强，触及抬举性冲动。在梗阻性 HCM 病例，可于心前区听到（2～4）/6 级收缩期杂音，杂音向心尖和腋部传导，伴收缩期震颤。凡减弱心肌收缩力或增加心脏负荷的措施，如给予血管收缩药、β 受体阻滞药、蹲踞或紧握掌时，均可使杂音减弱；凡增加心肌收缩力或减轻心脏负荷的措施，如给予洋地黄类药物、做 Valsalva 动作或剧烈活动后，均可使杂音增强。有些病例 P₂ 亢进，并因主动脉瓣延迟关闭而致第 2 心音反常分裂，易误诊为先天性心脏病。有时可听到第 4 心音奔马律（房性奔马律），此乃左心室顺应性降低、影响心房血液回流心室之故，有的患者甚至可触及第 4 心音奔马律形成的双重心尖搏动。由于心室顺应性降低，故颈静脉压力升高，颈静脉搏动显著。患儿可有心律失常，如传导阻滞、室上性或室性心动过速。偶有体循环栓塞和心力衰竭体征。

（四）辅助检查

1.胸部 X 线

HCM 早期胸部 X 线大多正常。当有心力衰竭时，常因左心室舒张功能首先受累而致左心前负荷增加，肺淤血，心胸比例增大，左心室增大。晚期病例则多伴左心房、右心室增大。

2.心电图

心电图改变无特异性。年长儿主要表现为左心室肥大和劳损，有时在 I 及 aVL 和胸前导联呈现异常 Q 波，此常为 HCM 的早期诊断线索。1995 年，Ryan 报道 159 例 HCM 患者（主要为成年人）心电图改变，其中 97% 表现为左心室肥厚。HCM 的病理性 Q 波多出现在室间隔肥厚为主型患者，T 波深倒置在心尖肥厚者更多见。婴儿则多表现为右心室肥厚。前面提及有学者所报道的 7 例婴儿 HCM 中，除 1 例未做心电图检查外，其余 6 例中有 4 例显示右心室肥厚，1 例双心室肥厚。此外，少数病例还可呈现房室传导阻滞、快速性室上性或室性心律失常等。

3.多普勒超声心动图

目前是 HCM 最常用的可靠而经济的诊断方法。可显示室间隔和心室壁肥厚，心室腔缩小，有的流出道狭窄。正常室间隔厚度，婴儿≤4mm，学龄前儿童≤5mm，年长儿≤8mm；左心室后壁（LVPW）与室间隔（IVS）厚度几乎相等。多数 HCM 患儿的 LVPW 和 IVS 均有增厚。

心室壁增厚可侵犯不同部位,其中单纯室间隔占 10%～15%,前间隔与后间隔占 50%。在非梗阻性肥厚型心肌病,室间隔与左心室后壁对称性均匀增厚,左心室流出道不狭窄;而在梗阻性肥厚型心肌病,室间隔增厚显著重于左心室后壁,IVS/LVPW≥1.3,多伴左心室流出道狭窄。若有主动脉瓣下狭窄(IHSS),心脏收缩时二尖瓣前叶前向运动加强,主动脉瓣收缩期扑动,可有二尖瓣关闭不全和主动脉瓣关闭不全。心尖肥厚型心肌病(AHCM)超声心动图的特征性改变是左心室长轴观切面可见心尖部室间隔和左心室后下壁明显增厚,心尖部心室腔狭小,收缩期可见肥厚心肌呈瘤状突起,导致心尖部左心室腔闭塞和心室腔明显缩小。有学者曾遇见 2 例 AHCM,其中 1 例在家系调查时发现。根据经验心肌蛋白基因突变所引起 HCM 为向心性肥厚,因而心腔变小或正常;全身其他系统疾病所引起左心室壁肥厚、心腔扩大。这点对两者的鉴别有一定价值。

多普勒超声测量 HCM 患者左心收缩功能,如射血分数(EF)、心轴缩短率(SF)、心脏指数(CI)、心搏指数(SI)等,早期多为正常,疾病晚期则可显著降低。通过对一家系调查中发现的 8 例 HCM 患者进行多普勒超声检查,结果显示,8 例 EF 和其中 7 例 SF 均在正常范围,仅有 1 例 9 岁女孩临床胸闷憋气明显,所测 SF 偏低(24.2%)。

4.多普勒心肌显像(DTI)

DTI 可直接显示不同部位、不同时段心肌运动速度。检查指标有:

(1)二尖瓣运动速度:包括收缩期运动速度、舒张早期运动速度、舒张晚期运动速度。

(2)左心室后壁运动速度:包括心内膜收缩期运动速度、心外膜收缩期运动速度、心内膜舒张期运动速度、心外膜舒张期运动速度、心肌收缩期运动速度、心肌舒张期运动速度。

(3)心尖部心肌运动速度:包括收缩期运动速度、舒张早期运动速度。

(4)室间隔心肌运动速度:包括收缩期运动速度、舒张早期运动速度。有学者检查 3 例 HCM 患儿 DTI 改变,并与 143 名正常小儿(7 个月至 12 岁)的 95% 下限对比,结果表明 HCM 患儿二尖瓣和心肌舒张早期运动速度均明显减慢,尤以舒张早期运动速度减慢显著。

5.磁共振成像(MRI)

由于具备良好的空间和软组织分辨率,能重建左心室三维结构,精确定义肥厚心肌的分布与类型;可观察局部心肌肥厚或造成流出道梗阻的乳头肌结构,为外科手术治疗提供重要依据;注射造影剂后可显示瘢痕、纤维化以及心肌血流灌注情况,有助于评估患者猝死的风险。因此,心脏 MRI 是 HCM 影像检查的重要补充,对某些超声心动图不能明确诊断者特别有价值。通过对 225 例临床诊断或可疑 HCM 的患者进行心脏 MRI 检查,结果发现超声心动图漏诊的 16 例均为 HCM,其中 50% 以上为心尖肥厚型心肌病;依据左心室 9 节段分析法,这 225 例患者的 2025 个节段中,有 650 个节段(占 32.1%)受累及,其中室间隔基底段 167 个,室间隔中段 126 个,前壁基底段 102 个,前壁中段 71 个,左心室心尖部 67 个,下壁基底段 45 个,侧壁基底段和中段各 15 个。可见 MRI 不但可以弥补超声心动图的不足,提高 HCM 的阳性诊断率,还可以准确评估心肌组织学的受累分布。

6.心导管检查和心血管造影

右心导管检查可显示肺动脉压力升高或右心室流出道狭窄征象。HCM 病例约 1/4 有肺动脉高压,多数为轻度。左心导管检查显示,左心室舒张末期压力显著升高,左心室腔与流出道之间存在收缩期压力阶差;主动脉或周围动脉压力波形显示上升支快速升高,呈现双峰,然后缓慢下降。心血管造影可显示心室间隔与心室壁肥厚以及心室腔减小的程度,收缩期二尖瓣前瓣叶运动位移与左心室流出道的狭窄征象。左心室造影尚可判明有无二尖瓣关闭不全。

由于近年来无创性超声心动图的发展,侵入性心导管检查和心血管造影已较少应用。

7.基因检查

最新发明的 DNA 测序技术使 HCM 的诊断金标准成为可能,其准确性达 99.9%,敏感性为 50%～70%。突变筛查,目前在美国已商品化,在我国刚刚起步,它可用来指导患者家系进行廉价、高效、精确的筛查。如果已找到先证者的基因突变,则其家系高危成员的筛查就很容易确认。

(五)诊断

中华医学会心血管分会制定的成年人 HCM 临床诊断标准,包括:

1.主要标准

(1)超声心动图左心室壁和(或)室间隔厚度超过 15mm。

(2)组织多普勒、磁共振发现心尖、近心尖室间隔部位肥厚,心肌致密或间质排列紊乱。

2.次要标准

(1)35 岁以内患者,12 导联心电图 I,aVL,$V_{4～6}$ 导联 ST 下移,深对称性倒置 T 波。

(2)二维超声室间隔和左心室壁厚 11～14mm。

(3)基因筛查发现已知基因突变,或新的突变位点,与 HCM 连锁。

3.排除标准

①系统疾病,高血压病,风湿性心脏病二尖瓣病,先天性心脏病及代谢性疾病伴发心肌肥厚;②运动员心脏肥厚。临床确诊 HCM 的标准:符合以下任何一项者:1 项主要标准＋排除标准;1 项主要标准＋次要标准③(即阳性基因突变);1 项主要标准＋排除标准②;次要标准②和③;次要标准①和③。

关于儿童 HCM 的诊断,目前尚无明确标准。临床多是参照上述成年人诊断标准,并结合不同年龄儿童超声心动图左心室壁和室间隔厚度正常值范围确定。

(六)治疗

依据患儿有无症状及其严重程度,采取不同的治疗措施,其目的主要是缓解症状、防止并发症和猝死。对于无症状的 HCM 患者,是否应给予药物治疗,因缺乏大量病例的对照研究,尚不能确定。

1.一般治疗

左心室心肌显著肥厚者,平日应注意休息,不可情绪激动,不可参加剧烈运动,更不能参加竞赛性运动,应定期咨询、随访。

2.预防猝死

左心室流出道狭窄、心肌生理不稳定性和缺乏冠状动脉血流储备是导致患儿猝死的主要原因,有晕厥史或运动诱发低血压者均为高危儿,必须使用药物治疗。β 受体阻滞药如普萘洛尔、阿替洛尔、美托洛尔等是治疗 HCM 最常用的一线药物。β 受体阻滞药可通过抑制交感神经减慢心率、降低心肌收缩力、减少心肌耗氧量、增加心肌顺应性、改善心室舒张功能,使左心室舒张末压和心肌灌注增加,从而减轻伴随运动而出现的流出道梗阻,缓解心绞痛、呼吸困难及先兆晕厥等症状。由于β受体阻滞药可预防猝死,延缓病情的发展,故有学者认为,一旦诊断成立,即应长期使用。如考虑中断该药的应用时,必须缓慢减量停药,以防出现反跳性肾上腺素能高敏反应。普萘洛尔是最常用药β受体阻滞药,开始剂量0.2~0.5mg/(kg·d),分2~3次口服,以后每3~5天增加一次剂量,4周内达最大耐受量,即2~3mg/(kg·d),疗程不能短于8周。Ostman-Smith等回顾性研究发现,应用普萘洛尔治疗的66例HCM患儿中,1/3~1/2用药后症状缓解;大剂量普萘洛尔[(5~23mg/(kg·d)]疗效更优,可使患儿死亡危险降低1/10~1/5。

钙通道阻滞药如维拉帕米和地尔硫䓬对HCM患儿同样有效,尤其适用于对β受体阻滞药治疗无效的病例。钙通道阻滞药可降低心肌细胞内Ca^{2+}浓度,通过负性传导和负性肌力作用,改善心室肌顺应性和舒张功能。维拉帕米可有效降低左心室流出道收缩压差、改善舒张期不同步指数、增加舒张充盈,服用数日后症状即可改善,甚至有效减少心肌肥厚程度。1989年,Udelson报道,由于50%无症状的HCM患者运动时核素检查会发生可逆性血管灌注缺损,且大多数用维拉帕米而改善,因此,用维拉帕米可能是有益的。维拉帕米剂量为每次2mg/kg,3/d;其不良反应是窦房结自律性受抑和房室传导阻滞,曾有发生完全性房室传导阻滞或其他严重心律失常的报道,个别病例因此加重症状甚或猝死,临床应用时应仔细观察。地尔硫䓬剂量为每次0.5mg/kg,每8h1次,如无不良反应,2~4天后用量可加倍。关于二氢吡啶类的钙通道阻滞药如硝苯地平等在HCM患者的应用,观点不完全一致。有报道认为,硝苯地平可减轻患儿胸痛,改善心室舒张功能,与普萘洛尔同用可减少流出道压力阶差,很少引起房室传导阻滞;但也有学者认为,硝苯地平强烈的扩血管作用可导致低血压,并使流出道压力阶差增大,诱发晕厥甚至猝死。

3.改善舒张功能、缓解症状

首选血管紧张素转化酶抑制药,如卡托普利(开搏通)、贝那普利(洛汀新)、依那普利等。ACEI类药物可使肌肉松弛,减少心肌耗氧量,减少钠、水潴留,减轻心脏前后负荷。卡托普利常用剂量为2mg/(kg·d),分2~3次服用。此药可长期服用,但也有文献报道长期服用可产生耐药而降低疗效。近年有报道HCM患者使用心钠素、神经肽链内切酶抑制药、硝酸盐等,可使cGMP增加,减轻心脏后负荷。

4.控制心力衰竭

一般禁用洋地黄制剂,因为增加收缩力可使左心室流出道梗阻加重。对确有心力衰竭或危及生命的快速心房颤动者,可同时使用小剂量地高辛(一般剂量的2/3)和普萘洛尔;也可应用磷酸酯酶抑制药(PDEI)如氨力农、米力农、依诺昔农等,此类药物可激活钙通道,钙内流加速从而增加心肌细胞耦联作用,同时作用于血管平滑肌,使外周血管扩张。目前临床应用较多的是米力农,小儿口服量为1mg/(kg·d),分3~4次服用;静脉注射应以小剂量开始,每次25~50mg/kg,间隔10min重复1次,最多3次,以后静脉滴注0.25~0.5mg/(kg·min),维持24~48h,停药16h后改口服。不良反应主要为室性心律失常。此药不宜长期应用。

既往HCM控制心力衰竭不用利尿药,以防大量利尿引起容量不足和低血压;近来证明有明显容量负荷过重者给予中小剂量利尿药可有助于减轻肺淤血症状,如与β肾上腺素能受体阻滞药(如普萘洛尔)或钙拮抗药(如维拉帕米)同用,则效果更佳。

5.抗心律失常

β受体阻滞药是治疗 HCM 并发室性期前收缩、室性心动过速、阵发性室上性心动过速、心房颤动等快速心律失常的一线药物。上述心律失常亦可使用胺碘酮和普罗帕酮。胺碘酮能减轻症状,提高运动能力,并有可能改善预后,用量为 $10\sim12$ mg/(kg·d),分 $2\sim3$ 次服用。普罗帕酮则为每次 $3\sim5$ mg/kg,$1/(6\sim8)$ h。药物治疗无效者,应根据病情需要评估置入 ICD。

6.置入起搏器

近年来主张对于 HCM 高危患者,即便无临床症状也应置入埋藏式心脏复律除颤器(ICD)。目前临床应用的 ICD 都能自动诊断和治疗快速室性心律失常,具有电击除颤和抗心动过速起搏 2 种功能,有些还具有抗心动过缓起搏功能,因此,ICD 被认为是控制恶性室性心律失常、减少心脏猝死的唯一有效措施。我国儿科应用 ICD 起步较晚,但随着对疾病认识的不断深入和临床诊疗技术的不断进步,相信应用 ICD 救治 HCM 重危患儿将会有较快发展并积累丰富经验。

7.室间隔介入消融术

1995 年 Sigwart 首次经导管将无水乙醇注入室间隔动脉,通过形成局部心肌梗死达到减低室间隔厚度、降低流出道梗阻的目的,此即室间隔介入消融术。2003 年 Bhagwandeen 采用乙醇消融治疗 40 例梗阻性 HCM,其中 35 例(88%)手术成功,局部室间隔厚度从(20.8 ± 3.9)mm 减至(13.2 ± 3.3)mm,左心室流出道压差从(86 ± 38)mmHg 降至(16 ± 16)mmHg。2006 年 Alam 等综合已发表的经皮腔内室间隔消融术资料共 2959 例,大多数患者术后症状和左心室流出道梗阻持续缓解,约 11% 的患者术后症状缓解不理想,其中 7% 再次行化学消融术后症状缓解,最后约 2% 患者须转至外科手术治疗。有报道 1 例 14 岁儿童 HCM 成功进行经皮室间隔乙醇消融术,术中患儿在注射无水乙醇时诉有胸痛,但无其他不适;术后 1 个月HCM 临床症状完全消失;随访 1.5 年以上,情况稳定无反复。化学消融术的并发症主要是传导阻滞,Alam 综合报道中统计,一度房室传导阻滞发生率约 53%,右束支传导阻滞 46%,左束支传导阻滞 6%,因完全性房室传导阻滞需要安装永久起搏器的患者大约占 10%。化学消融术的另一潜在风险是室间隔坏死区及其周围可能存在心电不稳定,增加室性心律失常的发生机会。

8.手术治疗

外科手术有 2 种方法,一是部分室间隔切除术,一是心脏移植;前者被认为是当前治疗HCM 的金标准。手术方法是切除左心室流出道和室间隔肥厚的肌层,以缓解左心室流出道梗阻。手术适应证是左心室流出道压差超过 50mmHg、室间隔厚度>15mm、存在严重的左心室流出道梗阻症状而药物治疗无效者。多数学者认为该手术治疗的优点是立竿见影,术后患者症状和血流动力学均立即改善,远期死亡率显著降低。Fowla 曾报道本症 155 例,其中未治疗组 47 例,普萘洛尔治疗组 77 例,外科治疗组 31 例;平均随访5.5 年,结果发现疗效是手术治疗组好于普萘洛尔组、普萘洛尔组好于未治疗组。手术本身死亡率为 5%～10%。个别患者术后出现心肌受损和纤维化。近年来运用经主动脉行室间隔肌切开术—部分肌切除术和二尖瓣前叶皱襞术结合的外科治疗,可防止二尖瓣前叶的收缩期前向运动而消除其对流出道的梗阻,疗效较理想。随着对本病认识的深入和外科技术的提高,现 HCM 手术相关的总死亡率已降低至 5％以下;而且 HCM 患者心肌切除术后心脏猝死的危险性降低,置入 ICD 患者放电次数明显减少,与介入消融术相比,心肌切除术致心律失常的概率减小,更适合有猝死高危风险的年轻患者。

心脏移植是根治疗法。自 1980 年发现用环孢素预防和治疗心脏移植后排异反应效果显著,心脏移植在全世界迅速发展。20 世纪 90 年代以来心脏移植国际上每年超过 3000 例。1994 年统计心脏移植 5 年存活率达 84％,10 年存活率为 61％。目前等待心脏移植的成年人中以冠心病最多,小儿以心肌病最多。1991 年斯坦福大学 Bailey 报道小儿心脏移植 53 例中 36 例为心肌病,效果良好。

9.基因治疗

随着 21 世纪基因工程和医学科学技术的突破性发展,HCM 有可能通过基因治疗控制心脏细胞的肥厚和分化,虽然这并非短时能研究成功,因此临床应用此治疗方法将不是遥远的。

第四节　感染性心内膜炎

感染性心内膜炎是指病原体侵入血流,引起心内膜及大动脉内膜炎症病变。病原多为真菌,还可有病毒等。感染性心内膜炎常发生于先天性心脏病或风湿性心瓣膜病的心脏病,正常的心脏也可受累。引起本病的细菌有多种,草绿色链球菌占 50％,葡萄球菌占 30％,肠球菌占 10％。本病治疗以抗感染为主,对合并症采用相应的对症治疗。

一、病因

(一)病原微生物

大约 80％以上的小儿感染性心内膜炎病例是由链球菌和葡萄球菌引起,其中链球菌约占 50％,葡萄球菌约占 30％。近年来葡萄球菌的比例有增加的趋势。Day 等报道在 2000 年及 2003 年总共 632 例小儿感染性心内膜炎中,金黄色葡萄球菌占 57％,草绿色链球菌占 20％。链球菌中以草绿色(α-溶血性)链球菌最常见,包括血链球菌、缓症链球菌、唾液链球菌、变异链球菌及麻疹链球菌。咽峡炎链球菌易形成脓肿及血行播散。牛链球菌引起感染性心内膜炎的比较增多,多见于年长及无心脏瓣膜病者。1961 年营养变异链球菌(苛养菌)被确认为草绿色链球菌的一个新类型,约占链球菌性心内膜炎中的 5％,临床治疗困难、复发率较高。葡萄球菌中以凝固酶阳性葡萄球菌(金黄色葡萄球菌)多见,主要导致自身瓣膜心内膜炎,凝固酶阴性葡萄球菌(表皮葡萄球菌及其他种类)较少。肺炎链球菌、β-溶血性链球菌及肠球菌引起的感染性心内膜炎少见。革兰阴性杆菌引起小儿感染性心内膜炎的比例约为＜10％,包括铜绿假单胞菌、沙门杆菌及 HACEK 杆菌属等。HACEK 杆菌属包括嗜血杆菌、放线杆菌、人心杆菌、Eikenella 杆菌及 Kingella 杆菌。新生儿及免疫缺陷的病例中革兰阴性杆菌导致心内膜炎的风险较高。真菌性心内膜炎约占 2%,其中白色念珠菌及曲霉引起的较多。真菌性心内膜炎赘生物大,栓塞合并症常见,死亡率高。多见于心脏手术后、免疫缺陷病例。感染性心内膜炎病例中血培养阴性的约占 5%,其中部分为细胞内细菌,如 Q 热病原体伯纳特柯克斯体、巴尔通体及衣原体等。目前报道的伯纳特柯克斯体及巴尔通体引起的心内膜炎病例主要在欧洲,尚未见小儿病例的报道。新生儿心内膜炎主要由金黄色葡萄球菌、凝固酶阴性葡萄球菌和 B 族链球菌引起。

（二）易感因素

90% 以上的小儿感染性心内膜炎患者存在易感因素,其中以先天性心脏病最多(80%～90%)。先天性心脏病中以室间隔缺损、动脉导管未闭、主动脉瓣狭窄等多见,很少见于继发型房间隔缺损。青紫型先天性心脏病或经过姑息、纠治手术后病例,特别是外科手术植入人工瓣膜、应用管道或修补材料,或术后存在残余分流、梗阻的病例均易发生感染性心内膜炎。室间隔缺损、动脉导管未闭、房间隔缺损术后超过 6 个月如无残余分流则不增加感染性心内膜炎的风险。

二尖瓣脱垂伴反流也为小儿感染性心内膜炎的基础疾病。近年来,随着风湿热发病率的降低,风湿性心脏病已不多见。但在有些地区风湿性心脏病仍是较多见的基础心脏病。

心导管检查、经导管介入治疗、静脉内置管等也是感染性心内膜炎的易感因素。感染性心内膜炎病原微生物多为咽喉部、消化道、皮肤部位的常居菌,拔牙、洗牙、牙周手术、扁桃体切除术等均可导致菌血症。

无基础心脏病或其他易感因素的病例约占 5%～10%。近年无基础心脏病的比例有所增加(23%)。无易感因素的病例多为金葡菌感染,累及左侧心腔瓣膜。

二、发病机制

实验证明,短暂而常发生的菌血症很少引起心内膜炎或动脉内膜炎,完整的内膜有防御感染的作用。内膜受损胶原暴露后血小板和纤维素凝积形成无菌性血栓覆盖于心内膜,则易受到细菌的植入。血流经高压腔流向低压腔时形成的高速涡旋血流冲击导致心内膜或动脉内膜损伤,如室间隔缺损分流的血流导致右室心内膜损伤,动脉导管未闭的左向右分流的血流导致肺动脉内膜损伤。血流经过狭窄的瓣膜,或瓣膜关闭不全而导致的反流均可在瓣膜另一端形成血流涡流,损伤瓣膜及使大量细菌沉积。常引起心内膜炎的革兰阳性细菌较不易引起心内膜炎的革兰阴性细菌具有较强的黏附于受损心内膜的能力。草绿色链球菌表面产生的葡聚糖有助于黏附作用。金黄色葡萄球菌、草绿色链球菌、肠球菌、肺炎链球菌的表面存在纤维网络素受体,而损伤的心内膜部位有纤维网络素可与纤维素、胶原和细菌结合,故有利于细菌的黏附。细菌黏附于心内膜或动脉内膜生长繁殖可形成赘生物或局部组织化脓、破坏。细菌也促进血小板、纤维素沉着而使赘生物增大。细菌被纤维素等包裹可抵御白细胞及抗生素的作用。赘生物碎片脱落可导致远处栓塞或血源性种植。细菌可通过局部感染灶、口腔手术、心脏手术、心导管、泌尿道插管及静脉内置管等侵入血液循环。病原微生物在体内引起的免疫反应对感染性心内膜炎的发病亦起着重要作用。以往认为心脏以外器官的损害与栓塞有关,现认为与免疫反应有关。在大多数感染性心内膜炎患者血液中存在高浓度的免疫复合物及类风湿因子。免疫荧光检查可见肾小球基底膜上有补体,临床表现为局灶或弥散性肾小球肾炎。Osler 结也是免疫复合物的局部沉积。

三、病理

最基本的病变是在心瓣膜、心腔内膜及大血管内膜上形成赘生物。可为单个或多个,直径自 1mm~1cm 以上,真菌心内膜炎的赘生物大。赘生物包括三层:①内层最厚,包括血小板、白细胞、纤维蛋白原、少量细菌及坏死组织;②中层为大量细菌在此滞留;③外层由纤维蛋白原与少量细菌组成。愈合期的赘生物最外层被纤维素覆盖,白细胞侵入并吞噬细菌层,最后在细菌层与内层发生玻璃样变而钙化。

赘生物受血流的冲击,可发生栓子脱落。脱落在左心造成体循环栓塞,如肾、脑、脾、肢体及肠系膜动脉栓塞;脱落在右心可造成肺动脉栓塞。结果造成:①栓塞远端组织的缺血坏死;②栓塞附近组织局部脓肿;③栓塞部位间接发生动脉内膜炎,破坏了弹力层及肌层,形成动脉瘤,最后也可破裂;④毛细血管栓塞产生瘀点样损害。

心瓣膜也可由炎症直接造成溃疡穿孔、腱索断裂,侵犯瓣环形成脓肿或穿孔等,巨大的赘生物甚至可堵住瓣膜口造成急性血流动力学障碍而致死。

以上病变的部位易发生在血流的低压腔,如室缺右室缘及正对缺损的右室壁,动脉导管未闭则在肺动脉,二尖瓣关闭不全在左房,主动脉关闭不全在左室。

四、临床表现

感染性心内膜炎是累及多系统的疾病,临床表现及相关的合并症与心内膜炎感染破坏导致的血流动力学改变、赘生物引起的栓塞及免疫反应有关,与病原微生物也有密切关系。金黄色葡萄球菌导致的心内膜炎,其毒力强,起病急,全身感染症状明显,破坏力强常引起瓣膜穿孔、腱束断裂导致急性血流动力学障碍。草绿色链球菌心内膜炎则起病缓慢,多呈非特异性临床表现。近年来感染性心内膜炎的临床表现有向急性经过的转变,在起病后 1 个月内住院的占 77%。

发热是感染性心内膜炎最常见的症状,体温在 38℃~39℃之间,也有超过 40℃,热型不规则或低热。部分病例有寒战、头痛、关节痛、肌痛等,约有 10%~15% 病例体温正常。其他症状可有苍白、乏力、恶心、呕吐及腹痛等。

心功能不全也是感染性心内膜炎常见的临床表现,尤其在原有先天性心脏病或经过手术矫治后的病例中,可呈现心功能不全或原有心功能不全加重、难以控制。体温正常的感染性心内膜炎患者多有心功能不全。感染性心内膜炎并发心功能不全主要由瓣膜破坏、腱束断裂等引起血流动力学改变所致。瓣膜损伤后可出现相应的心脏杂音,或使原有的杂音在性质、响度发生改变。但在原有心脏杂音基础上心脏杂音的改变较难察觉。

血管症状:瘀斑可出现在球结膜、口腔黏膜及四肢皮肤。瘀斑及 Janeway 斑(手掌和足底红斑或无压痛的出血性瘀点病变)在小儿病例少见。主要血管(肺、脑、肾、肠系膜、脾动脉等部位)栓塞是感染性心内膜炎的主要合并症,可出现相关部位的缺血、出血,临床表现如胸痛、梗死、偏瘫、血尿和腹痛等。

免疫反应引起的表现如指(趾)甲下出血(呈暗红、线状),Osler 结节(指、趾掌面红色皮下结节),Roth 斑(眼底椭圆形出血斑,中央苍白),均不是感染性心内膜炎特有的症状,在小儿病例非常少见,即使在成人感染性心内膜炎病例中也较前少见(<5%)。免疫复合物性肾小球肾炎在感染性心内膜炎病例中少于 15%,也有高达 43%,呈现血尿、肾功能不全。

新生儿感染性心内膜炎的临床表现不典型,与脓毒血症及其他原因引起的心功能不全难以区别。常见感染性栓塞引起的骨髓炎、脑膜炎、肺炎等临床表现,也可有呼吸窘迫、心脏杂音、低血压等。新生儿感染性心内膜炎死亡率高。

五、实验室检查

(一)一般化验检查

血红细胞和血红蛋白降低,可呈进行性。血白细胞总数增高,中性多核白细胞比例升高,血小板数减低。红细胞沉降率增快,血清 C 反应蛋白增高。部分病例中可见蛋白尿和镜下血尿,血尿素氮和肌酐也可能增高。约有半数病例,类风湿因子及循环复合物呈阳性,病程较长者阳性机会多,随病情好转其效价下降。有时可出现血 γ-球蛋白增高及补体降低。

(二)血培养

持续菌血症是感染性心内膜炎的典型表现,血培养阳性率达 90%以上。未用抗生素时,第一次血培养阳性的占 96%。由于菌血症是持续性的,等待体温升高时取血培养是不必要的。一般认为,对大多数病例 24h 内分别取血 2~3 次培养已足够。感染性心内膜炎的菌血症多为低水平(<100 个细菌/毫升),每次取血量尽量多些,并保持血液与培养液的比例为1:10。分别采用需氧和厌氧培养基,必要时加做真菌培养。曾使用抗生素可使血培养阳性率降低 35%~40%,维持血培养阴性的时间取决于细菌对所用抗生素的敏感性,用药剂量及时间,停药后恢复血培养阳性的时间不等,数天、1 周或更长。可用稀释或在培养基中添加树脂、β-内酰胺酶中和抗生素的作用。营养变异性链球菌有特殊的营养需求,培养基须添加半胱氨酸或盐酸吡哆醛。条件致病菌生长缓慢,培养时间较长,一般须保持 3~4 周。疑似感染性心内膜炎病例的血培养需要特别注明,并与检验师经常联系可能减少假阴性血培养的发生。非细菌的病原体如立克次体引起的心内膜炎血培养困难,须应用血清学检查确诊。

(三)超声心动图

应用超声心动图技术有可能观察到心内膜受损的部分表现,不仅能显著地提高临床诊断的敏感性,而且也使临床确诊感染性心内膜炎成为可能。心内膜受损的超声心动图征象主要有:赘生物、心内(瓣周)脓肿、人工瓣膜或心内修补材料新的部分裂开,及瓣膜穿孔等。赘生物在二维超声心动图中呈回声增强的摆动或不摆动团块,附着于瓣膜、心腔壁、肺动脉壁、心腔内植入的补片、管道壁。影响超声心动图检出赘生物的因素有赘生物大小、原来瓣膜是否有病变,自体或人工瓣膜,超声仪器的分辨率及检查者的经验等。赘生物小于 2mm 时很难被发现。附着在正常自体瓣膜上摆动的赘生物较易被发现。病程长短对检出机会也有关,病程较长,赘生物较大易被发现。未见到赘生物不能排除感染性心内膜炎。超声心动图检查不能区别感染性赘生物和无菌性血栓,也很难区别活动性和治愈后的赘生物,而瓣膜增厚、结节性改变或钙化易被误认为赘生物。一般认为,赘生物大小,摆动程度及附着的部位与栓塞发生有关。体积大、附着于二尖瓣的赘生物较易发生栓塞。经过有效的抗生素治疗,至疗程结束时约有半数病例的赘生物仍可存在。如果赘生物增大则提示发生并发症的可能性较大。小儿感染性心内膜炎病例中心内脓肿及人工瓣膜部分裂开的少见,而先天性心脏病根治术中的补片部分裂开时而可见。若有腱束断裂可见摆动的腱束及瓣膜裙栅状运动。同时应用彩色多普勒血流显像有助发现瓣膜穿孔及瓣膜反流。临床研究证明经食管超声心动图对感染性心内膜炎的诊断优于经胸超声心动图,有助区别赘生物与瓣膜钙化、硬化、黏液样变,及检出人工瓣膜上的赘生物。小儿胸壁较薄,透声条件较好,经胸超声心动图对感染性心内膜炎的诊断效果已能够达到临床要求。经胸超声心动图检出赘生物的敏感性可达 93%。在人工瓣膜或合并瓣周脓肿病例,或因透声窗限制,或复杂型先天性心脏病经胸超声心动图检查未能确诊时采用经食管超声心动图检查方法。临床疑似感染性心内膜炎,而超声心动图检查阴性时需要复查。经胸超声心动图与经食管超声心动图检查均为阴性时,感染性心内膜炎的阴性预测值为 95%。

六、诊断

感染性心内膜炎临床表现的多样性使得正确的临床诊断较为困难,1981 年,Von Reyn 等提出感染性心内膜炎诊断标准(BethIsreal 标准),确定诊断仅限于有病理证据(手术或尸检)者,或有细菌学证据(取自瓣膜赘生物或周围性栓塞)者。依据病理或细菌学证据使 BethIsreal 标准的临床应用受到限制。1994 年 Durack 等提出感染性心内膜炎诊断新标准(Duke 标准)(表 2-4-1)。Duke 标准中首次增加应用超声心动图检查的心内膜受累证据,并作为感染性心内膜炎临床确诊的依据。Duke 标准对感染性心内膜炎的临床诊断产生积极的影响。经过国际多中心的对照研究证明 Duke 标准对感染性心内膜炎诊断的敏感性与特异性均较 BethIsreal 标准为高。小儿感染性心内膜炎诊断研究也证明 Duke 标准的敏感性(83%)高于 BethIsreal 标准(67%),Duke 标准的阴性预测价值＞98%,特异性达 99%。但是在经过病理或手术证实为感染性心内膜炎的病例中,按 Duke 标准诊断有 18%～24% 的病例仅符合可能感染性心内膜炎而不能确诊。

表 2-4-1　感染性心内膜炎诊断标准(Duke 标准)

主要标准

　血培养阳性

　　2 次不同血培养有感染性心内膜炎典型的微生物:草绿色链球菌,牛链球菌,HACEK 菌组,金黄色葡萄球菌或社区获得的肠球菌,无原发病灶:

　　　持续的阳性血培养(可引起感染性心内膜炎的微生物)指 2 次血培养抽血间隔 12h 以上,或所有 3 次,或≥4 次血培养中的多数,首次与最后 1 次抽血间隔至少 1h

续表

心内膜受累证据

感染性心内膜炎超声心动图表现在瓣膜或支持结构上,或血流反流途径,或移植材料上有摆动的团块而不能用其他解剖学原因解释的,或脓肿,或人工瓣膜新的部分裂开,或新的瓣膜反流原来存在杂音的增强或变化不是充分的依据

次要标准

易感因素:基础心脏疾病或静脉药物滥用

发热:≥38℃

血管征象:主要动脉栓塞,化脓性肺梗死,感染性动脉瘤颅内出血,结合膜出血,Janeway 斑

免疫学征象:肾小球肾炎,Osler 结,Roth 斑,或类风湿因子

微生物学证据:血培养阳性但不符合主要指标,或可引起感染性心内膜炎微生物急性感染的血清学证据

超声心动图:有感染性心内膜炎的表现但不符合主要标准

诊断依据

感染性心内膜炎(确诊)

病理学标准

微生物:赘生物、栓塞性赘生物、心内脓肿培养或组织学证实,或

病理变化:存在赘生物或心内脓肿,组织学证实为活动性心内膜炎

临床标准

2 项主要指标,或

1 项主要指标及 3 项次要指标,或

5 项次要指标

感染性心内膜炎(可能)

临床表现不全符合确诊条件,但不能排除

排除感染性心内膜炎

有肯定的其他诊断可解释临床表现,或

抗生素治疗≤4 天临床表现缓解,或

抗生素治疗≤4 天尸解或手术时无感染性心内膜炎的病理证据

此后经过临床研究在 2000 年 Duke 大学 Li 等提出修订 Duke 标准,与原 Duke 标准不同的有:①不论院内或社区感染或有无局部病灶,金黄色葡萄球菌菌血症作为主要临床指标;②伯纳特柯克斯体(Q 热病病原体)血培养一次阳性或血清抗体滴超过 1∶800 作为主要临床指标;③取消超声心动图的次要标准;④诊断可能感染性心内膜炎须符合 1 项主要指标及 1 项次要指标,或 3 项次要指标,以提高诊断的敏感性及可能克服感染性心内膜炎诊断太宽的问题。Tissieres 等在儿科感染性心内膜炎病例的研究中,发现 Duke 标准及修订 Duke 标准的诊断敏感性分别为 80% 及 88%。2000 年中华医学会儿科学分会心血管学组提出小儿感染性心内膜炎诊断标准(试行标准)。国内小儿感染性心内膜炎协作研究组收集 216 例经病理证实或排除的感染性心内膜炎病例比较 Duke 标准及试行标准的对照研究中发现,在病理证实的病例中试行标准确诊的病例占 156/193(80.8%),而 Duke 标准确诊病例占 94/193(48.7%),其中 42 例及 52 例分别符合 2 项主要指标及 1 项主要指标及 3 项次要指标,而 62 例(32%)因符

合心内膜受累超声心动图征象及 2 项次要指标而符合试行标准的确诊标准。在病理排除的病例中,按 Duke 标准无 1 例被确诊,而按试行标准有 1 例因有心内膜受累征象(赘生物)及 2 项次要标准而被确诊。试行标准的诊断敏感性(80.8%)明显高于 Duke 标准(47%),两种诊断标准的特异性(95.7%/100%)没有明显差异,Duke 标准的假阴性达 51.3%,试行标准的假阴性为 4.3%。在这一项研究中发现,心内膜受累超声心动图征象加 2 项次要指标作为确诊标准对提高诊断敏感性的贡献显著,重要血管征象作为主要指标对诊断敏感性及特异性无影响。试行标准经过临床研究及修改后,2010 年中华医学会儿科学分会心血管学组提出儿童感染性心内膜炎诊断标准(表 2-4-2)。

表 2-4-2　儿童感染性心内膜炎诊断标准

一、病理学指
　　(一)生物(包括已形成栓塞的)或心脏感染组织经培养或镜检发现微生物
　　(一)赘生物或心脏感染组织经病理检查证实伴活动性心内膜炎
二、临床指标
　　(一)主要指标
　　　　1.血培养阳性
　　　　　分别 2 次血培养有相同的感染性心内膜炎的常见微生物(草绿色链球菌,金黄色葡萄球菌,凝固酶阴性葡萄球菌,肠球菌等)
　　　　2.心内膜受累证据(超声心动图征象)
　　　　　(1)附着于瓣膜、瓣膜装置、心脏或大血管内膜、置植入工材料上的赘生物;或
　　　　　(2)腱索断裂、瓣膜穿孔、人工瓣膜或缺损补片有新的部分裂开;或
　　　　　(3)心腔内脓肿
　　(二)次要指标
　　　　1.易感染条件:基础心脏疾病、心脏手术、心导管术、经导管介入治疗、中心静脉内置管等
　　　　2.较长时间的发热≥38℃,伴贫血
　　　　3.原有的心脏杂音加重,出现新的心脏杂音,或心功能不全
　　　　4.血管征象:重要动脉栓塞、感染性动脉瘤、瘀斑、脾大、颅内出血、结膜出血、Janeway 斑
　　　　5.免疫学征象:肾小球肾炎、Osler 结、Roth 斑、类风湿因子阳性
　　　　6.微生物学证据:血培养阳性,但未符合主要标准中要求
三、诊断依据
　　(一)具备下列①~⑤项任何之一者可诊断为感染性心内膜炎:①临床主要指标 2 项;②临床主要指标 1 项和临床次要指标 3 项;③心内膜受累证据和临床次要指标 2 项;④临床次要指标 5 项;⑤病理学指标 1 项
　　(二)有以下情况时可以排除感染性心内膜炎诊断:有明确的其他诊断解释心内膜炎表现;经抗生素治疗≤4 天临床表现消除;抗生素治疗≤4 天手术或尸检无感染性心内膜炎的病理证据
　　(三)临床考虑感染性心内膜炎,但不具备确诊依据时仍应进行治疗,根据临床观察及进一步的检查结果确诊或排除感染性心内膜炎

　　应当强调,感染性心内膜炎的症状及体征是由感染、免疫反应及其并发症而形成,与病原体、病程及患者年龄等有关。感染性心内膜炎的临床表现很多无特异性,心内膜受累征象对诊断颇为重要。出现新的反流性杂音或原有心脏杂音加重在有基础心脏病时很难发现,免疫学

及血管征象中 Osler 结节、Roth 斑及 Janeway 斑均少见。免疫复合物在肾小球肾炎的发生率虽有高达 42% 的报道,但大多<15%。免疫学征象的发生需要一定的时间,在病程早期往往缺如。现代分子技术的发展对早期发现病原微生物有帮助,已有将其作为修改诊断标准的内容。但是,任何诊断标准均不能代替临床的分析判断,对待表现不同的感染性心内膜炎病例需要紧密结合诊断标准和临床表现进行综合分析。

七、治疗

总的原则是积极抗感染、加强支持疗法,但在应用抗生素之前必须先做几次血培养和药物敏感试验,以期对选用抗生素及剂量提供指导。

(一)抗生素

应用原则是早期、联合应用、剂量足、选用敏感的杀菌药,疗程要长。在具体应用时,对不同的病原菌感染选用不同的抗生素:①草绿色链球菌:首选青霉素 G 2000 万 U/d,分 4 次,每 6h1 次,静脉滴注,疗程 4~6 周;加庆大霉素 4~6mg/(kg·d),每 8h1 次,疗程 2 周;对青霉素过敏者可选用头孢菌素类或万古霉素。②金黄色葡萄球菌:对青霉素敏感者选用青霉素 G 2000 万 U/d,加庆大霉素,用法同上;青霉素耐药才选用新青霉素Ⅱ或新青霉素Ⅲ 200~300mg/(kg·d),分 4 次,每 6h1 次静脉滴注。治疗不满意或对青霉素过敏者选用头孢菌素类或万古霉素:40~60mg/(kg·d),分 2~3 次静脉滴注,疗程 6~8 周。③革兰阴性杆菌或大肠杆菌:选用氨苄西林 300mg/(kg·d),分 4 次,每 6h1 次静脉滴注,疗程 4~6 周,或用头孢哌酮或头孢噻肟三嗪 200mg/(kg·d),分 4 次,每 6h1 次静脉滴注,疗程4~6 周,加用庆大霉素 2 周。绿脓杆菌感染可加用羟苄青霉素 200~400mg/(kg·d),分4次,每 6h1 次静脉滴注。④真菌:应停用抗生素,选用两性霉素 B 0.1~0.25mg/(kg·d),以后每日逐渐增加至 1mg/(kg·d),静脉滴注 1 次,可合用 5-氟尿嘧啶 50~150mg/(kg·d),分 3~4 次服用;⑤病原菌不明或术后者:选用新青霉素Ⅲ加氨苄西林及庆大霉素,或头孢菌素类;或万古霉素。

上述抗感染药物应连用 4~8 周,用至体温正常,栓塞现象消失,血象、血沉恢复正常,血培养阴性后逐渐停药。

(二)一般治疗

包括细心护理,保证患者充足的热量供应,可少量多次输新鲜血或血浆,也可输注丙种球蛋白。

(三)手术治疗

近年来早期外科治疗感染性心内膜炎取得了良好效果。对心脏赘生物和污染的人造代用品清创、修复或置换损害的瓣膜,挽救了严重患者,提高了治愈率,手术指征:①瓣膜功能不全引起的中、重度心力衰竭;②赘生物阻塞瓣膜口;③反复发生栓塞;④真菌感染;⑤经最佳抗生素治疗无效;⑥新发生的心脏传导阻滞。

八、预后和预防

在应用抗生素治疗前本病的死亡率几乎为 100%。经合理应用抗生素治疗以来,近年病死率已下降为 20%～25%。约有半数患儿可发生各种并发症如充血性心力衰竭、脑栓塞、肺栓塞、心脏瓣膜破坏、腱索断裂、动脉瘤形成等,残留严重瓣膜损伤者,须进行瓣膜修复或置换术。因此预防感染性心内膜炎发生显得极为重要。有先天性或风湿性心脏病患儿平时应注意口腔卫生,防止齿龈炎、龋齿;预防感染;若施行口腔手术、扁桃体摘除术、心导管和心脏手术时,可于术前 1～2h 及术后 48h 内肌内注射青霉素 80 万 U/d,或长效青霉素 120 万 U 1 剂。青霉素过敏者,可选用头孢菌素类或万古霉素静脉注射一次,然后改口服红霉素 30mg/(kg·d),分 4 次服用。连续 2 天。

第三章 儿科消化系统疾病诊疗

第一节 功能性消化不良

功能性消化不良（FD）是指有持续存在或反复发作的上腹痛、腹胀、早饱、嗳气、厌食、胃灼热、泛酸、恶心及呕吐等消化功能障碍症状，经各项检查排除器质性疾病的一组小儿消化内科最常见的临床综合征。功能性消化不良的患儿主诉各异，又缺乏肯定的特异病理生理基础，因此，对这一部分患者，曾有许多命名，主要有功能性消化不良、非溃疡性消化不良（NUD）、特发性消化不良、原发性消化不良、胀气性消化不良以及上腹不适综合征等。目前国际上多采用前三种命名，而"功能性消化不良"尤为大多数学者所接受。

一、流行病学

FD 发病十分普遍，美国东北部郊区 507 名社区青少年调查发现，5％～10％的受调查者具有典型的消化不良症状。西伯利亚青少年消化不良调查表明，女性患病率为 27％，男性为 16％。意大利北部校园儿童研究表明 3.5％存在溃疡样消化不良的表现，3.7％存在动力障碍样消化不良，但本研究中未纳入 12 岁以上的青少年，所以患病率低。一项在儿科消化专科门诊进行的研究表明，4～9 岁功能性胃肠病患儿中，13.5％被诊断为消化不良，10～18 岁中有 10.2％有消化不良。

在我国此病有逐年上升的趋势，以消化不良为主诉的成人患者约占普通内科门诊的 11％、占消化专科门诊的 53％。国内儿科患者中功能性消化不良的发病率尚无规范的统计。

二、病因及发病机制

FD 的病因不明，其发病机制亦不清楚。目前认为是多种因素综合作用的结果。这些因素包括了饮食和环境、胃酸分泌、幽门螺杆菌感染、消化道运动功能异常、心理因素以及一些其他胃肠功能紊乱性疾病，如胃食管反流性疾病（GERD）、吞气症及肠易激综合征等。

（一）饮食与环境因素

FD 患者的症状往往与饮食有关，许多患者常常主诉一些含气饮料、咖啡、柠檬或其他水果以及油炸类食物会加重消化不良。虽然双盲法食物诱发试验对食物诱因的意义提出了质疑，但许多患儿仍在避免上述食物并平衡了膳食结构后感到症状有所减轻。

（二）胃酸

部分 FD 的患者会出现溃疡样症状，如饥饿痛，在进食后渐缓解，腹部有指点压痛，当给予制酸剂或抑酸药物症状可在短期内缓解。这些都提示这类患者的发病与胃酸有关。

然而绝大多数研究证实 FD 患者基础胃酸和最大胃酸分泌量没有增加,胃酸分泌与溃疡样症状无关,症状程度与最大胃酸分泌也无相关性。所以,胃酸在功能性消化不良发病中的作用仍须进一步研究。

(三)慢性胃炎与十二指肠炎

功能性消化不良患者中大约有 30%～50%经组织学检查证实为胃窦胃炎,欧洲不少国家将慢性胃炎视为功能性消化不良,认为慢性胃炎可能通过神经及体液因素影响胃的运动功能,也有学者认为非糜烂性十二指肠炎也属于功能性消化不良。应当指出的是,功能性消化不良症状的轻重并不与胃黏膜炎症病变相互平行。

(四)幽门螺杆菌感染

幽门螺杆菌是一种革兰阴性细菌,一般定植于胃的黏液层表面。幽门螺杆菌感染与功能性消化不良关系的研究结果差异很大,有些研究认为幽门螺杆菌感染是 FD 的病理生理因素之一,因为在成人中,功能性消化不良患者的胃黏膜内常可发现幽门螺杆菌,检出率在 40%～70%之间。但大量的研究却表明:FD 患者的幽门螺杆菌感染率并不高于正常健康人,阳性幽门螺杆菌和阴性幽门螺杆菌者的胃肠运动和胃排空功能无明显差异,且幽门螺杆菌阳性的 FD 患者经根除幽门螺杆菌治疗后其消化不良症状并不一定随之消失,进一步研究证实幽门螺杆菌特异性抗原与 FD 无相关性,甚至其特异血清型 CagA 与任何消化不良症状或任何原发性功能性上腹不适症状均无关系。目前国内学者的共识意见为幽门螺杆菌感染为慢性活动性胃炎的主要病因,有消化不良症状的幽门螺杆菌感染者可归属于 FD 范畴。

(五)胃肠运动功能障碍

许多的研究都认为 FD 其实是胃肠道功能紊乱的一种。它与其他胃肠功能紊乱性疾病有着相似的发病机制。近年来随着对胃肠功能疾病在生理学(运动-感觉)、基础学(脑-肠作用)及精神社会学等方面的进一步了解,并基于其所表现的症状及解剖位置,罗马委员会制定了新的标准,即罗马Ⅲ标准。罗马Ⅲ标准不仅包括诊断标准,亦对胃肠功能紊乱的基础生理、病理、神经支配及胃肠激素、免疫系统做了详尽的叙述,同时在治疗方面也提出了指导性意见。因此罗马Ⅲ标准是目前世界各国用于功能性胃肠疾病诊断、治疗的一个共识文件。

该标准认为:胃肠道运动在消化期与消化间期有不同的形式和特点。消化间期运动的特点则是呈现周期性移行性综合运动。空腹状态下由胃至末端回肠存在一种周期性运动形式,称为消化间期移行性综合运动(MMC)。大约在正常餐后 4～6h,这种周期性、特征性的运动起于近端胃,并缓慢传导到整个小肠。每个 MMC 由 4 个连续时相组成:Ⅰ 相为运动不活跃期;Ⅱ 相的特征是间断性蠕动收缩;Ⅲ 相时胃发生连续性蠕动收缩,每个慢波上伴有快速发生的动作电位(峰电位),收缩环中心闭合而幽门基础压力却不高,处于开放状态,故能清除胃内残留食物;Ⅳ 相是Ⅲ相结束回到Ⅰ相的恢复期。与之相对应,在Ⅲ期还伴有胃酸分泌、胰腺和胆汁分泌。在消化间期,这种特征性运动有规则地重复出现,每一周期约 90min 左右。空腹状态下,十二指肠最大收缩频率为 12 次/min,从十二指肠开始 MMC 向远端移动速度为 5～10cm/min,90min 后达末端回肠,其作用是清除肠腔内不被消化的颗粒。

消化期的运动形式比较复杂。进餐打乱了消化间期的活动,出现一种特殊的运动类型:胃窦-十二指肠协调收缩。胃底出现容受性舒张,远端胃出现不规则时相性收缩,持续数分钟后进入较稳定的运动模式,即 3 次/min 的节律性蠕动性收缩,并与幽门括约肌的开放和十二指肠协调运动,推动食物进入十二指肠。此时小肠出现不规则、随机的收缩运动,并根据食物的大小和性质,使得这种运动模式可维持 2.5～8h。此后当食物从小肠排空后,又恢复消化间期模式。

在长期的对 FD 患者的研究中发现:约 50% FD 患者存在餐后胃排空延迟,可以是液体或(和)固体排空障碍。小儿 FD 中有 61.53% 胃排空迟缓。这可能是胃运动异常的综合表现,胃近端张力减低、胃窦运动减弱以及胃电紊乱等都可以影响胃排空功能。胃内压力测定发现,25% 功能性消化不良胃窦运动功能减弱,尤其餐后明显低于健康人,甚至胃窦无收缩。儿童中,FD 患儿胃窦收缩幅度明显低于健康儿。胃容量-压力关系曲线和电子恒压器检查发现患者胃近端容纳舒张功能受损,胃顺应性降低,近端胃壁张力下降。

部分 FD 患者有小肠运动障碍,以近端小肠为主,胃窦-十二指肠测压发现胃窦-十二指肠运动不协调,主要是十二指肠运动紊乱,约有 1/3 的 FD 存在肠易激综合征。

(六)内脏感觉异常

许多功能性消化不良的患者对生理或轻微有害刺激的感受异常或过于敏感。一些患者对灌注酸和盐水的敏感性提高;一些患者即使在使用了 H_2 受体拮抗剂阻断酸分泌的情况下,静脉注射五肽胃泌素仍会发生疼痛。一些研究报道,球囊在近端胃膨胀时,功能性消化不良患者的疼痛往往会加重,他们疼痛发作时球囊膨胀的水平显著低于对照组。因此,内脏感觉的异常在功能性消化不良中可能起到了一定作用。但这种感觉异常的基础尚不清楚,初步研究证实功能性消化不良患者存在两种内脏传入功能障碍,一种是不被察觉的反射传入信号,另一种为感知信号。两种异常可单独存在,也可以同时出现于同一患者。当胃肠道机械感受器感受扩张刺激后,受试者会因扩张容量的逐渐增加而产生感知、不适及疼痛,从而获得不同状态的扩张容量,功能性消化不良患者感知阈明显低于正常人,表明患者感觉过敏。

(七)心理社会因素

心理学因素是否与功能性消化不良的发病有关一直存在着争议。国内有学者曾对 186 名 FD 患者的年龄、性别、生活习惯以及文化程度等进行了解,并做了焦虑及抑郁程度的评定,结果发现 FD 患者以年龄偏大的女性多见,它的发生与焦虑及抑郁有较明显的关系。但目前尚无确切的证据表明功能性消化不良症状与精神异常或慢性应激有关。功能性消化不良患者重大生活应激事件的数量也不一定高于其他人群,但很可能这些患者对应激的感受程度要更高。所以作为医生,要了解患者的疾病就需要了解患者的性格特征及生活习惯等,这可能对治疗非常重要。

(八)其他胃肠功能紊乱性疾病

1.胃食管反流性疾病(GERD)

胃灼热和反流是胃食管反流的特异性症状,但是许多 CERD 患者并无此明显症状,有些患者主诉既有胃灼热又有消化不良。目前有许多学者已接受了以下看法:有少数 GERD 患者并无食管炎,许多 GERD 患者具有复杂的消化不良病史,而不仅是单纯胃灼热与酸反流症状。用食管 24h pH 监测研究发现:约有 20% 的功能性消化不良患者和反流性疾病有关。最近

SandLu 等报告,20 例小儿厌食中,12 例(60%)有胃食管反流。因此,有充分的理由认为胃食管反流性疾病和某些功能性消化不良的病例有关。

2.吞气症

许多患者常下意识地吞入过量的空气,导致腹胀、饱胀和嗳气,这种情况也常继发于应激或焦虑。对于此类患者,治疗中进行适当的行为调适往往非常有效。

3.肠易激综合征(IBS)

功能性消化不良与其他胃肠道紊乱之间常常有许多重叠。约有 1/3 的 IBS 患者有消化不良症状;功能性消化不良患者中有 IBS 症状的比例也近似。

三、临床表现及分型

临床症状主要包括上腹痛、腹胀、早饱、嗳气、厌食、胃灼热、泛酸、恶心和呕吐。病程多在 2 年内,症状可反复发作,也可在相当一段时间内无症状。可以某一症状为主,也可有多个症状的叠加。多数难以明确引起或加重病情的诱因。

1989 年,美国芝加哥 FD 专题会议将功能性消化不良分为 5 个亚型:反流样消化不良、运动障碍样消化不良、溃疡样消化不良、吞气症及特发性消化不良。目前采用较多的是 4 型分类:①运动障碍样型;②反流样型;③溃疡样型;④非特异型。

1.运动障碍样消化不良

此型患者的表现以腹胀、早饱及嗳气为主。症状多在进食后加重。过饱时会出现腹痛、恶心,甚至呕吐。动力学检查约 50%～60%患者存在胃近端和远端收缩和舒张障碍。

2.反流样消化不良

突出的表现是胸骨后痛,胃灼热,反流。内镜检查未发现食管炎,但 24h pH 监测可发现部分患者有胃食管酸反流。对于无酸反流者出现此类症状,认为与食管对酸敏感性增加有关。

3.溃疡样消化不良

主要表现与十二指肠溃疡特点相同,夜间痛,饥饿痛,进食或服抗酸剂能缓解,可伴有反酸,少数患者伴胃灼热,症状呈慢性周期性。内镜检查未发现溃疡和糜烂性炎症。

4.非特异型消化不良

消化不良表现不能归入上述类型者。常合并肠易激综合征。

但是,2006 年颁布的罗马Ⅲ标准对 FD 的诊断更加明确及细化:指经排除器质性疾病、反复发生上腹痛、烧灼感、餐后饱胀或早饱半年以上且近 3 个月有症状,成人根据主要症状的不同还将 FD 分为餐后不适综合征(PDS,表现为餐后饱胀或早饱)和腹痛综合征(EPS,表现为上腹痛或烧灼感)两个亚型

四、诊断及鉴别诊断

(一)诊断

对于功能性消化不良的诊断,首先应排除器质性消化不良。除了仔细询问病史及全面体

检外,应进行以下的器械及实验室检查:①血常规;②粪隐血试验;③上消化道内镜;④肝胆胰超声;⑤肝肾功能;⑥血糖;⑦甲状腺功能;⑧胸部 X 检查。其中①～④为第一线检查,⑤～⑧为可选择性检查,多数根据第一线检查即可基本确定功能性消化不良的诊断。此外,近年来开展的胃食管 24h pH 监测、超声或放射性核素胃排空检查以及胃肠道压力测定等多种胃肠道动力检查手段,在 FD 的诊断与鉴别诊断上也起到了十分重要的作用。许多原因不明的腹痛、恶心及呕吐患者往往经胃肠道压力检查找到了病因,这些检查也逐渐开始应用于儿科患者。

(二)功能性消化不良通用的诊断标准

(1)慢性上腹痛、腹胀、早饱、嗳气、泛酸、胃灼热、恶心、呕吐、喂养困难等上消化道症状,持续至少 4 周。

(2)内镜检查未发现胃及十二指肠溃疡、糜烂和肿瘤等器质性病变,未发现食管炎,也无上述疾病史。

(3)实验室、B 超及 X 线检查排除肝、胆、胰疾病。

(4)无糖尿病、结缔组织病、肾脏疾病及精神病史。

(5)无腹部手术史。

(三)儿童功能性消化不良的罗马Ⅲ诊断标准

必须包括以下所有项:

(1)持续或反复发作的上腹部(脐上)疼痛或不适。

(2)排便后不能缓解,或症状发作与排便频率或粪便性状的改变无关(即除外肠易激综合征)。

(3)无炎症性、解剖学、代谢性或肿瘤性疾病的证据可以解释患儿的症状。

诊断前至少 2 个月内,症状出现至少每周 1 次,符合上述标准。

(四)鉴别诊断

1.胃食管反流

胃食管反流性疾病功能性消化不良中的反流亚型与其鉴别困难。胃食管反流性疾病具有典型或不典型反流症状,内镜证实有不同程度的食管炎症改变,24h 食管 pH 监测有酸反应,无内镜下食管炎表现的患者属于反流样消化不良或胃食管反流性疾病不易确定,但两者在治疗上是相同的。

2.具有溃疡样症状的器质性消化不良

包括:十二指肠溃疡、十二指肠炎、幽门管溃疡、幽门前区溃疡、糜烂性胃窦炎。在诊断功能性消化不良溃疡亚型前,必须进行内镜检查以排除以上器质性病变。

3.胃轻瘫

许多全身性的或消化道疾病均可引起胃排空功能的障碍,造成胃轻瘫。较常见的原因有糖尿病、尿毒症及结缔组织病。在诊断功能性消化不良运动障碍亚型时,应仔细排除其他原因所致的胃轻瘫。

4.慢性难治性腹痛(CIPA)

CIPA 患者 70% 为女性,多有身体或心理创伤史。患者常常主诉有长期腹痛(超过 6 个月），且腹痛弥漫，多伴有腹部以外的症状。大多数患者经过广泛的检查而结果均为阴性。这类患者多数有严重的潜在的心理疾患，包括抑郁、焦虑和躯体形态的紊乱。他们常坚持自己有严重的疾病并要求进一步检查。对这类患者应提供多种方式的心理、行为和药物联合治疗。

五、预防

并非所有的功能性消化不良的患儿均须接受药物治疗。有些患儿根据医生诊断得知无病及检查结果亦属正常后，可通过改变生活方式与调整食物种类来预防。如建立良好的生活习惯，避免心理紧张因素和刺激性食物，避免服用非甾体类消炎药。对于无法停药者应同时应用胃黏膜保护剂或 H_2 受体拮抗剂。

六、辅助检查

1.血常规

排除贫血、嗜酸性粒细胞增多和感染因素。

2.肝功能检测

排除肝胆系统疾病。

3.大便常规及寄生虫检查

排除寄生虫感染。

4.红细胞沉降率、C 反应蛋白、血管炎四项

排除炎症性肠病。

5.血淀粉酶、脂肪酶、尿淀粉酶

排除胰腺炎。

6.腹部超声

排除胰腺、肝、胆道的疾病。

7.消化道内镜检查

以腹痛为主的功能性消化不良患儿胃黏膜活检可能仅提示轻度、慢性炎症，因而不提倡常规行内镜检查。内镜检查可用于那些吞咽困难、尽管使用了抑酸药但症状仍持续的患儿、停药后症状又反复者或考虑有幽门螺杆菌感染相关性疾病者。

8.氢呼吸试验

排除乳糖不耐受及肠道菌群失调。

七、治疗

（一）一般治疗

一般说来，治疗中最重要的是在医生和患者之间建立一种牢固的治疗关系。医生应通过详细询问病史和全面细致的体格检查取得患者的信赖。经过初步检查之后，应与患者讨论鉴别诊断，包括功能性消化不良的可能。应向患者推荐合理的诊断和检查步骤，并向患者解释他们所关心的问题。经过诊断性检查之后，应告诉患者功能性消化不良的诊断，同时向他们进行

宣教、消除疑虑,抑制"过分检查"的趋势,将重点从寻找症状的原因转移到帮助患者克服这些症状。

医生应该探究患者的生活应激情况,包括患者与家庭、学校、人际关系及生活环境有关的事物。改变他们的生活环境是不太可能的,应指导患者减轻应激反应的措施,如体育锻炼和良好的饮食睡眠习惯。

还应了解患者近期的饮食或用药的改变。要仔细了解可能使患者症状加重的食物和药物,并停止使用。

(二)药物治疗

对于功能性消化不良,药物治疗的效果不太令人满意。目前为止没有任何一种特效的药物可以使症状完全缓解。而且,症状的改善也可能与自然病程中症状的时轻时重有关,或者是安慰剂的作用。所以治疗的重点应放在生活习惯的改变和采取积极的克服策略上,而非一味地依赖于药物。在症状加重时,药物治疗可能会有帮助,但应尽量减少用量,只有在有明确益处时才可长期使用。

下面介绍一下治疗功能性消化不良的常用药物:

1.抗酸剂和制酸剂

(1)抗酸剂:在消化不良的治疗用药中,抗酸剂是应用最广泛的一种。在西方国家这是一种非处方药,部分患者服用抗酸剂后症状缓解,但也有报告抗酸剂与安慰剂在治疗功能性消化不良方面疗效相近。

抗酸剂(碳酸氢钠、氢氧化铝、氧化镁、三硅酸镁):在我国常用的有碳酸钙口服液、复方氢氧化铝片及胃达。这类药物对于缓解饥饿痛、反酸及胃灼热等症状有较明显效果。但药物作用时间短,须多次服用,而长期服用易引起不良反应。

(2)抑酸剂:抑酸剂主要指 H_2 受体拮抗剂和质子泵抑制剂。

H_2 受体拮抗剂治疗功能性消化不良的报道很多,药物的疗效在统计学上显著优于安慰剂。主要有西咪替丁、雷尼替丁及法莫替丁等。它们抑制胃酸的分泌,无论对溃疡亚型和反流亚型都有明显的效果。

质子泵抑制剂奥美拉唑,可抑制壁细胞 H^+-K^+-ATP 酶,抑制酸分泌作用强,持续时间长,适用于 H_2 受体拮抗剂治疗无效的患者。

2.促动力药物

根据有对照组的临床验证,现已肯定甲氧氯普胺(胃复安)、多潘立酮(吗丁啉)及西沙比利对消除功能性消化不良诸症状确有疗效。儿科多潘立酮应用较多。

(1)甲氧氯普胺:有抗中枢和外周多巴胺作用,同时兴奋 5-HT_4 受体,促进内源性乙酰胆碱释放,增加胃窦-十二指肠协调运动,促进胃排空。儿童剂量每次 0.2mg/kg,3～4 次/日,餐前 15～20min 服用。因不良反应较多,故临床应用逐渐减少。

(2)多潘立酮:为外周多巴胺受体阻抗剂,可促进固体和液体胃排空,抑制胃容纳舒张,协调胃窦-十二指肠运动,松弛幽门,从而缓解消化不良症状。儿童剂量每次 0.3mg/kg,3～4 次/日,餐前 15～30min 服用。1 岁以下儿童由于血-脑屏障功能发育尚未完全,故不宜服用。

(3)西沙比利:通过促进胃肠道肌层神经丛副交感神经节后纤维末梢乙酰胆碱的释放,增强食管下端括约肌张力,加强食管、胃、小肠和结肠的推进性运动。对胃的作用主要有增加胃窦收缩,改善胃窦-十二指肠协调运动。降低幽门时相性收缩频率,使胃电活动趋于正常,从而加速胃排空。儿童剂量每次0.2mg/kg,3~4次/日,餐前15~30min服用。临床研究发现该药能明显改善消化不良症状,但因心脏的不良反应,故应用受到限制。

(4)红霉素:虽为抗生素,也是胃动素激动剂,可增加胃近端和远端收缩活力,促进胃推进性蠕动,加速空腹和餐后胃排空,可用于FD小儿。

3.胃黏膜保护剂

这类药物主要有硫糖铝、米索前列醇、恩前列素及蒙脱石散等。临床上这类药物的应用主要是由于功能性消化不良的发病可能与慢性胃炎有关,患者可能存在胃黏膜屏障功能的减弱。

4.5-HT$_3$受体拮抗剂和阿片类受体激动剂

这两类药物促进胃排空的作用很弱,用于治疗功能性消化不良患者的原理是调节内脏感觉阈。但此类药在儿科中尚无用药经验。

5.抗焦虑药

国内有人使用小剂量多虑平和多潘立酮结合心理疏导治疗功能性消化不良患者,发现对上腹痛及嗳气等症状有明显的缓解作用,较之不使用多虑平的患者有明显提高。因此,在对FD的治疗中,利用药物对心理障碍进行治疗有一定的临床意义。

第二节　口炎

一、感染性口炎

(一)细菌感染性口炎

1.急性球菌性口炎

(1)概述:急性球菌性口炎主要致病菌有链球菌、金黄色葡萄球菌、肺炎链球菌等。急性感染、长期腹泻机体抵抗力下降时,口腔常存的细菌活力加强,导致发病,婴幼儿发病率高。

(2)诊断依据:口腔剧痛、流涎,伴高热,口腔黏膜,特别是舌、唇内及颊黏膜等处可见大小不等的糜烂或溃疡,可散在或融合成片,可蔓延至咽喉部。局部淋巴结肿大。白细胞总数及中性粒细胞增高。

(3)治疗:每日彻底清洗口腔1或2次,然后涂1%甲紫,或5%金霉素鱼肝油糊剂。多饮水。重者服用多种维生素。针对病因选用抗生素,出现脱水及酸中毒时应予纠正。高热时给予物理降温或化学药物降温。

2.坏死性龈口炎

(1)病因:主要致病菌为梭形杆菌和奋森螺旋体,这些细菌是口腔固有的,在正常情况下不致病,当机体代谢障碍、免疫功能低下、抵抗力下降或营养不良时,或口腔不卫生时,则细菌大量繁殖而致病。

（2）临床表现：发病急骤，症状显著，有发热、全身不适以及颌下淋巴结肿大。溃疡好发于牙龈和颊黏膜，形态不定，大小多在 1cm 左右，表浅，披以污秽的、灰白色苔膜，擦去此苔膜时，出现溢血的溃疡面，但不久又再被覆以同样的苔膜，周围黏膜有明显充血水肿，触痛明显，并有特别强烈的坏死组织臭味。此病确诊的依据为特殊性口臭，苔膜与小溃疡，涂片中找到大量梭形杆菌与奋森螺旋体。

（3）治疗原则：是去除病因，控制感染、消除炎症，防止病损蔓延和促进组织恢复。全身抗感染治疗可给予广谱抗生素如青霉素、红霉素及交沙霉素等。局部消炎可用 3% 过氧化氢清洗坏死组织，然后用 2% 甲紫液或 2% 碘甘油或 2% 金霉素甘油涂患处。饮食上应给予高维生素、高蛋白饮食，必要时输液以补充液体和电解质。另外，由于本病具有传染性，应做好器具的清洁消毒工作，防止交叉感染。

（二）病毒感染性口炎

病毒感染性口炎中，疱疹性口炎的发病率最高，终年可以发生，以 2～4 月份最多，具传染性，可群体发病。

1.病因

疱疹性口炎又称疱疹性齿龈口炎，由疱疹病毒感染而引起，通过飞沫和接触传染。发热性疾病、感冒、消化障碍以及过度疲劳等均可为诱因。

2.临床表现及诊断

多见于 1～5 岁儿童。在疱疹出现前 2～3 天（潜伏期）患儿常有烦躁、拒食、发热与局部淋巴结肿大。2～3 天后体温下降，但口腔症状加重，病损最初表现为弥散性黏膜潮红，在 24h 内渐次出现密集成群的针尖大小水疱，呈圆形或椭圆形，周围环绕红晕，水疱很快破溃，暴露出表浅小溃疡或溃疡相互融合成大溃疡，表面覆有黄白色分泌物。本病为自限性，1～2 周内口腔黏膜恢复正常，溃疡愈合后不留瘢痕。疱底细胞、病毒分离和血清学实验可帮助诊断。

3.治疗

无特效治疗，主要是对症治疗以减轻痛苦、促进愈合。一般不用抗生素，局部可用疱疹净（研细涂之）或中药锡类散等。进食前为减轻疼痛可用 2% 利多卡因局部涂之。有发热者给予退热剂，患病期间应加强全身支持治疗如给予高维生素高营养流质，或静脉补充营养。口腔护理是必要的，包括保持口腔清洁、勤喂水，禁用刺激性、腐蚀性、酸性或过热的食品、饮料及药物。

（三）真菌感染性口炎

鹅口疮：念珠菌感染引起的口炎中以白色念珠菌致病力最强，儿童期感染常称之为鹅口疮。念珠菌是人体常见的寄生菌，其致病力弱，仅在一定条件下感染致病，故为条件致病菌，近年来随着抗生素及肾上腺皮质激素的广泛应用，使念珠菌感染日益增多。

1.病因

为白色念珠菌感染。诱因有营养不良、腹泻及长期使用抗生素、肾上腺皮质激素等，这些诱因加上乳具污染，便可引起鹅口疮。

2.临床表现及诊断

鹅口疮的特点是口腔黏膜上出现白色乳凝块样物，分布于颊黏膜、舌、齿龈和上腭表面。

初起时呈小点状和小片状,渐融合成大片,不易擦去,若强行擦拭后局部潮红,可有溢血。患儿一般情况良好,无痛,不影响吃奶,偶有个别因累及消化道、呼吸道而出现呕吐、声嘶或呼吸困难。细菌涂片和培养可帮助诊断。

3.治疗

鹅口疮的治疗,主要是用碱性药物及制霉菌素。局部治疗,因为口腔的碱性环境可抑制白色念珠菌的生长繁殖。一般用 2‰碳酸氢钠清洗口腔后,局部涂抹 2‰甲紫或冰硼散,每日 1～2 次,数日后便可痊愈。若病变广泛者可用制霉菌素 10 万单位,加水 1～2mL 涂患处,每日 3～4 次。

二、非感染性口炎

(一)创伤性口炎

机械性或热性刺激可能是此病的主要发病条件。锐利的牙根、残冠,口腔异物,较硬橡皮奶头等机械性因素均可造成黏膜撕裂伤、出血、溃疡或糜烂;过烫的饮料、茶水或食物则引起黏膜烫伤。

病变发生于直接受损部位,多见于舌的侧缘,也可发生于唇、颊及他处黏膜,可表现为红肿、出血或溃疡,伴有局部疼痛,如继发感染,则可引起局部淋巴结肿大。去除病因后,病变通常在 1～2 周内痊愈。

治疗为去除病因如拔去残根,磨改锐利牙齿或边缘。冰硼散、锡类散及青黛散可局部消炎止痛。药物漱口水含漱,多喝凉开水以清洁口腔。

(二)过敏性口炎

过敏性口炎亦称变态反应性口炎,是由于个体差异,一些普通无害的东西如各种口腔药物漱口水、牙膏碘合剂或药物作为抗原刺激黏膜,使局部产生抗原抗体反应而引起的黏膜损害。接触致敏物质 24～48h 或数天后才出现症状和体征。轻者仅表现为红斑,水疱;重者表现为局部组织坏死、溃疡,可伴有皮肤或其他部位的黏膜损害。致敏物质去除后,口腔炎症还要持续一段时间。主要是去除致敏物质和抗过敏治疗。抗过敏药物有盐酸苯海拉明及氯苯那敏。必要时可用泼尼松及地塞米松。对症治疗包括局部止痛和抗感染等。

第三节 小儿胃食管反流病

胃食管反流(GER)有生理性和病理性两种。正常人每天都有短暂的、无症状的生理性胃食管反流,这并不引起食管黏膜的损伤。当胃内容物反流至食管导致组织损伤而引起症状则为病理性反流,随之出现的一系列疾病症状,统称为胃食管反流病(GERD)。

小儿胃食管反流症是指由于胃内容物不受控制地从胃反流入食管,甚至口腔而引起的一系列顽固性呕吐、反胃及食管炎症状,呼吸道症状,甚至神经精神症状的上消化道运动障碍性疾病。它可以导致小儿营养不良、生长发育迟缓、食管炎、反复发作的肺炎、支气管炎、哮喘,甚至婴儿猝死综合征（SIDS）。

小儿胃食管反流病是一种消化系统常见病，据报道，美国 GERD 的人群发病率在 25%～35% 之间。我国，由胃食管反流引起的反流性食管炎患病率达 5%，近年国外研究发现 GERD 在儿童，尤其在新生儿及早产儿中有较高的发病率，并认为它与早产儿的呼吸暂停、喂养困难及吸入性肺炎等密切相关。因此，胃食管反流问题已经越来越被人们所关注，并做了广泛的研究。

一、病因及发病机制

目前认为 GERD 的发生和发展是多种因素综合作用的过程，包括防止过度胃食管反流和迅速清除食管内有害物质两种机制的功能障碍。

（一）抗反流机制

1. 食管下端括约肌张力减低

食管下端括约肌（LES）是一段位于食管远端长约 1.0～3.5cm 特化的环行肌，它能产生并维持超过胃内压约 1.33～5.33kPa（10～40mmHg）的静息压来防止反流，还可在咳嗽、打喷嚏或用力而使腹内压突然增高时迅速做出反应。20 世纪 80 年代前，许多学者认为食管下端并无括约肌存在，只是经测压证实该处有一段高压区，有括约肌样作用。近年来，随着微解剖研究的深入，提示这种肌肉结构确实存在，并由此构成食管腹段至膈上的 2～4cm 的高压带，其压力随胃内压的增高而增加，构成最有效的抗反流屏障。LES 的功能受神经及体液双重调节。迷走神经及胃泌素使食管下端括约肌静息压（LESP）升高，而胰泌素、胆囊收缩素（CCK）及肠抑胃肽（GIP）等则使其下降。LES 的成熟还与受孕后日龄（胎龄＋出生后日龄）呈正相关，故新生儿、尤其早产儿更易发生胃食管反流。当 LESP 低下时就不能有效地对抗腹腔与胸腔之间的正性压力梯度而导致持续的胃食管反流，在腹内压突然增加时也不能做出充分的反应，则胃内容物将被逆排入食管。研究发现 GERD 患者、尤其是伴重度食管炎及 Barrett 食管患者的 LESP 明显低于正常人，因而食管下端括约肌（LES）功能不全以及食管下端括约肌静息压（LESP）降低是 GERD 最重要的发病因素之一。

然而多项研究表明，LESP 正常者也会发生胃食管反流，而较轻型的 GERD 患者的 LESP 也往往是正常的。研究中还发现新生儿 LESP 并不低于年长儿及成人，所以 CERD 的发生可能不仅仅是由于 LESP 的降低。目前研究认为 LES 一过性松弛（TLESR）是正常人生理性胃食管反流及 LESP 正常的 GERD 患者的主要发病机制。在原发性蠕动（由吞咽引起的蠕动）过程中，LES 松弛 3～10 秒以允许吞咽的食团进入胃内，而 LES 一过性松弛并不发生于正常蠕动之后，持续时间也较长，约 10～45 秒。在此过程中，LESP 下降至 0 时括约肌即不再具有抗反流作用了。这就解释了正常人的生理性反流及 LESP 正常的 GERD 患者的发病原因。国外文献报道，约 50% 以上的 GERD 属于 TLESR，TLESR 伴发酸反流的发生率达 82%。正常受试者中 40%～50% 的 TLESR 伴胃酸反流，GERD 患者中 TLESR 伴胃酸反流则达 60%～70%。这些都提示了 TLESR 是引起胃食管反流的主要因素。

2. 解剖因素

除了 LES 外，这段食管的一些解剖因素无疑也起着抗反流屏障的作用。当腹内压升高时,食管腹段被钳夹呈扁形,从而起到抗反流作用,因此食管腹段越长,此功能则越完善。3 个月以下的婴儿食管腹段很短,所以极易发生胃食管反流;胃食管交角(His 角)为锐角,能使胃黏液在食管口外侧形成一活瓣而抗反流。食管手术及食管裂孔疝可令此角变钝,抗反流作用减弱;另外,膈角在吸气时可主动收缩,起到了食管外括约肌的作用,可加强 LES 的抗反流能力。而食管裂孔疝的形成破坏了外括约肌抗反流机制,因此这类患儿亦常伴有胃食管反流。

(二)食管清除机制

胃食管反流发生后,如果侵蚀性物质被很快地清除出食管,那么食管黏膜并不会受到损伤。正常情况下,在重力、食管蠕动、唾液及食管内产生的碳酸氢盐的共同作用下,食管通过两个步骤进行酸的清除。第一步容量清除:大部分反流物由于其自身重力和 1～2 次食管蠕动性收缩的联合作用而被迅速清除,但食管黏膜仍为酸性;第二步由吞下的碱性唾液及食管黏膜自身产生的碳酸氢盐缓冲,中和残留在食管壁上的酸性物质。

GERD 与食管这种清除能力的削弱密切相关。在一些 GERD 患儿中常可见食管蠕动振幅降低,继发性蠕动减弱或消失。另外,睡眠中发生的反流尤其容易损伤食管。因为平卧睡眠时,反流物失去了重力的作用因而清除的速度被延缓了;其次,人在睡眠时实际上停止了吞咽和大量分泌唾液,所以既无原发性蠕动也无充分的唾液可用于中和食管内的酸。

(三)食管黏液屏障

正常的食管黏膜屏障包括 3 部分:①上皮前屏障,指附着的黏液,含不移动水及碳酸氢根,能对胃蛋白酶起到阻挡作用,也能中和反流物中的 H^+;②上皮屏障,指上皮间紧密排列的多层鳞状上皮细胞,使反流物难以通过;③上皮后屏障,主要指黏膜下丰富的毛细血管及其提供的 HCO_3^+,又称血管屏障。当食管黏膜屏障防御机制不全时,胃酸和胃蛋白酶以及十二指肠反流物-胆酸及胰液刺激食管,损伤黏膜,引起反流性食管炎、Barrett 食管甚至食管腺癌。近来有研究表明,食管黏膜的损伤程度与每一次反流的时间长短密切相关,时间越长损伤程度越深。

(四)其他

1.胃排空功能

目前认为餐后胃排空延迟可使胃内容量增大,胃内压增高,从而刺激胃酸分泌并使 LES 腹内功能区长度缩短,同时可诱发 TLESR 参与 GERD 的发病。文献报道大约有 50% 的 GERD 患儿同时伴有胃排空延迟。

2.药物影响

阿司匹林和其他非甾体类抗炎药物(NSAIDS)对黏膜都具有侵蚀性。流行病学研究提示,服用这类药物可引发 GERD。有食管狭窄的患者尤其易感 NASIDS 引发的食管损伤。而没有食管狭窄的患者,NASIDS 引发 CERD 的机制尚不明了。

二、临床表现

(一)临床症状

GERD 的临床表现轻重不一,随年龄而不同。新生儿常表现为喷射状呕吐乳汁或奶块;

婴幼儿则表现反复呕吐,严重的可导致营养不良和生长发育迟缓;年长儿可自诉反酸或餐后及平卧时有酸性液体反流至口腔。另外,胃灼热是 GERD 的又一主要症状。这是一种位于胸骨后的不适或烧灼样感觉,多起源于上腹部,放射至胸部甚至咽喉部或背部。当反流已引起食管黏膜损伤甚至溃疡时,患者会诉吞咽痛,体检可发现剑突下压痛。

(二)并发症

1.食管炎及其后遗症

这是 GERD 最主要的并发症,它的发生与 LESP 异常及食管廓清能力减弱密切相关。由于反流物不断地刺激食管壁而令其充血水肿,年长儿会感到胸骨下烧灼痛,胸闷饱胀,甚至吞咽困难或疼痛,严重的还可发生呕血、黑便及贫血。如果长期反流,食管黏膜则会发生糜烂、溃疡、纤维组织增生及瘢痕形成等一系列改变,最后食管壁的顺应性下降,导致食管狭窄,患者逐渐出现吞咽困难。这种情况在成人中的发生率约为 $8\% \sim 20\%$,在儿童中则很少见。另一并发症是 Barrett 食管,下端食管的鳞状上皮被化生的柱状上皮所代替。除了反流因素外,幽门螺杆菌的感染也可促进 Barrett 食管的发生。这种较严重的并发症通常发生于中年人和老人,而儿童中相当少见。内镜下见到大段红色和丝绒样质地的柱状上皮从胃食管交界处向上延伸,与邻近苍白、光滑的鳞状上皮形成鲜明对比为其特征性内镜表现。Barrett 上皮不引起症状,因此大多数患者仅有 GERD 的基本表现,甚至并无 GERD 症状。但它是胃食管交界处发生腺癌的重要危险因素,发病率较正常人群高 $30 \sim 50$ 倍。

2.呼吸道症状

有文献报道,胃食管反流是儿童反复、慢性咳嗽的主要因素之一。另外,反复的呼吸道感染、呛咳、声音嘶哑、屏气,年长儿支气管哮喘发作等都与之有关。国内对哮喘患儿的胃食管反流研究显示,哮喘儿的各项反流指标均高于对照组,其病理性 GER 检出率为 39%。各种原因的哮喘患者都易发生 GER,而 CER 又可诱发或加剧哮喘的发生。在新生儿及婴幼儿中,GERD 极易引起吸入性肺炎,有时甚至导致吸入性窒息、早产儿或婴儿猝死综合征的严重后果。

三、辅助检查

1.实验室检查

血常规、大便常规、大便隐血、生化检查、血气分析＋电解质。

2.食管钡剂造影

可对食管的形态、运动状况、造影剂的反流和食管与胃连接部的组织结构做出判断,并能观察到是否存在食管裂孔疝等先天性疾病,以及严重病例的食管黏膜炎症改变。

3.食管 pH 动态监测

经鼻孔将微电极放置在食管括约肌的上方,24h 连续监测食管下端 pH,如有酸性胃食管反流发生则 pH 下降。通过计算机软件分析可反映胃食管反流的发生频率、时间、反流物在食管内停留的状况,以及反流与起居活动、临床症状之间的关系,借助一些评分标准,可区分生理性反流和病理性反流,是目前最可靠的诊断方法。特别是用于一些症状不典型的患者或用于查找一些症状(如咳嗽、哽噎、喘鸣、阵发性发绀、呼吸暂停)的原因。还可以同时检测食管、胃双 pH,以判断食管下端 pH 不下降时的碱性胃食管反流和十二指肠胃食管反流。

4.食管胆汁反流动态监测

应用便携式 24h 胆红素监测仪,将监测探头经鼻孔插入,放置在食管括约肌上方,监测 24h,记录平卧、直立、进餐及症状发生的时间,数据以专用软件处理,可提示胆汁反流至食管的十二指肠胃食管反流(DGER)。

5.食管动力功能检查

应用低顺应性灌注导管系统和腔内微型传感器导管系统等测压设备,了解食管运动情况及食管下部括约肌功能。对于食管下部括约肌压力正常的患儿应连续测压,动态观察食管运动功能。

6.食管内镜检查及黏膜组织检查

内镜下食管病变诊断及分级标准:0 级,食管黏膜无异常;Ⅰ 级,黏膜点状或条状发红、糜烂,无融合现象;Ⅱ 级,黏膜有条状发红、糜烂并有融合,但小于周径的 2/3;Ⅲ 级,黏膜广泛发红、糜烂,融合成全周性或有溃疡。食管黏膜组织活体组织检查可发现鳞状上皮基底层细胞增生、肥厚,黏膜固有层乳头延伸进入上皮,上皮层内中性粒细胞、嗜酸性粒细胞、淋巴细胞浸润,甚至黏膜糜烂、溃疡、肉芽组织形成和(或)纤维化。Barrette 食管,鳞状上皮由柱状上皮取代,出现杯状细胞的肠上皮化生。

7.胃-食管放射性核素闪烁扫描

口服或胃管内注入含有 ^{99m}Tc 标记的液体,应用 γ 照相机测定食管反流量,可了解食管运动功能,明确呼吸道症状与胃食管反流的关系。

四、鉴别诊断

(1)贲门失弛缓症:又称贲门痉挛,是指食管下括约肌松弛障碍导致的食管功能性梗阻。婴幼儿表现为喂养困难、呕吐,重症可伴有营养不良、生长发育迟缓。年长儿诉胸痛和烧灼感、反胃。通过 X 线钡剂造影、内镜和食管测压等可确诊。

(2)以呕吐为主要表现的新生儿、小婴儿应排除消化道器质性病变,如先天性幽门肥厚性狭窄、胃扭转、肠旋转不良、环状胰腺、胎粪性腹膜炎等。

(3)对反流性食管炎伴并发症的患儿,必须排除由于物理性、化学性、生物性等致病因素引起组织损伤而出现的类似症状。

五、治疗

CERD 的治疗一般根据症状的轻重不同可分为非系统性治疗、系统性内科治疗和外科手术治疗。目的在于加强食管的抗反流防御机制,减少胃食管反流;减缓症状,预防和治疗并发症以及防止复发。

(一)非系统性治疗

对于症状较轻、无器质性病变的患儿可采用保守疗法,通过改变饮食和体位来达到治疗目的。如少量多餐,避免高脂肪及巧克力等可能降低 LES 张力、延缓胃排空的食物;婴儿可进食黏稠食物,休息时保持头抬高 30°的俯卧位等。在此基础上如仍有症状可服用抗酸剂。

(二)系统性药物治疗

对症状较重、非系统性治疗无效或治疗后复发的患儿,需要给予系统的药物治疗。常用的药物包括制酸剂、黏膜保护剂及促胃动力药。

1.抑制酸分泌药

(1)H₂ 受体阻滞剂:它能阻断组胺与壁细胞膜上 H₂ 受体结合,从而减少胃酸分泌,减少反流物的酸度和量。临床上常用的有西咪替丁、雷尼替丁和法莫替丁等。

(2)质子泵抑制剂:它通过抑制壁细胞上的 H^+-K^+-ATP 酶活力阻断胃酸的分泌。目前认为,质子泵抑制剂能更快地缓解反流症状,加速反流性食管炎的愈合,尤其对中重度食管炎及其并发症,此药应作为首选。有研究证实,质子泵抑制剂在成人中长期使用(1 年以上)能有效控制 GERD 并且安全。在儿童,曾有研究人员对患有 GERD 的弱智儿童群体长期随访,证实该类药物对各种程度的反流性食管炎都相当有效,且未发现不良反应。由此可见,质子泵抑制剂是一种有效且安全的 GERD 治疗药。

2.黏膜保护剂

常用的为铝碳酸镁。其独特的网络状结构,不仅可以迅速中和胃酸,还能吸附胆汁,对胃酸和胆汁反流引起的症状均有较好的疗效。另外,临床上还经常使用硫糖铝及蒙脱石散,能增加黏膜对酸的抵抗力及促进黏膜上皮的修复。

3.促胃动力药

GERD 是一种上消化道动力障碍性疾病,因此,对 GERD 的治疗首先应该改善消化道动力。

(1)甲氧氯普胺:为周围及中枢神经系统多巴胺受体拮抗剂,能促进内源性乙酰胆碱的释放,增加食管收缩幅度并促进胃排空。但因其对神经系统不良反应明显,故临床上逐渐少用。

(2)多潘立酮:此药为外周多巴胺受体拮抗剂,能促进胃排空,协调胃、十二指肠运动,增强食管蠕动和 LES 张力。该药对血-脑屏障渗透力差,对脑内多巴胺受体几乎无抑制作用,故无精神与神经不良反应,但 1 岁以下婴儿血-脑屏障功能发育尚不完全,仍应慎用。

(3)西沙比利:为第三代胃肠动力药。它通过促进胃肠道肌层神经丛副交感神经节后纤维乙酰胆碱释放来加强食管、胃、小肠及结肠的推进性运动,加快胃肠道排空,增加食管下端括约肌张力。而且该药安全系数大,无严重不良反应,故可长期使用。

(三)抗反流手术

儿科 CERD 需要进行手术治疗的比较少见,大约仅占 5%～15%,这些患儿往往是由于食管外症状,如反复吸入性肺炎及窒息等呼吸道症状,才需要手术治疗。当前,抗反流手术的方式很多,国外开展最多的是 Nissan 胃底折叠术。其机制是人工造成一个加强的食管下端高压区以利抵抗胃内容物反流。Nissan 术应用至今已有 40 余年,仍被认为是最安全有效的方法,能迅速有效地解除 GERD 的症状。

另外,近年来利用腹腔镜下行 Nissan 胃底折叠术日益增多。Lobe 和 Schier 分别在 1993 和 1994 年报道了小儿 GERD 在腹腔镜下的 Nissan 术。理论上,腹腔镜下胃底折叠术有手术更安全、损伤更小以及恢复时间更快等优点,但对它的远期疗效尚有争议。有研究显示,这种方法的远期疗效无论从临床上还是各种检查上,都显示出很高的失败率,尤其在重度 GERD 患者中。然而,这一技术无疑为小儿 GERD 的治疗开辟了新途径,并且随着这一新技术的日益成熟,它必将在 GERD 治疗中发挥重要作用。

第四节　周期性呕吐综合征

周期性呕吐综合征(CVS)又称再发性呕吐综合征(RVS),是一种严重影响患儿和家长身心健康和生活质量的临床综合征。该病最早由法国的 Heberden 提出和英国的 Samuel Gee 进一步描述。近年来被明确归入功能性胃肠道疾病,目前公认的定义为 3 次或反复多次的发作性顽固的恶心和呕吐,每次发作持续数小时至数日,2 次发作间期有长达数周至数日的完全无症状间隙期。CVS 常于儿童期发病,主要在学龄前期,除胃食管反流症外,CVS 被认为是引起儿童反复呕吐的第二位常见原因。CVS 患者不存在任何代谢、神经及消化等系统的异常。

一、流行病学

CVS 可发生在各个民族和种族,但真正的流行病学和发生率尚不完全清楚。20 世纪 60 年代 Gullen 调查了 1000 名 4～15 岁澳大利亚儿童。cvs 的发病率为 2%～3%;90 年代 Abu-Arateh 等报道 CVS 在 2165 名 5～15 岁英国苏格兰儿童中发病率为 1.9%;本世纪初 Ertekin 等报道美国俄亥俄州儿童 CVS 发病率为 0.4%。CVS 通常在儿童起病,主要在学龄前期,儿童平均发病年龄是 4.8 岁,国外资料显示,多数有偏头痛家族史。男女均可发病,女稍多于男 (55:45)。

二、病因和发病机制

CVS 的发病机制还不十分清楚,近年来的研究认为与偏头痛、线粒体、离子通道、脑肠轴、内分泌激素异常以及自主神经功能不良有关。也有认为与遗传有关。

1.偏头痛及相关因素

早在 19 世纪就观察到,CVS 与偏头痛存在广泛的临床联系,二者的发作有惊人的相似之处,即均呈刻板、周期性发作,可持续数小时至数天,有面色苍白、嗜睡、恶心、厌食及畏寒等,均为自限性疾病。发作间期完全健康。CVS 家族成员中有较高的偏头痛发病率,部分 CVS 以后可进展为偏头痛,抗偏头痛药物普遍被推荐用于治疗 CVS,并取得很好的疗效。

2.下丘脑-垂体-肾上腺轴和刺激应答

由下丘脑-垂体-肾上腺素轴(HPA)调节的应激反应显示对 CVS 发病起作用。感染、生理和心理因素已被鉴定为 CVS 的触发因素。研究发现 CVS 患儿发病前有过度的 HPA 激活,表现为血清促肾上腺皮质激素(CRF)、糖皮质激素水平升高及随后血清血管升压素、前列腺素 E_2 和血尿儿茶酚胺水平增加,部分患儿表现发病时有高血压及液体潴留。目前较为注意的是

CRF 在 CVS 中的发病作用。CRF 的清晨峰值也可解释 CVS 多于清晨发作的原因。

3.自主神经功能不良

自主神经系统对 CVS 既有中枢性又有周围性的作用。CVS 发病时许多症状如苍白、发热、嗜睡、恶心、呕吐及过量流涎等都为自主神经功能紊乱症状。近年研究发现,与对照组相比 CVS 显示有明显增高的交感神经心血管张力。

三、临床表现

1.CVS 分期和分级

CVS 分为 4 个时期:①间歇期:几乎没有症状;②前驱期:有接近于发作的表现,通过药物尚能控制;③呕吐期:持续而强烈的恶心、呕吐、干呕和其他症状;④恢复期:恶心很快停止,患者恢复食欲及精神状态。

按发病严重程度不同分为 3 级:①轻度:不影响学习和生活;②中度:学习和生活有困难;③重度:不能学习,生活受到很大影响。

2.CVS 临床表现特点

CVS 以反复发生、刻板发作的剧烈恶心、呕吐为特征,持续数小时到数天。间歇期无症状,可持续数周到数月。每日发作时间比较固定,通常在晚上或凌晨。一旦发作,在最初的数小时内便达到最大强度,发作和停止却非常快速,呈一种"开-关"刻板模式。

发作时常伴有自主神经和胃肠道症状:如苍白、嗜睡、虚弱、流涎,对光、声音、气味不耐受,少数有高血压,胃肠道症状除呕吐外,腹痛、干呕、厌食及恶心是最常见症状,80% 的病例存在诱发因素,包括生理、心理应激和感染。心理应激包括正面因素(生日和节日)和负面因素(家庭和学校因素),饮食因素以及体力消耗和缺乏睡眠,月经期女孩也是典型的诱发因素。

四、诊断和鉴别诊断

1.诊断 CVS 须注意的问题

虽然 CVS 有较独特的临床表现,但因呕吐症状为非特异性,因此诊断 CVS 前先要求排除常见的或较易治疗的疾病和器质性疾病。详细询问病史在 CVS 的诊断中非常重要。文献提示:以下关键问题的答复是肯定的,则诊断 CVS 的可能性占 70% 以上:"患者是否以前有过≥3 次类似呕吐、间隙期完全正常,每次发作都类同,呕吐最严重时超过 1 次/15min,伴面色苍白、嗜睡、腹痛、厌食和恶心;有偏头痛家族史。"

2.CVS 诊断标准

(1)伦敦 CVS 国际诊断标准

①必需条件:a.3 次或以上发作性呕吐,持续数小时至数天;b.发作间歇期无症状,长达数周至数月;c.刻板的反复发作,有相同的发作时间和症状持续时间;d.无器质疾病因素(缺少实验室或影像学证据)。

②支持条件:a.发作具有自限性;b.伴随症状包括恶心、腹痛、头痛、运动病、畏光及倦怠;c.相关体征有发热、苍白、脱水、过度流涎及社交不能。其中恶心和倦怠被认为具有诊断价值。

（2）罗马Ⅱ标准：小儿 CVS 诊断标准：①3 个或 3 个周期以上剧烈的恶心、顽固性呕吐,持续数小时到数日,间隙期持续数日到数月;②排除代谢性、胃肠道及中枢神经系统器质性疾病。

（3）罗马Ⅲ标准：小儿 4 岁婴幼儿及儿童、青少年（4～18 岁）周期性呕吐综合征诊断标准：必须符合①2 次或以上发作性剧烈恶心、顽固性呕吐,持续数小时甚至数天;②间歇期为健康状态,可持续数周到数月。

3.鉴别诊断及所需的辅助检查

CVS 的诊断须排除以下三类疾病:胃肠疾病、胃肠外疾病,同时必须注意与慢性呕吐相区别（表 3-4-1、表 3-4-2）。

表 3-4-1 CVS 需要鉴别的疾病

消化系统	消化性损伤:食管、胃炎及胃溃疡等;畸形:旋转不良等;炎症性肠病;慢性阑尾炎;肝胆病;胆囊收缩不良等;胰腺炎;家族性自主神经功能不良及假性梗阻
神经系统	腹型偏头痛、慢性鼻窦炎、颅压增高（肿瘤）及腹型癫痫
泌尿系统	继发于输尿管膀胱连接点梗阻的急性肾盂积水、肾结石
代谢/内分泌	Addison 病、糖尿病及嗜铬细胞瘤;有机酸血症:丙酸血症、脂酸氧化障碍、线粒体病、尿素循环障碍、氨基酸尿、急性间断性卟啉症及 Hypothalamic surge
其他	由催吐剂引起呕吐;焦虑及抑郁

表 3-4-2 CVS 与慢性呕吐的区别

特征	CVS	慢性呕吐
女：男比例	3：1	1：1
发作时间	夜间	每天任何时候
前驱症状	常见	不常见
病因	非胃肠道因素占 65%	胃肠道因素占 72%
发作频率	<9 次/月（每 2 周至 3 个月）	≥9 次/月（约 36 次）
呕吐次数	>4 次/h（约 11～14 次）	<4 次/h（约 1.5 次）
血清生化异常（%）	14	2
白细胞增多（%）	3	2
偏头痛家族史（%）	40～60	11～14

五、治疗

因 CVS 的病因和发病机制尚未完全明确,故治疗仍然是经验性综合治疗。

1.避免触发因素

避免感染、食物,晕车等触发因素,对某些心理应激（如家庭和学校）因素也应避免,适当应用抗焦虑药物（如奥沙西泮）偶可预防发作。

2.发作期支持治疗

发作期给予患儿安静舒适环境,避免光和强声刺激,按需补液,纠正水、电解质紊乱和酸碱失衡,保证热能供应。文献提示,单纯葡萄糖和电解质输入,有效率达 42%。镇静药如氯丙嗪、劳拉西泮等的应用,可使患儿安静休息,缓解顽固恶心和镇吐。呕吐重者可用 5-HT$_3$ 拮抗药格雷司琼和昂丹司琼静脉输入。有明显胃肠黏膜损伤(呕吐咖啡样物)时适当加用黏膜保护药和抑酸药。

3.预防性药物治疗

对于发作超过 1 次/月,且每次发作持续,应进行预防用药。目前常用药物有抗偏头痛药、精神安定药和促胃肠动力药。近年来,以上药物应用已明显改善 CVS 的临床过程。有学者报道各种药物治疗 CVS 的有效率为:小剂量普萘洛尔治疗有效率为 57%;赛庚啶[0.3mg/(kg·d),分 3~4 次口服],治疗有效率为 39%;阿米替林 25~50mg/d,治疗有效率为 67%。苯噻啶在英国和澳大利亚被广泛应用。Aanpreung 等研究显示,阿米替林和苯噻啶治疗有效率分别为 83.3% 和 50%。也有报道胃动素受体激动药红霉素治疗有效率达 75%。

4.针灸治疗

常用穴有中脘、天枢、内关、足三里等。幼儿用灸法。年长儿可针、可灸。

5.精神治疗

CVS 不仅对患儿而且对整个家庭是一种威胁,由于反复发病使他们感到沮丧、压抑和愤怒,为此,除了使用有效的药物迅速控制呕吐外,应让家长了解到家庭环境和患儿的不良情绪等均可诱发呕吐发作,要积极进行心理治疗。

第四章 儿科泌尿系统疾病诊疗

第一节 急性肾小球肾炎

急性肾小球肾炎(AGN)简称急性肾炎,是指一组病因不一、临床表现为急性起病、多有前驱感染、以血尿为主、伴不同程度蛋白尿、水肿、高血压或肾功能损害等特点的肾小球疾病。急性肾小球肾炎可分为急性链球菌感染后肾小球肾炎(APSGN)和非链球菌感染后肾小球肾炎。

一、病因

1.急性链球菌感染后肾小球肾炎

有调查显示,急性肾小球肾炎中抗"O"升高者占 61.2%。乙型溶血性链球菌感染后肾炎的发生率一般在 0~20%,急性咽炎感染后肾炎发生率为 12%~15%,脓皮病与猩红热后发生肾炎者占 1%~2%。

2.非急性链球菌感染后肾小球肾炎

①细菌感染,如金黄色葡萄球菌、肺炎球菌、伤寒杆菌、流感杆菌等;②病毒感染,如乙肝病毒、巨细胞病毒、水痘病毒、EB 病毒等;③其他病原体,如肺炎支原体、梅毒螺旋体、疟疾虫、弓形虫等。

二、临床表现

急性肾小球肾炎临床表现轻重悬殊,轻者全无临床症状,仅发现镜下血尿;重者可呈急进性过程,短期内出现肾功能不全。

1.前驱感染

90%的病例在 1~3 周前有链球菌的前驱感染,以呼吸道及皮肤感染多见。

2.水肿

70%的病例有水肿,一般仅累及眼睑及颜面部。

3.血尿

50%~70%的患者有肉眼血尿,持续 1~2 周即转为镜下血尿。

4.蛋白尿

程度不等。有 20%的病例可达肾病水平。

5.高血压

30%～80%的病例有血压增高。

6.尿量减少

肉眼血尿严重者可伴有排尿困难。

7.严重表现

少数患儿在疾病早期(2周之内)循环严重充血、高血压脑病及急性肾功能不全等严重症状。

8.非典型表现

(1)无症状性急性肾小球肾炎:仅有镜下血尿或仅有血 C_3 降低而无其他临床表现。

(2)肾外症状性急性肾小球肾炎:水肿、高血压明显,甚至有严重循环充血及高血压脑病,此时尿改变轻微或尿常规检查正常,但有链球菌前驱感染和血 C_3 水平明显降低。

(3)以肾病综合征表现的急性肾小球肾炎:以急性肾小球肾炎起病,但水肿和蛋白尿突出,伴轻度高胆固醇血症和低蛋白血症,临床表现似肾病综合征。

三、辅助检查

1.尿液检查

尿蛋白可在＋～＋＋＋,且与血尿的程度相平行,尿镜检除多少不等的红细胞外,可有透明、颗粒或红细胞管型,疾病早期可见白细胞和上皮细胞。

2.血液检查

外周血白细胞一般轻度升高或正常,红细胞沉降率加快,抗链球菌溶血素 O(ASO)往往增加,3～6个月恢复正常。80%～90%的患者血清 C_3 下降,94%的病例至第8周恢复正常。部分患者血尿素氮和肌酐可升高,持续少尿、无尿者,血肌酐升高,内生肌酐清除率降低,尿浓缩功能也受损。

四、诊断

典型急性肾小球肾炎诊断并不困难。链球菌感染后,经 1～3 周无症状间歇期,出现水肿、高血压及血尿(可伴有不同程度蛋白尿),再加以血 C_3 的动态变化即可明确诊断。但确诊 APSGN 则须包括下述 3 点中的 2 点。

(1)在咽部或皮肤病损处,检出致肾炎的 β 溶血性链球菌。

(2)对链球菌成分的抗体有一项或多项呈阳性:ASO、anti-DNαse B 抗体、anti-Hase 抗体及 anti-ADPNase 抗体等。为了使诊断的准确率达到 90%,必须进行多种抗体测试。值得注意的是,早期使用抗生素治疗,能阻止上述抗体的产生,并使咽部细菌培养为阴性,但不能阻止 APSGN 的发生。

(3)血清补体 C_3 降低。

五、鉴别诊断

由于多种肾脏疾病均可表现为急性肾炎综合征,还有一些肾脏病伴有血 C_3 下降,因此需要进行鉴别诊断。

(一)其他病原体感染后的肾小球肾炎

已知多种病原体感染也可引起肾炎,并表现为急性肾炎综合征。可引起增殖性肾炎的病原体有细菌(葡萄球菌和肺炎球菌等)、病毒(流感病毒、EB 病毒、水痘病毒、柯萨奇病毒、腮腺炎病毒、ECHO 病毒、巨细胞病毒及乙型肝炎病毒等)、肺炎支原体及原虫等。参考病史、原发感染灶及其各自特点一般均可区别,这些感染后肾炎患者往往 C3 下降不如 APSCN 显著。

(二)其他原发性肾小球疾患

1.膜增生性肾炎

起病似急性肾炎,但常有显著蛋白尿、血补体 C3 持续低下,病程呈慢性过程,必要时行肾活检鉴别。

2.急进性肾炎

起病与急性肾炎相同,常在 3 个月内病情持续进展恶化,血尿、高血压、急性肾衰竭伴少尿持续不缓解,病死率高。

3.lgA 肾病

多于上呼吸道感染后 1～2 日内即以血尿起病,通常不伴水肿和高血压。一般无血清补体下降,有时有既往多次血尿发作史。鉴别困难时须行肾活体组织检查。

4.原发性肾病综合征肾炎型

肾炎急性期偶有蛋白尿严重达肾病水平者,与肾炎性肾病综合征易于混淆。经分析病史、补体检测,甚至经一阶段随访观察,可以区别,困难时须行肾活体组织检查。

(三)继发性肾脏疾病

也可以急性肾炎综合征起病,如系统性红斑狼疮、过敏性紫癜、溶血尿毒综合征、坏死性小血管炎及 Goodpasture 综合征。据各病的其他表现可以鉴别。

(四)急性泌尿系感染或肾盂肾炎

在小儿也可表现有血尿,但多有发热、尿路刺激症状,尿中以白细胞为主,尿细菌培养阳性可以区别。

(五)慢性肾炎急性发作

儿童病例较少,常有既往肾脏病史,发作常于感染后 1～2 日诱发,缺乏间歇期,且常有较重贫血,持续高血压及肾功能不全,有时伴心脏和眼底变化,尿比重固定,B 超检查有时见两肾体积偏小。

六、治疗

本病主要治疗为清除体内残余病原体、对症及保护肾功能。

(一)一般治疗

1.休息

卧床休息直至水肿消退、血压正常及肉眼血尿消失。血沉正常后可上学,但尿 Addis 计数正常前应控制活动量。

2.饮食

急性期宜限制水、盐及蛋白质摄入量。盐摄入量控制在 1～2g/d 水平,伴肾功能不全时蛋白质摄入量以 0.5g/(kg·d)为宜。

(二)抗生素

主要目的为清除残余病菌,可用青霉素 20 万～30 万 U/(kg·d)或红霉素 30mg/(kg·d)静脉滴注治疗 2 周。疑有其他病原时,可加用其他抗生素。

(三)对症治疗

利尿、消肿及降压等。

1.利尿

轻度水肿者可选用氢氯噻嗪(DHCT)2～3mg/(kg·d)口服,尿呈增多后加用螺旋酯,2mg(kg·d)口服。口服利尿剂效果差或重度水肿患者可静脉滴注或肌内注射呋塞米(速尿),每次 1～2mg/kg。还可采用新型利尿合剂即多巴胺和酚妥拉明各 0.3～0.5mg/kg、呋塞米 2mg/kg,一起加入 10%葡萄糖 100～200mL 中静滴,利尿效果优于单用呋塞米。

2.降压

首选硝苯地平(硝苯地平),每次 0.25～0.5mg/kg,1 日 3 次或 4 次口服或舌下含服。如血压仍不能控制可用尼卡地平(佩尔地平)每次 0.5～1mg/kg,1 日 2 次;卡托普利(巯甲丙脯酸)1～2mg/(kg·d),1 日 2～3 次;哌唑嗪每次0.02～0.05mg/kg,一日 3～4 次口服。

(四)重症病例治疗

1.急性肾功能不全

维持水、电解质及酸碱平衡,加强利尿,呋塞米可用至每次 3～5mg/kg。

2.严重循环充血

以利尿剂为主。伴明显高血压时,也可试用血管扩张剂,如硝普钠 1～2μg/(kg·min)。一般不用洋地黄,心力衰竭明显时,可小剂量应用毛花苷 C 每次0.01mg/kg,一般 1～2 次即可,不必维持用药。上述治疗无效时可用血液滤过、血液透析或腹膜透析治疗。

3.高血压脑病

首选硝普钠静脉滴注,剂量为 1～5μg/(kg·min),最大量<8μg/(kg·min),须新鲜配制,>4h 后不宜使用,输液中须避光,主要不良反应有恶心、呕吐、头痛、肌痉挛及血压过低等。也可用二氮嗪每次 3～5mg/kg 或盐酸尼卡片地平0.5～6μg/(kg·min)静脉注射。对惊厥者可用地西泮每次 0.3mg/kg 静脉注射或苯巴比妥钠每次 5～8mg/kg 肌内注射治疗。

(五)肾上腺皮质激素治疗

一般患者禁用肾上腺皮质激素,以免加重水钠潴留及高血压。对于持续大量蛋白尿者或临床病理有慢性化趋势的患儿,可口服泼尼松治疗,剂量1～2mg/(kg·d),并逐步减量,疗程以 1～2 个月为宜。对于肾活组织检查有大量新月体的患者可先以甲泼尼龙每次 20～30mg/kg 冲击治疗,然后改为泼尼松口服治疗。

(六)恢复期治疗

在肉眼血尿、水肿及高血压消失后,可用中药如六味地黄丸(6g/次,1 日 3 次)或白茅根(20g/次,煎服)等治疗,直至镜下血尿消失。

七、预后

小儿急性肾小球肾炎预后良好,大多数可完全恢复,急性期死亡主要与急性肾功能不全有关。绝大多数患儿2~4周内肉眼血尿消失,尿量增多,水肿消退,血压逐渐恢复,残余少量蛋白尿及镜下血尿多于6个月内消失,少数重症患者可迁延1~3年甚至发展成慢性肾炎或慢性肾功能不全。

第二节　原发性肾病综合征

肾病综合征(NS)是由于肾小球滤过膜对血浆蛋白通透性增高,大量血浆蛋白自尿中丢失,并引起一系列病理生理改变的临床综合征,一般具有大量蛋白尿、低白蛋白血症、高脂血症和明显水肿等特点。若同时伴有血尿、高血压、氮质血症、补体持续降低4项之一或多项者称为肾炎性肾病综合征。肾病综合征可分为原发性、继发性和先天性3种类型,而原发性肾病综合征约占小儿时期NS总数的90%,是儿童常见的肾小球疾病。

一、病因

肾病综合征按病因可分为原发性、继发性及先天性三种,原发性肾病综合征占90%以上,其次为各种继发性肾病综合征,先天性肾病综合征极为罕见。

原发性肾病综合征的病因不清楚,其发病往往因呼吸道感染及过敏反应等而触发,继发性肾病综合征病则主要有感染、药物、中毒等或继发于肿瘤、遗传及代谢疾病以及全身性系统性疾病之后。

(一)感染

各种细菌(链球菌感染后肾炎及葡萄球菌感染后肾炎等)、病毒(HBV相关性肾炎、HIV相关性肾炎及HCV相关性肾炎)、寄生虫(疟疾、血吸虫及丝虫)、支原体、梅毒以及麻风等。

(二)药物、中毒、过敏

药物有含金属有机、无机物(有机汞及元素汞)、青霉胺、海洛因、非类固醇类抗炎药、丙磺舒、卡托普利、三甲双酮、甲妥因、高氯酸盐、抗蛇毒素及造影剂;中毒及过敏因素则有蜂蜇、蛇毒、花粉、血清及预防接种等。

(三)全身性系统性疾病

包括系统性红斑狼疮、过敏性、疱疹性皮炎、淀粉样变性、类肉瘤病、Sjogren综合征、类风湿性关节炎及混合性结缔组织病等。

(四)肿瘤

恶性肿瘤特别是淋巴细胞恶性肿瘤易诱发肾病综合征,包括霍奇金病、非霍奇金淋巴瘤、白血病、Wilm瘤、黑色素瘤、多发性骨髓瘤以及肺透明细胞癌等。

(五)遗传性疾病

Alport综合征、指甲-髌骨综合征、Fabry病、镰状红细胞贫血、胱氨酸病、Jenue综合征及抗胰蛋白酶缺乏等。

（六）代谢及内分泌疾病

糖尿病、桥本甲状腺炎及淀粉样变性等。

（七）其他

高血压、恶性肾小球硬化及肾移植慢性排斥反应等。

二、病理生理

（一）大量蛋白尿

为最根本的病理生理改变，也是导致本征其他三大特点的根本原因。由于肾小球滤过膜受免疫或其他病因的损伤，电荷屏障或/和分子筛的屏障作用减弱，血浆蛋白大量漏入尿中。近年还注意到其他蛋白成分的丢失，及其造成的相应后果，如：①多种微量元素的载体蛋白，如转铁蛋白丢失致小细胞低色素性贫血，锌结合蛋白丢失致体内锌不足；②多种激素的结合蛋白，如 25-羟骨化醇结合蛋白由尿中丢失致钙代谢紊乱，甲状腺素结合蛋白丢失导致 T_3、T_4 下降；③免疫球蛋白 IgG、IgA 及 B 因子、补体成分的丢失致抗感染力下降；④抗凝血酶Ⅲ、Ⅹ、Ⅺ因子及前列腺素结合蛋白丢失导致高凝及血栓形成。

此外，肾小球上皮细胞及近端小管上皮细胞可胞饮白蛋白并对其进行降解，如果蛋白过载可导致肾小球上皮细胞及小管上皮细胞功能受损，这可能与疾病进展及治疗反应减低有关。

（二）低白蛋白血症

大量血浆白蛋白尿中丢失是低白蛋白血症的主要原因；蛋白质分解的增加，为次要原因。低白蛋白血症是病理生理改变中的关键环节，对机体内环境（尤其是渗透压和血容量）的稳定及多种物质代谢可产生多方面的影响。当血白蛋白低于 25g/L 时可出现水肿；同时因血容量减少，在并发大量体液丢失时极易诱发低血容量性休克。此外低白蛋白血症还可影响脂类代谢。

（三）高胆固醇血症

可能由于低蛋白血症致肝脏代偿性白蛋白合成增加，有些脂蛋白与白蛋白经共同合成途径而合成增加，再加上脂蛋白脂酶活力下降等因素而出现高脂血症。一般血浆蛋白＜30g/L，即出现血胆固醇增高，如白蛋白进一步降低，则甘油三酯也增高。

（四）水肿

肾病综合征时水肿机制尚未完全阐明，可能机制如下。

(1)由于血浆白蛋白下降，血浆胶体渗透压降低，血浆中水分由血管内转入组织间隙直接形成水肿。

(2)水分外渗致血容量下降，通过容量和压力感受器使体内神经体液因子发生变化（如抗利尿激素、醛固酮及利钠因子等），引起水钠潴留而导致全身水肿。

(3)低血容量使交感神经兴奋性增高，近端小管重吸收钠增多，加重水钠潴留。

(4)其他肾内原因导致肾近曲小管回吸收钠增多。因此肾病综合征的水肿可能是上述诸多因素共同作用的结果，而且在不同的患者，不同病期也可能有所不同。

三、发病机制

本病的发病机制尚未完全明了,一般认为蛋白尿是由于肾小球细小血管壁电荷屏障和(或)筛屏障的破坏所致。正常肾小球滤过膜带负电荷,电荷屏障由基底膜上的固定阴离子位点(主要为硫酸肝素多糖)及内皮、上皮细胞表面的多阴离子(主要为涎酸蛋白)所组成。筛屏障则由滤过膜内侧的内皮细胞窗孔、基底膜及上皮细胞裂孔膜组成,其中基底膜起主要作用。

非微小病变型肾病综合征通过免疫反应,激活补体及凝血、纤溶系统,以及基质金属蛋白酶而损伤基底膜,导致筛屏障的破坏,出现非选择性蛋白尿。而且,其也可通过非免疫机制,如血压增高、血糖增高或由于基底膜结构缺陷而破坏筛屏障,出现蛋白尿。微小病变型肾病综合征可能与细胞免疫紊乱,特别是 T 细胞免疫功能紊乱有关,其依据在于:①MCN 肾组织中无免疫球蛋白及补体沉积;②T 细胞数降低,CD4/CD8 比例失衡,Ts 活性增高,淋巴细胞转化率降低,PHA 皮试反应降低;③抑制 T 细胞的病毒感染可诱导本病缓解;④出现 T 细胞功能异常的疾病如霍奇金病可导致 MCN;⑤抑制 T 细胞的皮质激素及免疫抑制剂可诱导本病缓解。尽管肾病状态下血生化及内分泌改变也有可能诱导免疫抑制状态的产生,但这些改变主要见于 MCN,而在非微小病变型肾病综合征中少见,说明这种免疫紊乱更可能是原因,而非肾病状态的结果。

MCN 免疫紊乱如何导致蛋白尿的产生? 现已发现:①淋巴细胞可产生一种 29kd 的多肽,其可导致肾小球滤过膜多阴离子减少,而出现蛋白尿;②刀豆素(ConA)刺激下的淋巴细胞可产生 60~160kd 的循环通透因子(CPF),GPF 可直接引起蛋白尿;③淋巴细胞还可通过分泌 12~18kd 的可溶免疫反应因子(SIRS)而导致蛋白尿。

四、临床表现

(一)症状与体征

1.起病

多隐匿起病,诱因不明确,有诱因者往往为上呼吸道感染、肠炎、皮肤感染或各种过敏等。

2.发病年龄

与病因有关,先天性肾病一般在生后不久(3~6 个月内)发病;原发性肾病综合征可见于婴幼儿期、学龄前期及学龄期,其中微小病变多在 2~5 岁发病,而继发于结缔组织病的肾病综合征主要见于年长儿。

3.水肿

呈凹陷性,多见于颜面及下肢,严重者伴腹水、胸腔积液及阴囊水肿。单纯性肾病水肿尤剧,而许多肾炎性肾病往往水肿较轻。

4.蛋白尿

大量蛋白尿是肾病综合征的必备条件,其标准为:①2 周连续 3 次定性≥＋＋＋;②定量≥50~100mg/(kg·d);③国际小儿肾脏病学会(ISKDC)建议＞40mg/(m²·h);④婴幼儿难以收集 24h 尿,Mendoza 建议任意一次尿蛋白/肌酐＞2.0。

5.低白蛋白血症

血浆白蛋白<30.0g/L，婴儿则<25.0g/L。

6.高脂血症

主要为高胆固醇血症及高甘油三酯血症，血胆固醇≥5.7mmol/L，婴儿则≥5.2mmol/L，甘油三酯>1.2mmol/L。

7.其他

肾炎性肾病患儿还可有血尿甚至肉眼血尿、高血压或肾功能不全等表现。

（二）常见并发症

1.感染

是最常见的并发症及引起死亡的主要原因。据 1984 年国际小儿肾脏病研究学会（ISKDC）统计，直接或间接因感染死亡者占肾病患儿死亡的 70%。感染也常是病情反复和（或）加重的诱因，并可影响激素的疗效。

本征易发生感染的原因有：①体液免疫功能低下（免疫球蛋白自尿中丢失、合成减少以及分解代谢增加）；②常伴有细胞免疫功能和补体系统功能不足；③蛋白质营养不良及水肿致局部循环障碍；④常同时应用皮质激素及免疫抑制剂。

细菌性感染中既往以肺炎球菌感染为主，近年革兰阴性杆菌所致感染亦见增加（如大肠杆菌）。常见的有呼吸道感染、泌尿道感染、皮肤蜂窝织炎和丹毒及原发性腹膜炎等。病毒感染多发生在接受皮质激素和免疫抑制剂治疗的过程中，多为并发水痘、麻疹及带状疱疹等，病情往往较一般患儿为重。

2.高凝状态及血栓栓塞并发症

肾病时体内凝血和纤溶系统可有如下变化：①纤维蛋白原增高；②血浆中第 V、Ⅶ凝血因子增加；③抗凝血酶Ⅲ下降；④血浆纤溶酶原活性下降；⑤血小板数量可增加，其黏附性和聚集力增高。其结果可导致高凝状态，并可发生血栓栓塞并发症，其中以肾静脉血栓形成最为临床重视。急性者表现为骤然发作的肉眼血尿和腹痛，检查有脊肋角压痛和肾区肿块，双侧者有急性肾功能缺乏。慢性的肾静脉血栓形成临床症状不明显，常仅为水肿加重及蛋白尿不缓解。X 线检查患肾增大及输尿管有切迹。B 超有时能检出，必要时肾静脉造影以确诊。除肾静脉外，其他部位的静脉或动脉也可发生此类并发症，如股静脉、股动脉、肺动脉、肠系膜动脉、冠状动脉和颅内动脉等，并引起相应症状。

3.电解质紊乱

主要为低钠血症、低钾血症及低钙血症。长期禁盐，过多应用利尿剂以及呕吐、腹泻均可导致低钠血症及低钾血症。当出现厌食、乏力、懒言、嗜睡、血压下降甚至休克、惊厥时应注意有无低钠血症的可能。蛋白尿时钙与蛋白结合而丢失，维生素 D 结合蛋白丢失，肠吸收钙减低，服用激素的影响以及骨骼对甲状旁腺素调节作用的敏感性降低均可导致低钙血症，可出现低钙惊厥及骨质疏松。

4.低血容量休克

因血浆白蛋白低下、血浆胶体渗透降低，本征常有血容量不足，加上部分患儿长期不恰当忌盐，当有较急剧的体液丢失（如吐、泻、大剂量利尿应用及大量放腹水等）时即可出现程度不等的血容量不足乃至休克的症状,如烦躁不安、四肢湿冷、皮肤花斑纹、脉搏细速、心音低钝及血压下降测不出等表现。

5.急性肾衰竭

起病时暂时性轻度氮质血症并不少见,病程中可发生急性肾衰竭。其原因为:①低血容量,不恰当地大量利尿致肾血液灌注不足,甚至可致肾小管坏死;②严重的肾间质水肿,肾小管为蛋白管型堵塞以致肾小囊及近曲小管内静水压力增高而肾小球滤过减少;③药物引起的肾小管间质病变;④并发双侧肾静脉血栓形成;⑤肾小球严重增生性病变。

6.肾小管功能障碍

可表现为糖尿、氨基酸尿,以及从尿中丢失钾及磷,浓缩功能不足等。

7.肾上腺皮质危象

见于皮质激素突然撤减或感染应激时内源性皮质激素水平不足,表现为表情淡漠、呕吐、血压降低乃至休克。

8.其他

如生长障碍,可能与蛋白丢失致营养不良,激素作用以及 IGF 及其结合蛋白失衡有关。动脉粥样硬化与长期高脂血症有关。

五、实验室检查

(一)尿液分析

1.尿常规

蛋白定性≥+++,肾炎性肾病可见血尿(离心尿红细胞>10 个/HP)。

2.尿 C_3 及尿纤维蛋白原降解产物(FDP)

肾炎性肾病时尿 C_3(+)、尿 FDP 增高。

3.尿蛋白电泳

单纯性肾病主要为白蛋白,肾炎性肾病时可出现大分子及小分子蛋白尿。

4.尿酶学

N-乙酰-β-葡萄糖氨基苷酶(NAC)升高见于大量蛋白尿时或病变影响肾小管功能时,尿溶菌酶升高反映肾小管吸收功能下降。

5.其他

视黄醛结合蛋白(RBP)、尿 β_2-微球蛋白、尿 Kappa 及 Lamda 轻链分析均是反映肾小管病变的指标,肾炎性肾病时可增高。

(二)血生化

总蛋白<30.0g/L、胆固醇>5.7mmol/L、甘油三酯>1.2mmol/L、LDL 及 VLDL 增高,而 HDL 多下降。

(三)血浆蛋白电泳

白蛋白降低,α_2 及 β 升高,γ 在单纯性肾病时降低,肾炎性肾病可正常或增高。

(四)免疫学检查

(1)血 IgG 降低,IgA 降低,但 IgM 可升高。

（2）补体一般正常，膜增生性肾炎可下降。

（3）微小病变性肾病往往有细胞免疫功能降低表现如 Ts 活性增高、CD_4/CD_8 降低等。

（4）血清细胞因子水平各异，可表现为 Th，细胞因子（如 INF、IL_2 及 IL_{12}）降低，而 Th2 细胞因子（IL_4、IL_{10} 及 IL_{13}）升高。

（五）血沉

多明显增快，单纯性肾病时尤为显著，可＞100mm/h。

（六）血电解质及肾功能

正常或出现低钠血症、低钾血症及低钙血症。肾功能一般正常，合并肾功能不全时可有 BUN 及 Cr 升高，内生肌酐廓清率下降。

（七）肾活体组织检查

明确肾病综合征病理分型的主要依据。

六、诊断

中华医学会儿科分会肾脏学组珠海会议制订的肾病综合征诊断及临床分型标准如下。

（一）诊断标准

大量蛋白尿［尿蛋白（＋＋＋）～（＋＋＋＋）；1 周内 3 次，24h 尿蛋白定量≥50mg/kg］；血浆白蛋白低于 30g/L；血浆胆固醇高于 5.7mmol/L；不同程度的水肿。

以上四项中以大量蛋白尿和低白蛋白血症为必要条件。

（二）依临床表现分为两型

1.单纯型 NS

2.肾炎型 NS

凡具有以下四项之一项或多项者属于肾炎型 NS。

（1）2 周内分别 3 次以上离心尿检查 RBC≥10 个/HP，并证实为肾小球源性血尿者。

（2）反复或持续高血压（学龄儿童≥130/90mmHg，学龄前儿童≥120/80mmHg）并除外使用糖皮质激素等原因所致。

（3）肾功能不全，并排除由于血容量不足等所致。

（4）持续低补体血症。

七、治疗

（一）一般治疗

1.休息

水肿显著或大量蛋白尿，或严重高血压者均须卧床休息。病情缓解后可逐渐增加活动量，但不可过累。在校儿童肾病活动期应休学。具体参见小儿肾脏病患者生活管理分级标准，要求如下：

A 级：肾病变活动须接受治疗者，不能参加学习及一切文体、社会活动。

B 级：肾病变仍有活动性，但已处于恢复阶段，可接受教室学习，避免体育活动及社会文化活动。

C级:肾病综合征停药后且仍处于缓解期中,可接受教室学习及从事轻体育活动、文化活动。

D级:肾病综合征停药后且长期处于缓解,但运动后尿所见仍有改变者,应防止激烈运动及长时间体育活动。

E级:肾病综合征停药后且长期处于缓解,运动后尿也无变化,可与健康儿同样从事正常生活,但仍须定期查尿。

2.饮食

显著水肿和严重高血压时应短期限制水钠摄入,病情缓解后不必继续限盐。活动期病例供盐 1~2g/d。蛋白质摄入 1.5~2g/(kg·d),以高生物价的动物蛋白(乳、鱼、蛋、禽、牛肉等)为宜。在应用激素过程中食欲增加者应控制食量,足量激素时每天应给予维生素 D 400U 及钙 800~1200mg。

3.防治感染

感染是肾病发病的诱因,也是肾病的常见并发症。一旦发生感染则应积极及时治疗。但不主张预防性使用抗生素。各种预防接种可能引起肾病复发,特别是对微小病变儿童,预防接种可能诱发或使病情加重。但对肾病患儿放弃或过度延迟接种疫苗是不明智的。肾脏病患儿预防接种的原则是尽可能按照国家预防接种计划进行。但要避免使用活疫苗,在大量使用激素和免疫抑制剂时可相应延长接种时间,一般应在症状缓解 6 个月后进行。对于 NS 患儿接种 23 价肺炎球菌菌苗是必要的。无论以往是否接种 PCV7 或 PPSV23,一律加强接种一次 PCV13。如果对水痘没有免疫力,肾病患儿不用免疫抑制剂期间可接种水痘带状疱疹病毒疫苗。如果需要透析或肾移植的患儿应在透析或肾移植前进行有效接种重组乙型肝炎病毒疫苗。

4.利尿

对激素耐药或使用激素之前,水肿较重伴尿少者可配合使用利尿剂,但须密切观察出入水量、体重变化及电解质紊乱,利尿剂只能用于严重水肿和低血容量被纠正后。首选呋塞米,每次 1~2mg/kg。如果无效,可予螺内酯,每次 5~10mg/kg,或如果血肌酐浓度正常时可用阿米洛利 0.2~0.5mg/kg。对于严重水肿,如果必要可给予呋塞米加白蛋白输注可能增加利尿效果,但这种效果是短暂的,而且在某些病例可见呼吸窘迫和充血性心力衰竭。

5.对家属的教育

在肾病患儿的治疗过程中,应使父母及患儿很好地了解肾病的有关知识,积极配合治疗,提高肾病治疗的顺从性,这对巩固肾病缓解,减少复发,降低人为难治性肾病的发生至关重要。并且应该教给用试纸检验尿蛋白的方法。

6.心理治疗

肾病患儿多具有内向、情绪不稳定性或神经质个性倾向,出现明显的焦急、抑郁、恐惧等心理障碍,应配合相应心理治疗。

(二)激素治疗疗效评价

1.激素敏感型肾病(SSNS)

以泼尼松足量[2mg/(kg·d)或 60mg/(m²·d)]治疗≤4 周尿蛋白转阴者。

2.缓解

以足量泼尼松治疗后,出现连续 3 天晨尿蛋白为阴性。

3.复发

连续 3 天,晨尿蛋白由阴性转为(3+)或(4+),或 24h 尿蛋白定量≥50mg/kg 或尿蛋白/肌酐(mg/mg)≥2.0。

4.频复发肾病(FRNS)

指肾病病程中 6 个月内复发≥2 次,或 1 年内复发≥3 次。

5.激素依赖型肾病(SDNS)

指对激素敏感,但连续两次减量或停药 2 周内复发者。

6.激素耐药型肾病(SRNS)

以泼尼松足量[2mg/(kg·d)或 60mg/(m·d)]治疗>4 周尿蛋白仍阳性者。

7.迟发激素耐药型肾病

激素敏感型 NS 患儿在肾病复发后对激素耐药。

(三)激素敏感型 NS(SSNS)的治疗

根据中华医学会儿科学分会肾脏病学组制定的激素敏感、复发/依赖肾病综合征诊治循证指南(试行)及其解读:

1.初发 NS 的治疗

糖皮质激素作为主要的抗炎和免疫抑制药物被广泛用于 NS 的治疗,通过与各种细胞内的皮质激素受体(GR)相结合,GR 复合物移入细胞核与靶基因的启动子相作用,影响与免疫调节起关键作用的转录因子 activatorproteinI(AP-1)、NFκβ,产生过量的 1κβ 使细胞核不致在肿瘤坏死因子(TNF)及其他致病因子的诱导下产生 NFκβ。糖皮质激素治疗 NS 可能通过以下环节起作用:①直接抗炎作用;②免疫调节作用;③利尿作用。

激素治疗 NS:可分以下两个阶段:

(1)诱导缓解阶段足量泼尼松(或泼尼松龙)60mg/(m·d)或 2mg/(kg·d)(按身高的标准体重计算),最大剂量 80mg/d,先分次口服,尿蛋白转阴后改为每晨顿服,疗程 6 周。

(2)巩固维持阶段隔日晨顿服 1.5mg/kg 或 40mg/m(最大剂量 60mg/d),共 6 周,然后逐渐减量。

但这里要注意的是在诱导缓解阶段足量泼尼松是 2mg/(kg·d),这里进入巩固维持阶段是隔天晨顿服 1.5mg/kg,一下子就把泼尼松剂量每 2 天总量减少了 5/8,是否对维持缓解有利,尚缺乏临床证据。根据中华医学会儿科学分会肾脏专业学组珠海会议制订的原发性肾病综合征的治疗方案,巩固维持阶段以泼尼松原足量 2 天量的 2/3 量,隔天晨顿服 4 周,如尿蛋白持续阴性,然后每 2~4 周减量 2.5~5mg 维持,至 0.5~1mg/kg 时维持 3 个月,以后每 2 周减量 2.5~5mg 至停药。此方案仍然是可行的。

初发 NS 的激素治疗须足剂量和足疗程是关键,可降低发病后 1~2 年复发率。激素的疗程超过 2 个月,每增加 1 个月疗程,在停药的 12~24 个月内,复发的危险度降低 11%,可减少复发发生率 7.5%,此效应维持至 7 个月,同时不增加激素不良反应。而延长激素治疗至 1 年并不能进一步降低复发率,因此不建议激素的疗程过长。2012 年 KDIGO 指南推荐泼尼松或泼尼松龙治疗至少 12 周。并根据临床随机对照研究(RCT)及荟萃分析发现的激素疗程延长至 3 个月以上,较 2 个月显著降低复发风险,建议疗程为 3～6 个月。

2.应用糖皮质激素的主要禁忌证

①严重精神疾病;②癫痫;③肾上腺皮质功能亢进症;④活动性消化性溃疡病;⑤严重高血压;⑥中度以上的糖尿病;⑦活动性肺结核;⑧抗生素不能控制的细菌(或广泛耐药的细菌)、真菌所致的感染性疾病;⑨水痘,眼单纯性疱疹;⑩严重的骨质疏松症、角膜溃疡等。

3.激素治疗的不良反应

长期超生理剂量使用糖皮质激素可见以下不良反应:①代谢紊乱,可出现明显库欣貌,肌肉萎缩无力,伤口愈合不良,蛋白质营养不良,高血糖,尿糖,水钠潴留,高血压,尿中失钾,高尿钙,骨质疏松。②消化性溃疡和精神欣快感、兴奋、失眠甚至呈精神病、癫痫发作等;还可发生白内障、无菌性股骨头坏死,高凝状态,生长停滞等。③易发生感染或诱发结核灶的活动。④急性肾上腺皮质功能不全,戒断综合征。

(四)非频复发 NS 的治疗

1.原则

积极寻找复发诱因,积极控制感染,少数患儿控制感染后可自发缓解。

2.激素治疗

(1)重新诱导缓解足量泼尼松(或泼尼松龙)每天分次或晨顿服,直至尿蛋白连续转阴 3 天后改 $40m/m^2$ 或 $1.5mg/(kg \cdot d)$ 隔日晨顿服 4 周,然后用 4 周以上的时间逐渐减量。

(2)在感染时增加激素维持量患儿在巩固维持阶段患上呼吸道感染时改隔日口服激素治疗为同剂量每天口服,可降低复发率。

(五)频复发 NS(FRNS)和激素依赖 NS(SDNS)的治疗

1.激素的使用

(1)拖尾巴疗法同上诱导缓解后泼尼松每 4 周减量 0.25mg/kg,给予能维持缓解的最小有效激素量(0.5～0.25mg/kg),隔日口服,连用 9～18 个月。

(2)在感染时增加激素维持量患儿在隔日口服泼尼松 0.5mg/kg 时出现上呼吸道感染时改隔日口服激素治疗为同剂量每天口服,连用 7 天,可降低 2 年后的复发率。

(3)改善肾上腺皮质功能因肾上腺皮质功能减退患儿复发率显著增高,对这部分患儿可用氢化可的松7.5～15mg/d 口服或促肾上腺皮质激素(ACTH)静滴来预防复发。对 SDNS 患儿可予 ACTH 0.4U/(kg · d)(总量不超过 25U)静滴 3～5 天,然后激素减量。每次激素减量均按上述处理,直至停激素。

(4)更换激素种类对泼尼松疗效较差的病例,可换用其他糖皮质激素制剂,如:去氟可特、甲泼尼龙、地塞米松、阿赛松、康宁克通 A 等。

2.免疫抑制剂治疗

(1)环磷酰胺(CTX):环磷酰胺是氮芥的衍生物,在体内经肝微粒混合功能氧化酶 P450 活化后方具有烷化活力,有活性的代谢物磷酰胺氮芥,可与 DNA 形成交叉联结,影响 DNA 功能,抑制细胞的生长和繁殖。其为细胞周期非特异性药物,对细胞周期各时相细胞均有杀伤作用,特别是对增殖迅速的细胞有较强的杀伤力。其可杀伤巨噬细胞,降低体内淋巴细胞数,使免疫球蛋白降至正常,减少免疫复合物的形成,使过高的体液免疫和细胞免疫都降低。但主要作用于细胞周期 S 期(DNA 合成后期的有丝分裂),通过影响 DNA 合成发挥细胞毒作用。CTX 对体液免疫的抑制作用较强,且抑制作用较持久。小剂量能抑制 B 细胞增殖;中剂量能抑制 Th(CD4$^+$)细胞;大剂量能抑制 Ts(CD8$^+$)细胞且作用持久。2013 年一项 Meta 分析显示烷化剂较单用泼尼松降低了患儿复发风险。CTX 对于频复发者优于激素依赖者,对 7 岁以上者优于年幼儿。

①剂量:2~3mg/(kg·d)分次口服 8 周,或 8~12mg/(kg·d)静脉冲击疗法,每 2 周连用 2 天,总剂量≤200mg/kg,或每月 1 次静脉注射,500mg/(m²·次),共 6 次。在用药期间要严格掌握总累积量不超过 200mg/kg,以防止远期对性腺的损伤,同时需水化治疗,水化疗法的液体应控制在 1/5~1/4 张力液,应注意多饮水,适当补液,每天液体量为 1000mL/m²。

②不良反应:因为 CTX 对细胞的选择性低,故全身的不良反应大。白细胞减少,秃发,肝功能损害,出血性膀胱炎等,少数可发生肺纤维化。最令人瞩目的是其远期性腺损害。病情需要者可小剂量、短疗程、间断用药,避免青春期前和青春期用药。

(2)环孢素 A(CsA):环孢素 A(CsA)是一种来源于真菌的 11 个氨基酸环状多肽,通过与细胞内的受体环孢亲和素结合,抑制钙调磷酸酶的活性,从而抑制 IL-2 和其他由激活的 T 淋巴细胞产生的淋巴因子,为细胞因子合成抑制剂,选择性作用于 T 淋巴细胞,在 G$_0$/G$_1$ 期交界处阻断 T 细胞激活产生 IL-2,因而发挥免疫抑制作用。属 T 细胞早期激活的抑制剂。同时 CsA 还可抑制自身反应性细胞毒 T 细胞的激活和 B 细胞自身抗体的产生,减少免疫复合物的形成,从而减轻肾损害。另外,环孢素 A 还可增强肾小球基膜电荷屏障,抑制多形核粒细胞介导的抗肾小球基膜损害,并通过影响肾血流动力学,减少蛋白尿漏出,减少免疫球蛋白及补体沉积。RCT 研究显示 CsA 效果类似 CTX,但 CsA 停药后易复发。

①剂量:3~7mg/(kg·d)或 100~150mg/(m².d),调整剂量使血药谷浓度维持在 80~120ng/mL,疗程 1~2 年。在使用 CsA 前检查 CD4 与 CD8,如 CD4 增高选择 CsA 将会获得更理想的治疗效果。

②注意事项:环孢素疗效与进食时间、含脂肪食物、高胆固醇血症及部分药物的影响有密切关系。因此,要求在进食前 1h 或进食后 2~3h 服药,减少高脂饮食,部分高脂血症患者须进行降脂治疗如他汀类药物;CsA 的药物血浓度受部分药物影响,如钙离子拮抗剂、甲泼尼龙、雄激素、四环素、酮康唑能增加 CsA 浓度,而利福平、苯巴比妥、复方新诺明可减低 CsA 血药浓度。在临床上连续使用 CsA 3 个月蛋白尿减少不足 50%,即认为 CsA 耐药,应停用环孢素改用其他治疗。因本药可致肾间质小管的损伤,用药期间须监测药物浓度;同时建议每 3 个月监测肾功能(包括肾小管功能)1 次,如果血肌酐较基础值增高>30%(即便这种增加在正常范围内)或伴有肾小管功能异常时,应将 CsA 剂量减少 25%~50%或停药;当肾功能迅速下降、血肌酐增加与尿蛋白减少相分离、接受 CsA 治疗 2 年以上时应考虑肾活检以及时发现肾毒性的组织学依据(环孢素相关肾病)。SinhaA 指出较长期的治疗(2~3 年)、持续大量蛋白尿(1~3 个月)和治疗过程中出现高血压均是发生肾毒性的高危因素。

(3)他克莫司(TAC):TAC 是从土壤真菌中提取的一种大环内酯抗生素,分子结构、免疫抑制机制与 CsA 相同,均有抑制 T 淋巴细胞特别是 CD4 的活化及增殖,抑制 T 细胞的细胞因子基因转录,阻断 T 细胞产生 IL-2,干扰 T 细胞活化。作用约是 CsA 的 10~100 倍。TAC 具有高度脂溶性,口服主要从十二指肠及回肠吸收,在体内分布广泛,主要分布于肝、肾及消化道,到达血中最高浓度的时间约为 1h,半衰期 4~41h,24h 后从体内消失,多数患者口服后 3 天内可以达到稳定的血液浓度状态。TAC 通过与胞质内的 FKBP12 相结合,从而与 Calcineurin 发生反应,抑制 IL-2 基因的表达。

①剂量:0.10~0.15mg/(kg·d),维持血药浓度 5~10ng/mL,疗程 12~24 个月。

②注意事项:同 CsA。在使用 TAC 前查 CD4、CD8 与他克莫司(TAC)基因型,如 CD4 增高或 TAC 基因型为 3/3 或 3/1 可考虑选择 TAC。TAC 的治疗窗窄,需要根据血药浓度监测的结果调整剂量,开始 1 个月内每 1~2 周监测他克莫司(TAC)的血药浓度,而后 2~4 周监测 TAC 的血药浓度。诱导期 3~6 个月,连续使用 TAC3 个月蛋白尿仍较基线值减少<50%,即认为 TAC 耐药,应停用他克莫司改用其他治疗;有效则建议诱导 6 个月后逐渐减量维持,每 3 个月减 25%。他克莫司肾毒性的发生率似乎与 CsA 相似。

(4)吗替麦考酚酯(MMF):MMF 是由青霉素属真菌产生的具有抗代谢的霉酚酸半合成物,是霉酚酸(MPA)的 2-吗啉基乙酯化产物,可高效、非竞争性、可逆性抑制次黄嘌呤核苷单磷酸脱氢酶(IMPDH)的活性。IMPDH 是淋巴细胞合成鸟嘌呤核苷酸的关键酶,对其抑制可使细胞停留在细胞周期的 G0 期。因此,MMF 对 T、B 淋巴细胞有高度选择性,可抑制细胞增殖。也发现 MMF 可直接抑制 B 淋巴细胞抗体的产生。MMF 还可抑制淋巴细胞和单核细胞中与黏附于内皮细胞有关的糖蛋白的糖基化,使 T 细胞与内皮细胞的黏附减少、穿越内皮细胞的能力下降、炎症部位淋巴细胞的聚集减少。

①剂量:20~30mg/(kg·d)或 800~1200mg/m²,分两次口服(最大剂量 lg,每天 2 次),疗程 12~24 个月。

②注意事项:MMF 毒不良反应主要有胃肠道反应和感染;少数患者出现潜在的血液系统骨髓抑制,如贫血、白细胞减少、肝脏损害。

(5)利妥昔布(RTX):RTX 是一种人鼠嵌合型单克隆抗体,含 1328 个氨基酸,相对分子质量约 144000,含有鼠轻链、重链可变区序列和人 IgGl 抗体的恒定区序列;其通过特异性结合 B 淋巴细胞表面的 CD20 而清除 B 淋巴细胞。CD20 是一种相对分子质量约为 35000 的磷酸化蛋白质分子,主要表达于正常 B 淋巴细胞及 B 淋巴瘤细胞表面,不表达于正常浆细胞、造血干细胞、正常血细胞及其他正常组织中。其功能尚不完全明确,但可能在 B 淋巴细胞的增殖、分化及钙通道调节中发挥重要作用。一个假说认为其作用在于诱导 Treg。有研究发现 rituximab 治疗 1 个月后可以使各种 CD4⁺ 调节性细胞增加,Treg 和 Th3 可持续增加至治疗后 3 个月。更为重要的是治疗后 Treg 的抑制功能显著增加。T 细胞的凋亡延长至 1 个月。尿蛋白的延迟下降或许不是直接清除外周 B 细胞所致,而是涉及到募集 Treg 的更复杂的机制,Treg 可以直接与 B 细胞接触或通过分泌性 TGF-β₁ 抑制 B 细胞的增殖和活化。B 细胞是直接参与 PNS 的发病,还是间接通过 Treg 参与其中,有待深入研究。2012 年,Kemper 等对 RTX 治疗 37 例 SDNS 患儿的回顾性分析显示 RXT 治疗 1 年和 2 年缓解率分别为 70.3% 和 41%。2013 年,Ito 等总结了 RTX 治疗 53 例 SDNS/FRNS 患儿的多中心结果,显示治疗后 77% 的患儿停用激素,31% 停用 CsA,51% 的患者随访过程中复发,复发时间为治疗后

(6.6±5.5)个月,无复发时间为(17.3±7.8)个月。

①剂量:每次 375mg/m²,每周 1 次,用 1~4 次。对上述治疗无反应、不良反应严重的 SDNS 患儿,RTX 能有效地诱导完全缓解,减少复发次数,能完全清除 CD19 细胞 6 个月或更长,与其他免疫抑制剂合用有更好的疗效。但应用 RTX 后 B 淋巴细胞被清除,但血清免疫球蛋白水平无明显下降。

②注意事项:绝大多数 PNS 患儿对 RTX 治疗能够耐受,不良反应发生率为 36%(40/110 例),症状多不重。不良反应主要出现于第 1 次静脉滴注期间,多与输液相关的综合征有关,包括发热、寒战、面部潮红、皮疹,偶尔出现支气管痉挛或低血压,可通过减慢滴注速度或暂停滴注来处理。输注前预防性应用抗组胺药、对乙酰氨基酚及激素可有效预防不良反应。偶出现一过性血中性粒细胞减少,但感染发生率未见增加。但有 1 例患儿出现严重的轮状病毒胃肠炎;1 例尽管预防性应用磺胺甲基异噁唑,后来仍发展为卡氏肺囊虫肺炎;1 例出现 RTX 相关性肺损伤;1 例出现致命的肺纤维化。值得临床重视。

(6)长春新碱(VCR):VCR 是从长春花中提取的一种生物碱,能与微管蛋白结合,抑制微管蛋白的聚合,阻断纺锤体的形成,使有丝分裂停止,细胞阻滞于分裂间期,因此 VCR 是细胞周期特异性药物,主要作用于 M 期。

①剂量:1mg/m²,每周 1 次,连用 4 周,然后 1.5mg/m²,每月 1 次,连用 4 个月。能诱导 80%SDNS 缓解,对部分使用 CTX 后仍 FRNS 的患儿可减少复发次数。

②不良反应:主要不良反应为腹痛、肠梗阻、脱发、便秘和血管外渗灼伤。

(7)雷公藤多苷(TWH):雷公藤多苷作为一类新型广谱的免疫抑制剂,有别于已经普遍应用于临床的糖皮质激素、环磷酰胺、环孢素 A 等。雷公藤多苷的用药量与其疗效在一定范围内有着明显的剂量一效应关系,有学者发现在 0.01μg/mL 浓度下并不引起明显的淋巴细胞增生抑制作用,在 0.1μg/mL 时产生抑制作用加强,但并非剂量越大效果越好。现行雷公藤多苷使用说明书已明确规定在儿童禁止使用。

①剂量:雷公藤多苷片剂量:1mg/(kg·d),最大剂量≤60mg/d,分 2~3 次口服。3 个月一疗程,儿童一年只用一个疗程。

②不良反应:a.对性腺的抑制作用,尤其对于正处在青春发育期的儿童和青少年慎用。停药后部分患儿可恢复。b.可引起恶心、呕吐、腹胀、腹痛、食欲减退等症状,一般能耐受。c.皮肤黏膜反应较多,可出现皮肤变薄、色素沉着、皮疹、口腔溃疡、痤疮、指甲变薄等。d.骨髓抑制作用,可引起白细胞计数和血小板减少,但少见。e.偶可引起心悸、胸闷、心律失常;或肝肾功能受损;或头晕、头痛、失眠、脱发等。

3.免疫调节剂左旋咪唑

一般作为激素辅助治疗,适用于常伴感染的 FRNS 和 SDNS。剂量:2.5mg/kg,隔日服用 12~24 个月。左旋咪唑在治疗期间和治疗后均可降低复发率,减少激素用量,在某些患儿可诱导长期缓解。KDIGO 指南推荐左旋咪唑 2.5mg/kg 隔日至少 1 年。2013 年一项 Meta 分析显示左旋咪唑 2~2.5mg/kg 隔日应用 4~12 个月可将降低复发风险。2014 年,Ekambaram 等对 97 例 SDNS 或 FRNS 患儿的回顾性研究显示该药有效率 77.3%,对 FRNS 效果好于 SDNS。

不良反应可有胃肠不适、流感样症状、皮疹、中性粒细胞下降、惊厥、皮肤血管炎和肝毒性。停药即可恢复。

(六)SRNS 的治疗

1.在缺乏肾脏病理检查的情况下

环磷酰胺(CTX)可作为 SRNS 的首选治疗药物。中华医学会儿科学分会肾脏病学组制定的激素耐药肾病综合征诊治循证指南推荐采用激素序贯疗法:泼尼松 2mg/(kg·d)治疗 4 周后尿蛋白仍阳性时,可考虑以大剂量甲泼尼龙(MP)15~30mg/(kg·d),每天 1 次,连用 3 天为 1 疗程,最大剂量不超过 1g。冲击治疗 1 疗程后如果尿蛋白转阴,泼尼松按激素敏感方案减量;如尿蛋白仍阳性者,应加用免疫抑制剂,同时隔日晨顿服泼尼松 2mg/kg,随后每 2~4 周减 5~10mg,随后以一较小剂量长期隔日顿服维持,少数可停用。

注意事项:建议 MP 治疗时进行心电监护。下列情况慎用 MP 治疗:①伴活动性感染;②高血压;③有胃肠道溃疡或活动性出血者。

KDIGO 则推荐钙调神经磷酸酶抑制剂(CNI)作为 SRNS 的首选药物治疗。但也建议与小剂量糖皮质激素联合治疗。同时不建议 CTX 治疗儿童 SRNS。

2.根据不同病理类型的治疗方案 SRNS 儿童常见病理类型

以非微小病变为主,包括局灶节段性肾小球硬化(FSGS)、系膜增生性肾小球肾炎(MsPGN)、膜增生性肾小球肾炎(MPGN)、膜性肾病(MN)。微小病变(MCD)初治时只有少部分患儿出现激素耐药。免疫荧光以 IgM 或 C1q 沉积为主的肾病患儿常出现激素耐药。

(1)病理类型为微小病变型:①CTX:为首选药物,静脉 CTX 冲击的完全缓解率较口服 CTX 效果更佳;②环孢素(CsA)。

(2)病理类型为 FSGS:①CsA:为首选药物,至少应用 3 个月,在蛋白尿完全缓解后,CsA 应逐渐减量,总疗程 1~2 年;②他克莫司(TAC);③激素联合 CTX 治疗:大剂量 MP 冲击 1~3 疗程后,序贯泼尼松口服联合 CTX 静脉治疗,疗程 6 个月~1 年;④其他:尚可以长春新碱(VCR)冲击、利妥昔单抗静脉滴注和吗替麦考酚酯(MMF)口服等治疗。

(3)病理类型为 MsPGN:可参考选用静脉 CTX 冲击、CsA、TAC 等治疗。

(4)病理类型为 MPGN:可选用大剂量 MP 冲击序贯泼尼松和 CTX 冲击,也可以考虑选用其他免疫抑制剂如:CsA 或 TAC 或 MMF。

(5)病理类型为 MN:儿童原发性膜性肾病很少。成人 MN 治疗建议首选 ACEI(或)ARB 类药物,若大量蛋白尿、肾功能不断恶化或经上述治疗无明显好转,可选用 CsA 和低剂量泼尼松治疗,至少 6 个月,或咪唑立宾(MZR)或 TAC 治疗。

3.使用免疫抑制剂的注意事项

激素耐药型肾病的治疗相对棘手。经过近半个世纪的探索,FRNS 和 SDNS 的治疗已取得长足进步。经循证医学分析,CTX、CsA 和左旋咪唑等有比较充分的证据能延长缓解期和减少复发,可作为首选的非激素治疗药。长达 5 年的随访显示,CTX 治疗的患儿复发率较 CsA 更低,无复发时间更长,但使用时须注意患儿的年龄,尤其对青春期应予高度的重视。从循证医学的证据看 MMF、TAC、RTX 等在治疗方面也显示出明显的效果。因此,对难治性肾病患儿用药时,应考虑免疫抑制剂的不良反应、治疗的时间和费用、结合患儿的个体差异和对药物的耐受情况,由医师和患儿(或家属)共同选择,同时要避免过度和不恰当的使用,以避免药物的滥用和不良反应。切记不要用生命的代价追求患儿的完美缓解。

4.重视辅助治疗

(1)ACEI 和(或)ARB 是重要的辅助治疗药物,不仅可以控制高血压,而且对改善肾小球局部血流动力学、减少尿蛋白、延缓肾小球硬化有良好作用。尤其适用于伴有高血压的 NS。常用制剂有卡托普利、依那普利、福辛普利等。来自儿童患儿的 RCT 研究证实氯沙坦和依那普利治疗可使尿蛋白分别下降 30.0％和 40.5％,两种药物耐受性较好,氯沙坦较依那普利不良反应少。

(2)由于肾病往往存在高凝状态和纤溶障碍,易并发血栓形成。有高凝状态或静脉血栓形成的患者应尽早使用抗凝和溶栓治疗。

①肝素钠:1mg/(kg·d),加入 10％葡萄糖液 50～100mL 中静脉点滴,每天 1 次,2～4 周为一疗程。亦可选用低分子肝素。病情好转后改口服抗凝药维持治疗。

②尿激酶:有直接激活纤溶酶溶解血栓的作用。一般剂量 3 万～6 万 U/d,加入 10％葡萄糖液 100～200mL 中,静脉滴注,1～2 周为一疗程。血栓严重病例须用尿激酶冲击治疗,尿激酶剂量≥5000U/(kg·d)。

③口服抗凝药:双嘧达莫,5～10mg/(kg·d),分 3 次饭后服,6 个月为一疗程。

(3)有高脂血症存在可考虑使用降脂药物如他汀类药物;有肾小管与间质病变的患儿可加用冬虫夏草制剂,其作用能改善肾功能,减轻毒性物质对肾脏的损害,同时可以降低血液中的胆固醇和甘油三酯,减轻动脉粥样硬化;伴有肾功能不全可应用大黄制剂。

(七)遗传性肾病综合征的治疗

对于遗传性肾病综合征(NS)遗传学特征和致病基因突变的检测分析,已知其对激素及免疫抑制剂治疗无反应,临床绝大多数表现为激素耐药型肾病综合征(SRNS),则目前国内外主张对于确诊的遗传性肾病综合征不予激素或免疫抑制剂治疗,避免不必要的治疗或过度治疗。Buscher 等发现钙调神经磷酸酶抑制剂对遗传性 SRNS 者的完全缓解率仅为 3％,部分缓解率为 16％。治疗则以养肾护肾、对症处理为主,以延缓肾脏病理慢性进展为目的。随访 10 年后 30％～40％的患儿进展至终末期肾病(ESKD)。

八、预后

肾病综合征的预后转归与其病理变化关系密切。微小病变型预后最好,灶性肾小球硬化和系膜毛细血管性肾小球肾炎预后最差。微小病变型 90％～95％的患儿对首次应用糖皮质激素有效。其中 85％可有复发,复发在第一年比以后更常见。如果一个小儿 3～4 年还没有复发,其后有 95％的机会不复发。微小病变型发展成尿毒症者极少,绝大多数死于感染或激素严重不良反应等。SRNS 患者预后差。SRNS 患儿 5 年肾存活率为 71.5％～94.3％,对钙调神经磷酸酶抑制剂耐药者和 FSGS 预后差。对于 SRNS 经久不愈者应尽可能检查有否相关基因突变,以避免长期无效的药物治疗。

第三节　IgA 肾病

IgA 肾病是 1968 年由 Berger 首先描述的,以系膜增生及系膜区显著弥漫的 IgA 沉积为特征的一组肾小球疾病。其临床表现多种多样,以血尿最为常见。IgA 肾病可分为原发性和继发性两种类型,后者常继发于肝硬化、肠道疾病、关节炎以及疱疹性皮炎等疾病,也以肾小球系膜区显著的 IgA 沉积为特点。原发性 IgA 肾病在世界许多地方被认为是一种最常见的肾小球肾炎,而且是导致终末期肾衰的常见原因之一。

一、流行病学

本病依赖病理诊断,因此其在普通人群中的发病率并不清晰。现有的流行病学资料均是以同期肾活体组织检查乃至肾脏病住院人数作参照对象统计得来的。中华儿科学会肾脏病学组统计全国 20 个单位,1979～1994 年共 2315 例肾活检标本中,IgA 肾病 168 例,占 7.3%。该病在年长儿及成人中更多见,在原发性肾小球疾病肾活体组织检查中,IgA 肾病在北美占 10%左右,欧洲 10%～30%,亚太地区最高,我国为 30%,日本甚至高达 50%。

二、病因及发病机制

病因还不十分清楚,与多种因素有关。由于肾组织内有 IgA、C_3 或/和 IgA、IgG 的沉积,因此 IgA 肾病是一种免疫复合物性肾炎,其发病与 IgA 免疫异常密切相关,目前有关研究已深入到 IgA 分子结构水平。

(一)免疫球蛋白 A 的结构与特征

IgA 是一种重要的免疫球蛋白,约占血清总免疫球蛋白的 15.2%,80%的血清 IgA 是以单体四条链的形式出现,单体间的连接靠二硫键和 J 链稳定。依 α 重链抗原性不同,将 IgA 分为 2 个血清型,即 IgA_1 和 IgA_2。

IgA_1 是血清中的主要亚型,占 80%～90%,IgA_2 仅占 10%～20%。IgA_1 绞链区比 IgA_2 长 1 倍,IgA_2 又可分为 $IgA_2m(1)$ 和 $IgA_2m(2)$,尽管血清 IgA_2 浓度仅及 IgA_1 的 1/4,但分泌液中 IgA_2 浓度与 IgA_1 相等。在 $IgA_2m(1)$ 结构中,α 链与轻链间无二硫键,靠非共价键连接,但轻链间及 α 链间则由二硫链相连接。

另一种形式的 IgA 称为分泌型 IgA(SIgA),存在于人的外分泌物中,如唾液、眼泪、肠内分泌物以及初乳中。分泌型 IgA 与血清型不同,它是一个二聚体分子,带一个 J 链和另一个外分泌成分(SC)组成(IgA)2-J-SC 复合物。而血清型则是(IgA)2-J 组成。

J 链由 137 个氨基酸构成,分子量 1500,是一种酸性糖蛋白,含 8 个胱氨酸残基,6 个与链内二硫链形成有关,而 2 个与 α 链的连接有关。已知 α 链的 C 末端有 18 个额外的氨基酸残基,J 链是通过与 α 链的 C 端的第 2 个半胱氨酸残基与 α 链相连的。两者都是由浆细胞产生,并且在分泌时就连接在一起了。

SC 是由黏膜组织或分泌腺体中的上皮细胞合成的,通过二硫键同入 SlgA 的两个单体

IgA 中的一个相连接,SC 是由 549～558 个氨基酸组成的多肽链,分子量约 7 万,糖基含量高达 20%。其多肽链上有 5 个同源区,每个同源区由 104、114 个氨基酸组成,这些同源区在立体结构上与 Ig 相似。现已知连接到 α 链是在 Fc 区,但精确定位尚不清楚。SIgA 的构型可能是:①一种堆加起来的 Y 型排列;②末端对末端的排列,两个 IgA 通过 Fcα 区相连接,组成双 Y 字形结构。

局部组织浆细胞产生的(IgA)$_2$-J 通过:①与上皮细胞基底侧表面的 SC 结合后,形成 IgA-J-SC,转送到一个囊泡中的顶端表面而分泌出去;②(IgA)$_2$-J 经淋巴管进入血液循环,同肝细胞表面的 SC 结合而清除,再经肝细胞的囊泡机制而转送入胆道,并最终进入肠道。

血清 IgA 末端相互连接可形成末端开放的多聚体,而且一个明显的特征是多聚体大小的异质性,血清中 IgA 有 20% 是以多聚体形或存在的,且沉降系数为 10S、13S 及 15S 不等,此外 IgA 有易于同其他蛋白质形成复合物的倾向,这都是由于 α 链的氨基酸残基极易于形成分子间的二硫键。IgA 分子结构的这些特性在 IgA 肾病的发生上有重要意义。

(二)IgA 在肾小球系膜区的沉积

在 IgA 肾病中,IgA 沉积的方式与肾小球的病理变化是相平行的。系膜区的 IgA 沉积伴随系膜增生,毛细血管上的沉积则伴随血管内皮的改变。

引起 IgA 沉积的病理因素有:①抗原从黏膜处进入体内并刺激 IgA 免疫系统,抗原成分范围很广,包括微生物及食物(卵白蛋白、牛血清白蛋白、酪蛋白和胶)等;②IgA 免疫反应异常导致高分子量的多聚 IgA 形成;③结合抗原的多聚 IgA 通过静电(λ 链)、受体(FcαR)或与纤维连接蛋白结合而沉积于肾脏,已发现血清中 IgA-纤维连接蛋白复合物是 IgA 肾病的特征;④其他 IgA 清除机制(如肝脏)的受损或饱和。

现有的研究表明,IgA 肾病中在肾小球内沉积的 IgA 主要是多聚的 λ-IgA$_1$,IgA 肾病患者的血清 IgA,多聚 IgA 和 λ-IgA$_1$ 水平均可见增高。患者 B 细胞存在 β-1,3 半乳糖基转移酶(β-1,3GT)的缺陷,导致 IgA$_1$ 绞链区 O 型糖基化时,末端链接的半乳糖减少,这一改变可能影响 IgA,与肝细胞上的寡涎酸蛋白受体(ASGPR)结合而影响 IgA 的清除,而且能增加其与肾脏组织的结合而沉积。

Harper 等采用原位杂交技术研究发现 IgA 肾病肠道黏膜表达合成多聚 IgA 的必需成分 J 链 mRNA 水平降低,而骨髓则升高。此外,扁桃体 PIgA$_1$ 产生也增多。由于扁桃体 PIgA 产量远低于黏膜及骨髓,因此,沉积在肾组织中的 PIgA$_1$ 可能主要来源于骨髓而非扁桃体及黏膜。

(三)IgA 肾病的免疫异常

对 IgA 肾病体液及细胞免疫的广泛研究,表明 IgA 肾病患者存在免疫异常,包括:

1.自身抗体

Fomesier 等已在肾病患者血清中发现有针对肾脏系膜细胞胞质大分子成分的抗体。此外还有针对基底膜 Ⅰ、Ⅱ、Ⅲ 型胶原纤维、层黏蛋白及 Gliadin 等成分的抗体。在部分患者血液中还发现 IgA 型抗中性粒细胞胞质抗体(IgA-ANCA)。IgA 肾病接受同种肾移植后,在移植肾中重新出现 IgA 肾病病理改变者高达 40%～50%,这些资料均说明自身抗体在 IgA 肾病的发病中起重要作用。

2.细胞免疫

研究表明,细胞免疫功能的紊乱也在 IgA 肾病发病中起重要作用。IgA 特异性抑制 T 细胞活性的下降导致 B 淋巴细胞合成 IgA 的增加。T 辅助细胞(Th)数在 IgA 肾病活动期也增高,因此活动期时 Th/Ts 增高。具有 IgA 特异性受体的 T 细胞称为 Tα 细胞,Tα 细胞具有增加 IgA 产生的作用。有人发现 IgA 肾病尤其是表现为肉眼血尿的患者 Tα 明显增多,Tα 辅助细胞明显增多导致了 IgA 合成的增多。

3.细胞因子与炎症介质

许多细胞因子参与了免疫系统的调节,包括淋巴因子、白介素(IL)、肿瘤坏死因子以及多肽生长因子,这些细胞因子对于行使正常的免疫功能起重要作用,在异常情况下也会导致细胞因子网络的失调,从而产生免疫损伤。在肾小球系膜细胞增生的过程中,细胞因子与炎症介质(补体成分 MAC、IL_1、MCP-1 及活性氧等)发挥着重要作用。

4.免疫遗传

已有家族成员先后患 IgA 肾病的报道,提示遗传因素在 IgA 肾病中有重要作用。IgA 肾病相关的 HLA 抗原位点也报道不一,欧美以 Bw_{35},日本和我国以 DR_4 多见,也有报道我国北方汉族以 DRW_{12} 最多见,此外还有与 B_{12}、DR_1 以及 IL-RN.2 等位基因、ACE D/D 基因型相关的报道。

三、病理

光镜表现为肾小球系膜增生,程度从局灶、节段性增生到弥散性系膜增生不等。部分系膜增生较重者可见系膜插入,形成节段性双轨。有时还见节段性肾小球硬化、毛细血管塌陷及球囊粘连。个别病变严重者可出现透明样变和全球硬化,个别有毛细血管管袢坏死及新月体形成。Masson 染色可见系膜区大量嗜复红沉积物,这些沉积物具有诊断价值。Ⅰ、Ⅲ、Ⅳ 型胶原及层黏蛋白、纤维结合蛋白在 IgA 肾病肾小球毛细血管袢的表达明显增加,Ⅰ、Ⅲ 型胶原在系膜区表达也明显增加,多数患者肾小管基底膜 Ⅳ 型胶原表达也增加。

电镜下主要为不同程度的系膜细胞和基质增生,在系膜区有较多的电子致密物沉积,有些致密物也可沉积于内皮下。近年报道,肾小球基底膜超微结构也有变化,10% 左右的 IgA 肾病有基底膜变薄,究竟是合并薄基底膜病还是属于 IgA 肾病的继发改变尚不清楚。

四、临床表现

本病多见于年长儿童及青年,男女比为 2:1,起病前多常有上呼吸道感染的诱因,也有由腹泻及泌尿系感染等诱发的报告。临床表现多样化,从仅有镜下血尿到肾病综合征,均可为起病时的表现,各临床表现型间也可在病程中相互转变,但在病程中其临床表现可相互转变。

80% 的儿童 IgA 肾病以肉眼血尿为首发症状,北美及欧洲的发生率高于亚洲,常和上呼吸道感染有关(Berger 病);与上呼吸道感染间隔很短时间(24~72h),偶可数小时后即出现血尿。且多存在扁桃体肿大,扁桃体切除后多数患者肉眼血尿停止发作。

也有些患儿表现为血尿和蛋白尿,此时血尿既可为发作性肉眼血尿,也可为镜下血尿,蛋白尿多为轻-中度。

以肾病综合征为表现的 IgA 肾病约占 15%～30%，三高一低表现突出，起病前也往往很少合并呼吸道感染。

亦有部分病例表现为肾炎综合征，除血尿外，还有高血压及肾功能不全。高血压好发于年龄偏大者，成人占 20%，儿童仅 5%。高血压是 IgA 肾病病情恶化的重要标志，多数伴有肾功能的迅速恶化。不足 5% 的 IgA 肾病患者表现为急进性肾炎。

五、实验室检查

1.免疫学检查

约 1/4～1/2 患者血 IgA 增高，主要是多聚体 IgA 的增多；约 1/5～2/3 患儿血中可检出 IgA 循环免疫复合物和（或）IgG 循环免疫复合物；少数患者有抗"O"滴度升高；补体 C_3、C_4 多正常。IgA 型类风湿因子以及 IgA 型 ANCA 也时常为阳性，有人认为血中升高的 IgA-纤维结合蛋白复合物是 IgA 肾病的特征性改变，有较高诊断价值。

2.免疫病理

肾脏免疫病理是确诊 IgA 肾病唯一关键的依据。有人进行皮肤免疫病理检查发现，20%～50% 患者皮肤毛细血管壁上有 IgA、C_3 及备解素的沉积，Bene 等报告皮肤活体组织检查的特异性和敏感性分别为 88% 和 75%。

六、诊断

1.诊断

年长儿童反复发作性肉眼血尿并多有上呼吸道或肠道感染的诱因，应考虑本病；表现为单纯镜下血尿或肉眼血尿或伴中等度蛋白尿时，也应怀疑 IgA 肾病，争取尽早肾活体组织检查。以肾病综合征、急进性肾炎综合征和高血压伴肾功能不全为表现者也应考虑本病，确诊有赖肾活体组织检查。

2.WHO 对本病的病理分级

Ⅰ级：光镜大多数肾小球正常，少数部位有轻度系膜增生伴/不伴细胞增生。称微小改变，无小管和间质损害。

Ⅱ级：少于 50% 的肾小球有系膜增生，罕有硬化、粘连和小新月体，称轻微病变，无小管和间质损害。

Ⅲ级：局灶节段乃至弥散性肾小球系膜增宽伴细胞增生，偶有粘连和小新月体，称局灶节段性肾小球肾炎。偶有局灶性间质水肿和轻度炎症细胞浸润。

Ⅳ级：全部肾小球示明显的弥散性系膜增生和硬化，伴不规则分布的、不同程度的细胞增生，经常可见到荒废的肾小球。少于 50% 的肾小球有粘连和新月体。称弥散性系膜增生性肾小球肾炎。有明显的小管萎缩和间质炎症。

Ⅴ级：与Ⅳ级相似但更严重，节段和（或）球性硬化、玻璃样变以及球囊粘连，50% 以上的肾小球有新月体，称之为弥漫硬化性肾小球肾炎。小管和间质的损害较Ⅳ级更严重。

七、鉴别诊断

诊断儿童原发性 IgA 肾病时,具体需要鉴别的疾病包括:

1.紫癜性肾炎

肾病理及免疫病理与 IgA 肾病相同,但伴有典型的肾外表现,如皮肤紫癜、关节肿痛、腹痛和黑粪等,可资鉴别。

2.急性链球菌感染后肾小球肾炎

也可以表现为感染后发作性肉眼血尿,但多在感染后 1～3 周出现尿检异常,存在潜伏期,自愈倾向,实验室检查(如 C3 下降、ASO 升高)以及肾脏病理(毛细血管内增生性肾小球肾炎),可资鉴别。

3.薄基底膜肾病

常为持续性镜下血尿,常有阳性血尿家族史,肾免疫病理表示 IgA 阴性,电镜下弥散性肾小球基底膜变薄,可资鉴别。

4.慢性肝硬化

50%～90%的酒精性肝硬化患者肾组织可表示以 IgA 为主免疫球蛋白沉淀,但仅很少数患者有肾受累的临床表现,且依据肝硬化存在病史等,可资区别。

八、治疗

目前,原发性 IgA 肾病发病机制尚未完全清楚,尚无特异性治疗。由于本症临床表现呈现多样性、反复性、慢性进展性以及临床病理的不平行性等特点,迄今为止,关于儿童 IgA 肾病的高质量、多中心、随机对照的临床研究并不多。

目前主要根据 IgA 肾病患儿的临床表现和肾脏病理制订治疗方案。具体药物包括:肾上腺糖皮质激素和多种免疫抑制剂、血管紧张素转化酶抑制剂(ACEI)和血管紧张素受体拮抗剂(ARB)、鱼油以及抗凝药物等,疗效较为确定,旨在抑制异常的免疫反应、延缓慢性进展以及对症处理(降压、利尿);其他治疗,包括扁桃体摘除、IVIG、血浆置换等,已有的研究证据级别较低、疗效尚不肯定。

中华医学会儿科学分会肾脏学组在 2010 年颁布的循证指南中,建议儿童 IgA 肾病治疗如下:

(一)以血尿为主要表现的原发性 IgA 肾病的治疗

1.持续性镜下血尿

目前多数观点认为孤立性镜下血尿、肾脏病理Ⅰ级或Ⅱ级无需特殊治疗,但须定期随访,如随访中出现病情变化(如合并蛋白尿、持续性肉眼血尿、高血压等)应重新评价。针对此症国内临床见有中(成)药的实际应用,但有效性尚缺乏循证证据支持。

2.肉眼血尿

对与扁桃体感染密切相关的反复发作性肉眼血尿,可酌情行扁桃体摘除术[C/Ⅱa],但是否确能减少肉眼血尿的发生还有待于多中心、大样本的前瞻性研究证实。对临床持续2～4周以上的肉眼血尿者,专家建议可试用甲泼尼龙(MP)冲击治疗1～2疗程[C/Ⅱa]。

(二)合并蛋白尿时原发性 IgA 肾病的治疗

1.轻度蛋白尿

指24h蛋白尿定量＜25mg/kg,以及肾脏病理Ⅰ级、Ⅱ级是否需要药物治疗并未达成一致看法。可以考虑应用 ACEI 治疗[B/Ⅱa]。抗氧化剂维生素 E 有降尿蛋白的作用,尚缺少来自多中心的大样本临床试验的证实[B/Ⅱa]。

2.中度蛋白尿

指24h尿蛋白定量 25～50mg/(kg·d),或肾脏病理仅显示中度以下系膜增生,建议应用 ACEI 类药物降低尿蛋白,也可以联合应用 ACEI 和 ARB 以增加降低蛋白尿的疗效[B/Ⅰ]。注意当内生肌酐清除率＜30mL/(min·1.73m²)时慎用。

对于应用鱼油控制 IgA 肾病中度蛋白尿、延缓疾病进展的临床研究结果不一,但新近来自多中心、随机、对照临床试验的结果,每天 ω-3 脂肪酸组和隔日泼尼松治疗组并没有显示出优于安慰剂组的疗效[B/Ⅱb],因此专家并不推荐在临床治疗中为了控制蛋白尿、延缓肾脏病进展而单独应用。

3.肾病综合征型或伴肾病水平蛋白尿

指24h尿蛋白定量≥50mg/kg,或肾脏病理显示中度以上系膜增生,在应用 ACEI 和(或)ARB 基础上,采用长程激素联合免疫抑制剂治疗。关于免疫抑制剂的应用,首选环磷酰胺(CTX)[A/Ⅱa];也可以采用多种药物联合治疗:硫唑嘌呤(AZA)或联合糖皮质激素、肝素、华法林、双嘧达莫,其疗效显著优于单独应用糖皮质激素的疗效[A/Ⅱa]。激素为泼尼松口服[1.5～2mg/(kg·d)]4周后可改为隔日给药并渐减量,总疗程1～2年[A/Ⅰ]。此外,关于吗替麦考酚酯(MMF)、来氟米特、雷公藤多苷等药物的应用尚缺少多中心大样本的随机对照临床试验的证据,须结合临床实际酌情应用[B/Ⅱa]。

(三)伴新月体形成的原发性 IgA 肾病的治疗

当新月体肾炎或肾病理中新月体形成累及肾小球数＞25％～30％时,可以考虑首选甲泼尼龙冲击治疗,继之服泼尼松(用法同上),并每月予以 0.5g/m2CTX 冲击共 6 个月[C/Ⅱa];也可试用 CTX(冲击治疗或每天口服 1.5mg/kg)联合小剂量泼尼松龙(0.8mg/kg)治疗[C/Ⅱa]。

关于儿童 IgA 肾病应用激素和(或)免疫抑制剂的最佳剂量、疗程,国内外学者尚未达成共识;即便是最常用于指导我们临床工作的权威指南,包括中华医学会儿科学分会肾脏学组在2009 年颁布的儿童 IgA 肾病诊治循证指南、国际通用的改善全球肾病预后组织(KDIGO)建议,两者也存在诸多不一致之处。以临床较常见的、病情也相对重的肾病综合征型 IgA 肾病为例,2009 版的国内循证指南建议在应用 ACEI 和(或)ARB 基础上,采用长程激素联合免疫抑制剂治疗,其中免疫抑制剂首选环磷酰胺[A/Ⅱa],关于吗替麦考酚酯等的应用须结合临床实际酌情应用[B/Ⅱa];但 KDIGO 的建议是在 ACEI/ARB 治疗无效时、单用糖皮质激素(疗程 6 个月)治疗(2C),只有当肾脏病理 50％以上的肾小球有新月体形成且伴有肾功能迅速进行性下降时,才建议采用激素联合环磷酰胺治疗(2D);此外,KDIGO 不建议应用霉酚酸酯治疗 IgA 肾病(2C)。因此,对于临床表现为大量蛋白尿,但未达到新月体肾炎(伴有肾功能进行性下降)诊断标准的 IgA 肾病患儿,是否需要联合应用免疫抑制剂、究竟应该选用何种免疫抑制剂、哪一种治疗方案更安全有效,目前尚无确切答案,也缺乏高质量的临床研究或循证医学证据,亟待临床医师开展高质量的临床研究来回答。

第四节　过敏性紫癜性肾炎

过敏性紫癜(HSP)是以皮肤紫癜、出血性胃肠炎、关节炎及肾小球肾炎为主要特点的临床综合征。HSP 患儿中约有一半出现肾损害,此时称过敏性紫癜肾炎(HSPN)。HSPN 好发于学龄儿童,男多于女,是儿童最常见的继发性肾小球疾病。其基本病变是肾小球系膜区 IgA 沉积、系膜细胞增生伴或不伴新月体形成。肾损害多发生于出现皮肤紫癜的 3 个月内(95%),尽管有报道肾损害可出现在皮肤紫癜之前以及在皮肤紫癜 1 年之后,但在 6 个月后出现肾损害一般不应轻易视之为紫癜性肾炎。

一、病因及发病机制

HSP 是白细胞碎裂性小血管炎,是主要由 IgA 免疫复合物沉积引起的免疫复合物病,其病因仍未完全明了,可能与下列因素有关:感染、疫苗接种、虫咬、寒冷刺激、药物过敏和食物过敏等。尽管这些因素都可能诱发 HSP,但临床上仍难明确过敏源,脱敏治疗的效果往往难以令人满意。

鉴于 HSPN 免疫病理的显著特点是系膜区颗粒状 IgA 沉积,与 IgA 肾病改变极为相似,因此推测 IgA 在发病中有重要作用,甚至有人认为它们本质上是同一种疾病。进一步研究发现两者免疫发病机制确有惊人的一致性,如均有血清 IgA 升高、单体以及多聚体 IgA 升高、λ-IgA,升高,两者血清中均有循环 IgA 免疫复合物;沉积在肾小球上的均以多聚 IgA_1 为主,且有 J 链沉积;两者都有 C_{4a}、C_{4b} 亚型缺陷,都有 IgA_{10} 型糖基化异常等等。某医学院附属同济医院儿科对 120 例 HSPN 及 31 例 IgA 肾病进行了比较研究,发现 HSPN6.3% 有 IgG 沿肾小球毛细血管壁的线样沉积以及膜抗肾小球基底抗体阳性,而且 12.5% 不是以 IgA 为主要沉积物,因此,至少一部分 HSPN 中,其发病机制与 IgA 肾病显著不同。

HSPN 的肾脏损伤中补体发挥重要作用,补体的激活可能是通过旁路途径实现的:①IgA 无激活 C_{1q} 的能力,而能直接激活 C_3;②在肾小球系膜区证实有 C_3、备解素 C_3PA,而无 C_{1q} 及 C_4;③C_2 缺乏的患者易患本病。补体系统的激活,产生一系列炎症介质,导致局部炎性改变,继之发生凝血和纤溶系统障碍,出现小血管内血栓形成和纤维蛋白的沉积,最终导致肾小球损伤。

二、病理

HSPN 的基本病理改变为肾小球系膜增生和系膜区 IgA 沉积,严重时尚有新月体形成和肾小管坏死,病理改变轻重差别很大,国际小儿肾脏病研究会根据光镜下肾小球的改变将 HSPN 分为 6 型:

Ⅰ:肾小球轻微改变。

Ⅱ:单纯性系膜增生,不伴毛细血管祥局灶性改变及新月体。

Ⅱa:局灶节段性系膜增生。

Ⅱb:弥散性系膜增生。

Ⅲ:系膜增生并出现局灶改变(血栓、坏死、新月体及硬化)。

Ⅲa:局灶性改变。

Ⅲb:新月体出现,但<50%。

Ⅳ:系膜增生,50%~75%肾小球有新月体或局灶性改变。

Ⅳa:局灶性病变。

Ⅳb:新月体50%~75%。

Ⅴ:>75%肾小球有新月体或局灶病变。

Ⅴa:局灶性病变。

Ⅴb:新月体。

Ⅵ:膜增生性肾小球肾炎。

免疫荧光检查显示以系膜区团块状 IgA 沉积为主,可伴有 C_3、IgG 和备解素,但荧光强度较 IgA 为弱。即使光镜下病变呈局灶、节段分布,在免疫荧光镜下沉积物仍弥漫分布。严重者延伸于毛细血管壁内。皮下及肠道小血管壁也常见 IgA 沉积。电镜下可见系膜细胞增生,系膜基质增多和系膜区大小不等的细颗粒状电子致密物沉积,沉积亦可在内皮下。免疫电镜证实沉积物中主要含 IgA 及少量 C_3 和 IgG。这些改变轻者呈局灶性分布,重者呈弥散性分布。

三、临床表现

(一)肾外表现

主要是过敏性紫癜所致的皮肤、胃肠及关节等方面的症状与体征。

1.皮疹

对称性分布于双下肢伸侧,严重时可波及臀部、下腹及肘部。皮疹初为鲜红色,略高出皮面,可伴痒感及风团,并反复成批出现。

2.关节

1/2~2/3 患者出现关节肿痛,以膝关节和踝关节多见,活动可受限,一般数日内即可恢复。

3.胃肠道症状

1/3 患者出现阵发性腹部绞痛,脐周为主,可伴呕吐、黑便及呕血等,个别可出现肠梗阻、肠穿孔及肠套叠等。

4.其他

如鼻出血、咯血及心肌炎,少数伴头痛和抽搐。

(二)肾脏表现

以血尿和蛋白尿为主。

(1)血尿约一半患者出现肉眼血尿,均有镜下血尿。

(2)蛋白尿程度不等。

(3)水肿一般为轻-中度,非凹陷性,伴大量蛋白尿时可为凹陷性水肿。

(4)高血压。

(三)其他表现

HSP 可累及中枢神经系统、心血管系统以及胸膜外分泌腺等而出现相应症状。

四、实验室检查

血常规及出凝血试验均可正常,ESR 升高;IgA 可升高,并可检出 IgA 类风湿因子。其他如 IgG、IgA 及 IgE 均可增高或正常,血生化及肾功能可因临床表现类型的不同而正常或出现相应的异常改变。

尿液检查主要为血尿和蛋白尿,如有间质小管损害,可出现小分子蛋白如 RBP、β_2-微球蛋白及溶菌酶等增高。

五、诊断和鉴别诊断

中华医学会儿科分会肾脏病学组于珠海会议上制定的诊断标准为:

(一)诊断标准

在过敏性紫癜病程中(多数在 6 个月内),出现血尿和(或)蛋白尿。

(二)临床分型

(1)孤立性血尿或孤立性蛋白尿。

(2)血尿和蛋白尿。

(3)急性肾炎型。

(4)肾病综合征型。

(5)急进性肾炎型。

(6)慢性肾炎型。

由于 HSPN 在急性期有特征性出血性皮疹、腹痛、肠出血、关节炎和肾炎等特点,因此不难诊断。当临床表现不典型时,应与急性肾小球肾炎、IgA 肾病、狼疮性肾炎和急性间质性肾炎相鉴别。

HSP 肾炎和 IgA 肾病尽管免疫发病机制相似,但临床上有明显区别,IgA 肾病缺乏 HSP 肾炎的肾外表现。HSP 肾炎呈急性发病过程,临床表现轻重不一,病程较短,其肾损伤的程度取决于肾小球新月体的多少。而 IgA 肾病呈慢性持续性发展,较易发展为肾功能不全,新月体形成不甚明显,而节段性肾小球硬化较为突出。

六、治疗

(一)过敏性紫癜的治疗

注意休息,积极寻找和去除致病因素,如控制感染、补充维生素等。HSP 具有自限性,单纯皮疹通常不需要治疗。有荨麻疹或血管神经性水肿时,应用抗组胺药物和钙剂。腹痛时适当控制饮食,必要时禁食,建议小剂量的糖皮质激素治疗有利于迅速缓解病情。如泼尼松 $1\sim2mg/(kg \cdot d)$,分次口服或地塞米松、甲泼尼龙静脉滴注,症状缓解后即可停用。糖皮质激素还适用于关节炎、血管神经性水肿、肾损害较重者。当患者出现反复发作的坏死性皮疹或严重腹痛、消化道出血时建议加用 IVIG 治疗。要注意在皮疹出现后 $2\sim3$ 个月左右密切监测尿检,以便及时发现肾脏受累及时治疗。

(二)紫癜性肾炎的治疗

目前尚无较好的措施预防 HSP 发生肾炎。有学者建议在给予 HSP 患儿口服泼尼松 $1\sim2.5mg/(kg \cdot d) \times 1\sim4$ 周,预防发生 HSPN,但多数认为毫无益处。有研究提示肝素能够预防肾损害,但更应警惕其潜在的严重不良反应。

由于紫癜性肾炎患儿的临床表现与肾病理损伤程度不完全一致,后者能更准确反映疾病程度。建议在无条件肾活检时,可根据临床分型选择治疗方案。具体可参照中华医学会儿科分会肾脏病学组制定的紫癜性肾炎的诊治循证指南。

1.孤立性血尿或病理 1 级

只针对过敏性紫癜进行治疗,镜下血尿无确切的治疗建议。应密切监测患儿病情变化,至少随访 $3\sim5$ 年。

2.孤立性蛋白尿、血尿和蛋白尿或病理 Ⅱa 级

血管紧张素转换酶抑制剂(ACEI)和(或)血管紧张素受体拮抗剂(ARB)类药物有降蛋白尿的作用,建议可使用。国内也有用雷公藤多苷进行治疗,雷公藤多苷 $1mg/(kg \cdot d)$,分 3 次口服,每天剂量不超过 $60mg$,疗程 3 个月。除应注意其胃肠道反应、肝功能损伤、骨髓抑制及可能的性腺损伤的不良反应外,还应注意 2012 年国家食品药品监督局明文禁忌儿童使用,故使用一定慎重。

3.非肾病水平蛋白尿或病理 Ⅱb、Ⅲa 级

可参照前一级的用药。也有激素联合免疫抑制剂治疗的报道,如激素联合环磷酰胺治疗、联合环孢素治疗,但远期疗效待定。

4.肾病水平蛋白尿、肾病综合征或病理 Ⅱb、Ⅳ 级

这几组患儿临床症状及病理损伤均较重,建议采用激素联合免疫抑制剂治疗。若临床症状较重、病理呈弥散性病变或伴有新月体形成者,可选甲泼尼龙冲击治疗,$15\sim30mg/(kg \cdot d)$ 或 $1000mg/(1.73m^2 \cdot d)$,最大剂量不超过 $1g/d$,qd 或 qod,3 次为 1 疗程。有报道激素联合硫唑嘌呤治疗可以改善这类患儿的病理损伤程度及临床过程。其他免疫抑制剂环孢素、吗替麦考酚酯(MMF)等亦有明确疗效。中华医学会儿科学分会肾脏专业学组仍然建议首选糖皮质激素联合环磷酰胺冲击治疗,当环磷酰胺治疗效果欠佳或患儿不耐受环磷酰胺时再更换其他免疫抑制剂。

具体可选的治疗方案如下:

(1)糖皮质激素联合环磷酰胺冲击治疗:泼尼松 $1.5\sim2mg/(kg \cdot d)$,口服 4 周后渐减量,同时应用环磷酰胺 $8\sim12mg/(kg \cdot d)$,静脉滴注,连续应用 2 天、隔 2 周为一疗程,共 $6\sim8$ 个疗程,环磷酰胺累积量 $\leqslant150mg/kg$。

(2)糖皮质激素联合其他免疫抑制剂治疗

①糖皮质激素＋硫唑嘌呤：以泼尼松 2mg/(kg·d)分次口服，加硫唑嘌呤 2mg/(kg·d)时，泼尼松改为隔日 2mg/(kg·d)顿服，2 个月后渐减量；硫唑嘌呤总疗程 8 个月。

②糖皮质激素＋环孢素：环孢素口服 5mg/(kg·d)，监测血药浓度，维持谷浓度在 100～200ng/mL，疗程 8～12 个月；同时口服泼尼松 1～2mg/(kg·d)，并逐渐减量停药。注意环孢素 A 的停药反弹。

③糖皮质激素＋吗替麦考酚酯(MMF)：MMF15～20mg/(kg·d)，最大剂量 1g/d，分为 2～3 次口服，3～4 个月后渐减量至 0.25～0.5mg/(kg·d)，疗程 3～6 个月；联合泼尼松 0.5～1mg/(kg·d)，并逐渐减量。

此外，国内还有激素联合长春新碱或来氟米特治疗的临床报道，但疗效待定。

5.急进性肾炎或病理Ⅳ、Ⅴ级

由于患儿临床症状严重、病情进展较快建议采用三～四联疗法，常用方案为：甲泼尼龙冲击治疗 1～2 个疗程后口服泼尼松＋环磷酰胺(或其他免疫抑制剂)＋肝素＋双嘧达莫。亦有甲泼尼龙联合尿激酶冲击治疗＋口服泼尼松＋环磷酰胺＋华法林＋双嘧达莫治疗的文献报道。

近年来有小样本非随机研究报道，除药物治疗外，采用血浆置换技术可有效去除患者血浆中抗体、补体及免疫反应介质等，以缓解患儿病情进展，确切疗效有待证实。

6.辅助治疗

在以上分级治疗的同时，可加用抗凝剂和(或)抗血小板聚集药，多为双嘧达莫5mg/(kg·d)，肝素 1～2mg(kg·d)[C/Ⅰ]。ACEI 和(或)ARB 类药物有降蛋白尿的作用，对于有蛋白尿的患儿，无论是否合并高血压，建议可以使用。ACEI 常用制剂为贝那普利，5～10mg/d 口服；ARB 制剂为氯沙坦，25～50mg/d 口服。也有报道使用 IVIG 治疗 HSPN 可改善肾脏病理、临床症状及肾活动指数，但要注意其疗效反弹及 IVIG 配方中蔗糖成分的肾毒性。

7.改善全球肾脏病预后组织(KIDGO)的对儿童紫癜性肾炎治疗建议

(1)儿童 HSPN 患者，持续尿蛋白＞0.5～1g/(1.73m²·d)，建议 ACEI 或 ARB 治疗。

(2)已给予 ACEI 或 ARB 治疗但蛋白尿仍持续＞1g/(1.73m²·d)、GFR＞50mL/(min·1.73m²)的 HSPN 儿童，建议治疗与 IgAN 相同，采用 6 个月糖皮质激素治疗。

(3)儿童新月体型 HSPN 的治疗：对 NS 和(或)肾功能持续恶化的新月体型 HSPN，建议治疗方案与新月体 IgA 肾病相同。

七、预防

糖皮质激素是否能够预防过敏性紫癜患儿肾损害争议一直存在，有待进一步临床研究。值得注意的是一些早期出现的临床表现或病理改变有助于判断预后。如以肾病综合征或肾功能受损起病的 HSPN 是后期发生肾衰竭的危险因素。持续蛋白尿、高血压也是肾脏慢性进展的危险因素。肾活检发现肾小球毛细血管外增生的比例、Bowman 新月体形成的范围及比例分类Ⅳ、Ⅴ的患者发生终末期肾病的概率明显增高。

第五章　儿科神经系统疾病诊疗

第一节　癫痫

癫痫是由多种病因引起的慢性脑部疾患,以脑部神经元过度放电所致的突然、反复和短暂的中枢神经系统功能失常为特征。根据所侵犯神经元的部位和发放的范围,可表现为运动、感觉、意识、行为及自主神经功能等不同脑功能障碍。2005 年国际抗癫痫联盟(ILAE)对癫痫推荐的定义为:癫痫是一种脑部疾患,其特点是持续存在能产生癫痫发作的脑部持久性改变,并出现相应的神经生物学、认知、心理学以及社会学等方面的后果。规范合理的抗癫痫药物治疗,其控制率达 70%~80%左右。

一、病因

2017 年,ILAE 分类工作组建议将癫痫病因分为六大类:遗传性、结构性、代谢性、免疫性、感染性及病因不明,其中遗传性因素越来越被重视,每个癫痫患儿疾病的发生由遗传因素和环境因素共同体作用导致,这六大类是对癫痫病因的大致的分类,有条件的情况下要对其病因进行具体化描述,则更具有临床意义。

1.遗传因素

大量研究证明癫痫和遗传因素有关,目前已证实与遗传因素有密切关系的癫痫综合征有儿童良性癫痫伴中央颞区棘波、少年肌阵挛性癫痫、儿童失神癫痫等,同时症状性癫痫有许多遗传性疾病,如结节性硬化、神经纤维瘤病等,这些遗传性疾病造成脑损伤从而导致癫痫。

2.获得性因素

脑结构异常或代谢异常可产生致痫灶或降低惊厥阈值,这类疾病导致的癫痫为症状性,小儿癫痫获得性病因很多,其中遗传因素目前发现也比较多,其他常见病因有脑部病变、缺氧脑损伤、代谢和内分泌紊乱、中毒等。

3.诱发因素

感觉性诱因:发热、过度换气、代谢紊乱、身体应激、情感和精神紊乱、睡眠、过饱等。感觉性刺激:视觉刺激、听觉刺激、前庭刺激、嗅觉或味觉刺激、触觉或本体觉刺激。

4.年龄因素

不同年龄阶段引起癫痫的主要病因有所不同,年龄或脑的成熟程度不仅影响发作的倾向,也影响发作类型,小儿癫痫的病因及年龄分布特点对癫痫的诊断及防治有指导意义,如新生儿期癫痫需要考虑的病因有产伤、缺氧、颅内出血、高胆红素脑病、宫内感染、颅内感染等。

二、发病机制

癫痫的发病机制复杂,目前认为主要与中枢性神经系统的兴奋性与抑制性失衡及突触可塑性、离子通道异常、免疫及炎症因子、神经血管完整性、神经胶质细胞异常有密切关系。

1.中枢性神经系统的兴奋性与抑制性失衡(神经递质及受体)及突触的可塑性神经递质

主要有氨基酸类:γ氨基丁酸(GABA)、甘氨酸、谷氨酸(Glu)、天冬氨酸、牛磺酸等;单胺类:多巴胺、去甲肾上腺素、5-羟色胺及乙酰胆碱等。Glu 与 GABA 分别是中枢神经系统中最重要的兴奋性神经递质与抑制性神经递质,与癫痫发作密切关系。Glu 受体有离子型受体(AM2PA、KA 和 NMDA)和代谢型受体(mGluRs),分别与离子通道和 G-蛋白通道耦联,进而发挥作用。目前认为痫性发作时谷氨酸蓄积作用于离子型受体,使突触过度兴奋,从而诱发痫性发作。与癫痫有关的离子通道主要包括钠、钾、钙离子通道。离子通道基因突变都有可能改变通道蛋白的正常功能,可造成中枢神经系统溶液中 GABA 水平也有明显降低,导致癫痫发生。目前已有研究证实单胺类递质(多巴胺、去甲肾上腺素、5-羟色胺)对癫痫起抑制作用,而乙酰胆碱则对癫痫起促进作用。而近年来,一些遗传学方面的研究为这些递质在癫痫发生中的作用提供了更为直接的证据。比如在夜间额叶癫痫患者中发现编码烟碱样乙酰胆碱受体 β_2 亚基的 CHRN β_2 基因中发生了插入突变和错义突变。而对癫痫小鼠、基因重组和基因敲除小鼠进行的功能研究也发现烟碱乙酰胆碱受体的 α_4 亚基与癫痫易感性相关。突触的可塑性是指突触按一定规律或模式建立神经连接的形式,具有一定的特异性。目前研究认为癫痫患者在癫痫的形成过程中,脑内神经元之间形成异常的突触联系,从而形成病理性神经环路,进而导致大脑兴奋性增强。

2.离子通道异常

作为体内可兴奋性组织的兴奋性调节的结构基础,与癫痫的发生关系密切,目前的观点认为,很多特发性癫痫是一种"离子通道病"。当编码离子通道蛋白的基因发生突变时,可对离子通道的功能产生影响,从而引起神经组织兴奋性异常改变,导致癫痫的发生。而其中钠、钾、钙离子通道与癫痫的相关性较为明确。电压门控钠通道是一类镶嵌在膜内的糖蛋白,无论在细胞动作电位的产生还是传播过程中都起着非常重要的作用。钠离子通道通常是由 α、β_1 和 β_2 这 3 个亚基构成,α 亚基是由同一家族的 9 个基因编码,其中 Nav1.1(SCN1A)、Nav1.2(SCN2A)、Nav1.3(SCN3A)和 Nav1.6(SCN8A)主要在中枢神经系统表达。钾离子通道是分布最广,类型最多的一类离子通道,它存在于所有的真核细胞,主要参与细胞膜静息电位和动作电位复极化过程的调节,决定着动作电位的发放频率和幅度。目前已明确编码电压门控性钾通道的基因主要包括 KCNQ1、KCNQ2、KCNQ3 和 KCNQ4;钙通道广泛存在于机体的不同类型组织细胞中,参与神经、肌肉、内分泌和生殖等系统的生理过程。钙离子的内流与阵发性去极化漂移、神经元同步放电及抑制性突触后电位形成有关。有研究用钙离子成像的方法观察了神经元参与癫痫发作的情况,证实钙离子的快速内流和细胞去极化有关,当去极化达到一定程度时可触发钠离子内流,从而爆发一系列迅速的去极化过程。

3.免疫及炎症因子

动物实验及临床研究显示中枢神经系统和外周产生的免疫介质共同参与癫痫的发生发展。强大的免疫反应可降低癫痫发作的阈值、增强神经兴奋性、促进突触重建、导致血-脑屏障受损,进而引发癫痫。癫痫患者的免疫系统功能紊乱远远多于其他人群。癫痫患者中淋巴细胞亚群 T_3、T_4 细胞含量下降,T_8 细胞增加,T_4/T_8 比值下降。炎症细胞因子是人体免疫反应和炎症反应的重要调节者,细胞因子的失调和过度产生会导致神经元变性,可以诱导癫痫发作。目前认为白细胞介素 IL-1、IL-2、IL-6、IL-21B、IL-210,肿瘤坏死因子 α(TNF-α),干扰素(IFN)及血清可溶性白细胞介素 2 受体等细胞因子与癫痫有关,而且还与体液补体因子、IgG、IgA 及抗脑抗体等相关,特别是 IL-1 在发热性癫痫中有重要作用,因此对于难治性癫痫临床可用激素或丙种球蛋白治疗。

4.神经血管完整性

中枢神经系统在结构和功能上的完整性取决于神经活动和脑血流(CBF)之间的耦联及血-脑屏障(BBB)物质转运的调控。而这 2 个重要过程均依赖于神经血管单元的协调活动。神经血管单元主要由紧邻的小血管内皮、神经元和胶质细胞构成。目前已有研究显示在脑血管疾病,尤其是脑小血管病中,神经血管单元完整性的破坏与癫痫的发生存在相关性。其机制主要包括以下 2 个方面:①区域性脑血流量(rCBF)的变化。②血-脑屏障(BBB)完整性的破坏。

5.神经胶质细胞

以往研究认为,神经胶质细胞只对神经元起支持作用,而近年来在对癫痫手术切除的病灶标本观察中发现,慢性癫痫患者脑组织中大量星形胶质细胞和小胶质细胞增生,且呈谷氨酸样免疫组化反应阳性,这提示神经胶质细胞在癫痫的发生中发挥着重要作用。神经元微环境中的电解质平衡是维持神经元正常兴奋性的基础。星形胶质细胞依靠细胞膜上多种具有调节电解质代谢功能的酶参与细胞间离子的交换,维持了细胞内微环境电解质的平衡。正常星形胶质细胞能够主动摄取 K^+ 离子并合成抑制性递质 GA-BA,而神经胶质细胞发生异常增生后形态和功能均出现异常,称为反应性星形胶质细胞,而反应性星形胶质细胞摄取 K^+ 离子的能力下降,使神经元容易去极化,发生过度放电,同时摄取谷氨酸及合成 GABA 的功能下降,神经元的兴奋性升高,使癫痫性发作的阈值降低。

三、临床表现

(一)部分性发作

部分性发作的临床与脑电图异常放电局限在脑某一部位或从某一局部开始。发作时不伴意识障碍为简单部分性发作;伴有意识障碍为复杂部分性发作;部分性发作也可泛化为全面性发作,而且脑电图由局部放电演变为全脑性放电。

1.简单部分性发作

发作开始意识多不丧失,最初发作表现可反映癫痫起源的脑区。

(1)运动性症状:包括:①仅为局灶性运动症状,多为阵挛性发作,任何部位都可以出现局灶性抽搐；②Jackson 发作，即发作从一侧口角开始，依次波及手、臂和肩等；③偏转性发作，眼、头甚至躯干向一侧偏转；④姿势性发作，表现为某种特殊姿势，如击剑样姿势；⑤抑制性运动发作，发作时动作停止，语言中断，意识不丧失；⑥发音性发作，表现为重复言语或言语中断；⑦半侧发作。

(2)感觉症状：包括：①躯体感觉性发作（麻木及疼痛等）；②特殊感觉异常（视、听、嗅和味）及幻觉；③眩晕性发作。

(3)自主神经性症状：包括：胃部不适症状、潮红、苍白、冷汗、心悸、竖毛肌收缩以及瞳孔散大等。

(4)精神症状：常见于复杂部分性发作，包括认知障碍、记忆力障碍、情感问题（恐惧和愤怒）、错觉（视物变大和变小）及幻觉。

2.复杂部分性发作

有意识障碍、发作性感知觉障碍以及梦游状态等。常有"自动症"，是意识障碍下的不自主动作，表现为口咽自动症、姿势自动症、手部自动症、行走自动症和言语自动症。复杂部分性发作可从单纯部分性发作开始，随后出现意识障碍，也可从开始即有意识障碍。可见于颞叶或额叶起源的癫痫。EEG 在发作时有颞、额区局灶性放电。

3.部分性发作继发为全身性发作

小婴儿部分性发作时由于难以确定婴儿发作时的意识水平，往往表现为：①反应性降低：动作突然减少或停止，无动性凝视或茫然，有人称为"颞叶假性失神"或"额叶失神"，但不是真正的失神发作。②自动症：常见为口部的简单自动症（如咂嘴、咀嚼、吞咽及吸吮等较原始的动作）；或躯干肢体无目的不规则运动，与正常运动很相似。③自主神经症状：呼吸暂停、呼吸节律改变、发绀、面色苍白、潮红、流涎及呕吐。婴儿自主神经症状较年长儿为多，年长儿很少以自主神经症状作为主要内容的发作。④惊厥性症状：表现为眨眼、眼球震颤或口角抽动、扭转或姿势性强直、局部肢体轻微阵挛，与年长儿相比，发作较轻。

2001 年的癫痫发作分类不同于 1981 年的发作分类，要点包括：①将癫痫发作分为自限性和持续性，在这两种发作的范畴内，又分为全面性和局灶性两类；②在局灶性发作中不再分为单纯性和复杂性；③在"局灶性感觉性发作"及"局灶性运动性发作"，不再承认有"自主神经症状"，自主神经症状多为癫痫发作伴随现象；④发作的类型明显增多。

(二)全身性发作

全身性常有意识障碍，运动性症状是对称性的，脑电图上表现两侧大脑半球广泛性放电。

1.强直-阵挛性发作

发作时突然意识丧失，瞳孔散大，全身肌肉强直或阵挛或强直-阵挛性收缩。强直发作以肌群持续而强烈的收缩为特征，肢体躯干固定在某个姿势5～20秒钟。有时表现为轴性强直，头、颈后仰，躯干极度伸展呈角弓反张；有时表现为"球样强直发作"，低头、弯腰、双上臂举起及屈肘，持续2～3秒，站立时发作会摔倒；有时轻微的强直发作，表现为眼球上转、眨眼或眼球震颤，称为"强直性眼球震颤"。阵挛发作是指肢体及躯干呈有节律性重复的收缩为特征。强直-阵挛性发作是指强直期后，逐渐演变为阵挛期，最终结束发作。EEG 特征表现为背景活动正常或非特异性异常，发作间期异常波在两半球可见棘波、尖波、棘慢波和多棘波等；发作期

EEG 强直期以 10～20Hz 节律性棘波发放开始，波幅渐高而频率渐慢；发作结束后可见弥散性慢波活动，逐渐恢复背景活动。

2.肌阵挛发作

表现为某个或某组肌肉或肌群快速有力的收缩，不超过 0.2 秒，抽动后肢体或躯干立即恢复原来的姿势(状态)，屈肌比伸肌更易受累，上肢明显。婴儿期肌阵挛的特点有 2 种：①全身性粗大肌阵挛，表现为躯干、颈部以及四肢近端突然猛烈抽动，动作幅度大、孤立的或连续的。EEG 表现为高波幅多棘慢波爆发，或突然广泛低电压。②散在游走性肌阵挛，表现为四肢远端、面部小组肌群幅度较小的抽动，多部位游走性，EEG 为持续性弥散性慢波多灶性棘波、尖波。

3.失张力发作

表现为突然发生的肌张力减低或丧失，不能维持原来的姿势，导致突然跌倒或姿势不稳。有时发作时间短暂，在未摔倒在地时意识已恢复，可立即站起；长时间的失张力发作可持续一至数分钟，表现全身松软，凝视，但无运动性症状。EEG 发作间期和发作期可表现为全导棘慢波或多棘慢波发放；发作期还可表现为低波幅或高波幅快活动和弥散性低电压。

4.失神发作

分为典型失神和不典型失神，典型失神主要见于儿童失神癫痫和青少年失神癫痫；不典型失神主要见于 Lennox-Gastaut 综合征，也可见于其他儿童癫痫综合征。

(三)癫痫综合征

不同年龄段常见的癫痫综合征的诊断要点介绍如下。

1.良性家族性新生儿惊厥

为常染色体显性遗传，往往有惊厥家族史，基因定位多位于 20q13.2，少数定位于 8q 染色体上，致病基因为 KCNQ2 和 KCNQ3。生后 2～3 天内发病，惊厥形式以阵挛为主，可以表现为某一肢体或面部抽动，也可表现为全身阵挛；少数表现为广泛性强直。有时表现为呼吸暂停，发作频繁，发作持续时间较短。从病史及体格检查中找不到病因，脑电图无特殊异常，生化检查及神经影像学检查均正常。预后良好，多于 1～2 个月内消失，大约 10%～14% 小儿转为其他类型癫痫。

2.良性新生儿惊厥

本病遗传不明显。90% 病例在生后 4～6 天内发病，其中又以生后第 5 天发病最多，又称"五日风"。男孩略多于女孩。本病病因不太清楚，无代谢异常。惊厥多表现为阵挛发作，有时伴有呼吸暂停，发作频繁，有时可呈癫痫持续状态。脑电图在发作间期常可见尖型 θ 波。本病预后良好，现在认为不需要诊断癫痫。

3.早发性肌阵挛脑病

生后第 1 天或数天以内起病；主要表现为难治性频繁的肌阵挛发作；脑电图也表现为暴发抑制波形；本病可能与遗传代谢障碍有关，而无明显的神经影像学异常；本病预后不良，多数早期死亡。

4.大田原综合征

生后 3 个月以内发病，多在 1 个月之内起病；主要为强直痉挛性发作；脑电图表现为暴发抑制波形；常见病因为脑部结构异常，也有隐源性病因。本病治疗困难，大多数病例有严重智力低下，预后差。部分病例在 3～6 个月演变为婴儿痉挛的临床与 EEG 特征。

5.婴儿痉挛

又称为 West 综合征，较常见的严重的癫痫综合征。多在 3～10 个月发病；临床以频繁的强直痉挛发作为特征，可分为屈曲型、伸展型及混合型。屈曲型表现为点头、弯腰、屈肘及屈髋等动作。伸展型表现为头后仰、两臂伸直以及伸膝等动作。混合表现为部分肢体为伸展，部分肢体为屈曲。EEG 表现为高度失律，各导联见到不规则、杂乱、不对称、高波幅慢波、棘波、尖波及多棘慢波。引起本病的继发性原因多种多样，如脑发育障碍所致的各种畸形、宫内感染、围生期脑损伤、核黄疸、免疫缺陷、代谢异常、生后感染、窒息以及染色体异常等因素，均可引起本病。其中，10% 为结节性硬化。本病常合并严重的智力倒退或运动发育落后，多数病儿转变为其他形式的发作，特别以 Lennox-Gastaut 综合征最为多见。

6.婴儿良性肌阵挛癫痫

6 个月～2 岁间发病，患儿神经发育正常；发作表现为全身肌阵挛；EEG 发作期表现为弥散性棘慢波或多棘慢波，发作间期常无异常放电；以后良好。

7.婴儿重症肌阵挛癫痫

1978 年 Dravet 首次描述本病，目前明确其致病基因为 SCN1A。一般在 5～6 个月时出现第一次惊厥，往往伴有发热或在惊厥前有感染或预防接种史，初起发作形式为阵挛或强直-阵挛，以后才呈肌阵挛发作，形式多样，可为全身抽动或某个肢体抽动，发作时常摔倒。自惊厥开始后，智力及语言发育逐渐落后或共济失调。EEG 第一年往往正常，第二年后出现弥散性棘波、棘慢波或多棘慢波。本病治疗困难，不易控制发作。

8.Lennox-Gastaut 综合征

1～8 岁发病，临床发作形式多样性是本综合征的特点，如强直发作、不典型失神、失张力发作和肌阵挛发作，患儿可同时存在几种发作形式，也可由一种形式转变为另一种形式；EEG 在发作间期表现为全导 0.5～2.5Hz 慢的棘慢波。2/3 的病例可发现脑结构的异常或在惊厥前已有精神运动发育落后的表现。本综合征预后不良，治疗困难。

9.肌阵挛-站立不能发作癫痫

又称 Doose 综合征，都有遗传因素。多在 5 岁以内发病，男孩明显多于女孩。临床发作以肌阵挛-站立不能发作为特征性表现，表现为点头、弯腰以及两臂上举，常有跌倒，不能站立。EEG 在发作期或发作间期均可见到不规则棘慢波或多棘慢波，背景波正常。多数病例治疗效果较好。

10.儿童良性癫痫伴有中央-颞区棘波

是小儿癫痫中常见的一种类型，多在 5～10 岁间发病，本病与遗传有关，往往有癫痫家族史。发作多在入睡后不久或清醒前后发生。表现为口咽部感觉异常及运动性发作，随后出现半侧面部肌肉抽搐及同侧上下肢抽动，有时可发展为全身性抽动。10%～20% 病儿仅有一次发作，另有 10%～20% 病例发作频繁。本病体格检查神经系统正常，智力正常。神经影像学检查正常。大部分病儿 EEG 背景活动正常，在中央区或中央颞区出现棘波或尖波，随后为一低波幅慢波，可单独出现或成簇出现。异常放电在入睡后增加，大约 30% 病儿仅在入睡后出现。本病预后良好,青春期后大多停止发作。

11.具有枕区放电的小儿癫痫

发病年龄多见于 4～8 岁,男孩略多于女孩。发作可在清醒或入睡时,惊厥表现为半侧阵挛发作或扩展为全身强直-阵挛发作。惊厥前部分病儿出现视觉症状,如一过性视力丧失,视野出现暗点及幻视等。1/3 病例发作后有头痛、恶心及呕吐。EEG 在发作间期表现为枕部和后颞部出现一侧或双侧高波幅棘波或尖波,这种异常放电睁眼时消失,闭眼后 1～20 秒重复出现。

12.获得性失语性癫痫

又称为 Landau-Kleffner 综合征,4～7 岁发病最多,男孩多于女孩,发病前语言功能正常,听觉失认为特征,失语表现为能听见声音,但不能理解语言的含意,逐渐发展为语言表达障碍。大约有一半患者首发症状是失语,另 1/2 患者首发症状为惊厥,惊厥为部分性发作或全身性发作;约有 17%～25% 病儿没有惊厥发作;2/3 患者有明显的行为异常。EEG 背景波正常,一侧或双侧颞区阵发性高幅棘波、尖波或棘慢波,睡眠时异常放电明显增多。本病预后表现不一,大多能控制惊厥发作,发病年龄小的患儿语言恢复困难。

13.慢波睡眠中持续棘慢波的癫痫

发病为年龄依赖性,多在 3～10 岁发病,临床上存在获得性认知功能障碍,80%～90% 的患者有部分性或全面性发作。EEG 呈现慢波睡眠中持续性癫痫样放电。多伴有全面的智力倒退。

14.儿童失神癫痫

4～8 岁起病,6～7 岁发病最多,女孩多于男孩。失神发作表现为突然发生的意识丧失,两眼凝视前方,停止正在进行的活动,持续数秒～1min 左右后意识恢复,发作频繁,每天数次至数十次。EEG 表现为双侧对称、弥散性高波幅每秒 3 次棘慢波。过度换气可以诱发典型的脑电和临床发作。有一定的遗传倾向;预后良好。

15.青少年失神癫痫

青春期左右发病,7～17 岁起病,发病年龄高峰在 10～12 岁,男女性别无差异,失神发作频率较少,不一定每天均有发作,多伴有全身强直-阵挛发作。EEG 表现为对称的棘慢波,每秒3.5～4 次,额部占优势。本病治疗反应好。

16.少年肌阵挛癫痫

青春期前后发病,男女性别无大差异。本病有明显的遗传因素,基因定位报道在染色体6p21.2、15q14 以及 8q24。发作时主要表现为肌阵挛,突然发生肩外展、肘屈曲、屈髋、屈膝以及跌倒,常伴膈肌收缩,发作多在醒后不久发生。也可能单个的发作或重复发作最后转为全身强直-阵挛发作。EEG 为弥漫的每秒 3～6 次的棘慢波或多棘慢波。大部分患者服药能控制发作,有时须终生服药。

17.觉醒时全身强直-阵挛癫痫

多发生在 10～20 岁之间,16～17 岁为高峰,本病有遗传倾向,大约 10% 病例有癫痫家族史。发作多在醒后 1～2h 内发生,包括半夜醒来或午睡醒后发作,表现为全身强直-阵挛发作,有时也可合并失神或肌阵挛发作。EEG 可见弥散性异常放电,表现为棘慢波或多棘慢波。有时须描记睡眠到清醒时脑电图才能明确诊断。

18.肌阵挛性失神癫痫

多有遗传背景,目前多考虑特发性的原因。出生后数月以至青春期都可发病,发病高峰在7岁左右,以肌阵挛性失神为特征性表现,常伴有强直性收缩。对药物治疗反应较差。

19.Rsmussen 综合征

是一特殊的、主要影响一侧大脑半球伴有难治性部分性癫痫,进行性严重认知障碍与偏瘫发生,神经影像学早期正常,以后出现一侧大脑半球进行性萎缩,EEG 呈现背景活动不对称慢波活动,一侧为主的癫痫样放电。发病可能与感染及自身免疫异常有关。可接收手术治疗。

20.全面性癫痫伴热性惊厥附加症

为常染色体显性遗传方式,是一多个基因受累(致病基因包括 SCN1B、SCN1A、SCN2A 和GABAG2)的单基因遗传癫痫。与其他癫痫综合征不同,需要家族背景的基础才能做出诊断。家族成员中存在热性惊厥或多种发作形式,如热性惊厥附加症、失神发作、肌阵挛发作以及部分性发作等,每个受累者可以有一种或多种发作形式。预后良好。

21.边缘叶癫痫和新皮层癫痫

内侧颞叶癫痫为边缘叶癫痫,外侧颞叶癫痫、额叶癫痫、顶叶癫痫以及枕叶癫痫属于新皮层癫痫。表现为相应部位相关的部分性发作的症状学与不同部位的癫痫样放电。

(四)癫痫持续状态

是指癫痫发作持续 30min 以上,或反复发作,且发作间期意识不能恢复。任何一种类型的癫痫发作都会发生癫痫持续状态。癫痫持续状态可能的原因和诱因包括脑外伤、颅内占位性病变、中枢感染、中毒以及代谢性疾病等。抗癫痫药物应用不当、睡眠剥夺、药物戒断综合征、服用过多药物或高热为常见诱因。

1.惊厥性癫痫持续状态

是指阵发性或连续强直和(或)阵挛运动性发作,意识不恢复者,伴有两侧性脑电图的痫性放电,持续时间超过 30min。全身性惊厥持续状态往往是儿科急诊,全面性强直-阵挛性发作、阵挛性发作、强直性发作以及肌阵挛发作均可持续癫痫持续状态;部分性惊厥发作也可呈局灶性惊厥癫痫持续状态。

2.非惊厥性癫痫持续状态

是指持续发作的不同程度意识障碍、认知与行为异常,不伴有惊厥发生的脑功能障碍,伴有脑电图监护异常,持续时间大于 30min 者。约占各类癫痫持续状态的 19%~25% 左右。非惊厥性癫痫持续状态主要包括典型失神性癫痫状态、非典型失神癫痫状态或精神运动性癫痫状态,可由全身性与部分性发作发展而来,其共同的特点为意识模糊、精神错乱及行为的改变,发作期 EEG 脑电背景活动变慢,同时伴有痫性放电,而发作间期 EEG 脑电活动增快。临床易误诊。非惊厥性癫痫状态可导致永久性认知和记忆功能障碍。

四、诊断

完整全面的癫痫诊断包括:发作期症状学、发作类型与综合征确定以及癫痫的病因;儿童发育评估与神经系统功能评价。此外,对反复发作性症状的患儿,还应根据临床及脑电图检查鉴别其他非癫痫发作的疾病,如屏气发作、睡眠障碍、晕厥、习惯性阴部摩擦、多发性抽动以及心因性发作等。

1.临床资料

癫痫的诊断主要结合病史,临床表现各种形式的发作,具突然发生、反复发作以及自行缓解的特点。现病史应详细了解发作的特征,包括发作前诱因、先兆症状和发作的部位,发作的性质、发作的次数、发作时的意识情况和发作后的状况;以及既往发作史和用药史、家族史及发育里程的询问等;体格检查包括全身情况,特别是寻找与癫痫发作病因有关的特征,如特殊的外貌、皮肤各种色素斑(牛奶咖啡斑、皮肤脱失斑和头面部血管瘤)以及神经系统异常体征。

2.脑电图检查

EEG 检查对癫痫的诊断和分类有很大价值,可出现各种阵发性活动,如尖波、棘波、尖慢波、棘慢波、多棘波以及多棘慢波等。一般常规脑电图阳性率接近 50% 左右;加上过度换气、闪光刺激及睡眠脑电图诱发试验可提高 20% 阳性率;一些多功能脑电图描记仪,Hoter 脑电图仪,视屏智能化脑电图监测仪,观察与临床同步的痫性放电,使之阳性率提高至 85% 以上。做脑电图时注意,原服的抗癫痫药物不须停用,以免诱发癫痫发作;脑电图阴性也不能完全排除癫痫,但仅有脑电图的痫样放电而无临床发作不能诊断为癫痫。

3.辅助检查

各种实验室检查或神经影像学检查帮助寻找癫痫的病因和评价预后。①必要的实验室检查如血生化检查(血钙、血糖、电解质及其他生化物质等)、脑脊液检查、先天性遗传及代谢疾病血液与尿液筛查试验,神经免疫功能检查,染色体分析和基因定位检查、皮肤及肌肉活体组织检查;②影像学检查如头颅 CT、MRI、MRA 及 DSA 了解脑部结构异常;PET 及 SPECT 了解大脑功能改变及帮助癫痫定位;FMRI(功能性 MRI)、MEG(脑磁图)及 IAP(颈内动脉异戊巴比妥试验)等检查,了解脑的结构与功能的关系。

4.神经系统功能评价

在儿童癫痫的诊断中还应关注神经系统其他方面异常的诊断及全身各系统并发疾病的诊断。①发育商及智商的评估了解有否精神运动发育迟缓;②各种诊断量表如社会生活能力、儿童行为、情绪障碍以及记忆量表等测定,发现心理及行为认知问题;③语言评估有否言语延迟、发育性言语困难、发音或构音障碍;④视听觉功能检查如视力、视野、视觉诱发电位、听力测试以及耳蜗电位图等发现感知障碍。为临床干预治疗提供指征。

五、治疗

治疗目的是控制癫痫发作,改善患者生活质量。

1.一般治疗

(1)护理:有发作预兆的患者,将患者扶至床上,来不及就顺势使其躺倒,防止意识突然丧失而跌伤,迅速移开周围硬物、锐器,减少发作时对身体的伤害。将缠有纱布的压舌板放在患者上、下磨牙之间,以免咬伤舌头。使患者平卧,松开衣领,头转向一侧,以利于呼吸道分泌物及呕吐物排出,防止吸入气管引起呛咳及窒息。平时养成良好的生活习惯,保证充足睡眠,避免过度劳累。注意锻炼身体,提高健康水平,预防上呼吸道感染等疾病。

(2)营养管理:由护士对患者的营养状况进行初始评估,记录在《住院患者评估记录》中。总分≥3分,有营养不良的风险,须在24h内通知营养科医师会诊,根据会诊意见采取营养风险防治措施;总分<3分,每周重新评估其营养状况,病情加重应及时重新评估。

(3)疼痛管理:由护士对患者癫痫发作伴肢体痛等疼痛情况进行初始评估,记录在《住院患者评估记录》和《疼痛评估及处理记录单》中。评估结果应及时报告医师,疼痛评分在4分以上的,应在1h内报告医师,医师查看患者后,联系麻醉科医师会诊。未进行药物治疗及物理治疗的患者,疼痛评分为0分,每72h评估1次并记录;疼痛评分1~3分,每24h评估1次并记录;疼痛评分4~6分,至少每8h评估一次并记录;疼痛评分≥6分,至少每小时再评估1次并记录。对有疼痛主诉的患者随时评估。

(4)心理治疗:甚为重要,鼓励患儿参加正常的活动和上学,以增强他们的自信心。

2.药物治疗

药物治疗对控制本病至关重要。临床上应用抗癫痫药物治疗的总原则为:控制癫痫发作且不产生明显的不良反应。

(1)第1次发作原则上不予治疗,需要结合脑电图所见以及脑部有无器质性疾病和患者的态度。

(2)2次以上的癫痫发作,可以开始抗癫痫药物(AEDs)治疗;但不能诊断癫痫的发作(如热性惊厥、酒精或药物戒断后发作等),不主张应用抗癫痫药物治疗。

(3)根据癫痫发作和癫痫综合征类型选择用药,缓慢增加药量,根据疗效和安全性,结合既往用药情况调整。由专科医师进行长期随访,决定剂量调整、何时减药停药。有条件时应测定药物血浓度以调整剂量。

(4)注意抗癫痫药物的不良反应,定期检查肝、肾功能和血常规。定期测定药物血浓度可减少毒性反应,提高疗效。长期服用抗癫痫药物可引起营养物质的相对缺乏,因此应及时补充维生素D、维生素K。

(5)抗癫痫药物的种类

①苯巴比妥:对所有年龄的全身性强直性发作、阵挛性发作,强直-阵挛性发作均有良效,对简单部分性发作及精神运动型发作效果良好,可控制癫痫持续状态。常用维持量为2~6mg/(kg·d),全日量分1~2次口服,需12天达稳态。其抗癫痫有效血药浓度为65~172μmol/L(15~40μg/mL)。中毒血药浓度为>50mg/L。不良反应一般较轻,最常见的不良反应是嗜睡,常在治疗开始时明显,大多在1~2周能耐受。有些儿童服用后,表现为兴奋不安、活动过多。久用可产生耐受性和依赖性。因其对认知能力、行为的影响,现在临床上少用于首选。

②丙戊酸:属广谱药物,对各型癫痫发作均有效,尤其对原发性全身性发作、失神、肌阵挛、少年肌阵挛均可首选。对部分性发作、全身性发作也有效;对失张力发作、强直性发作、Lennox-Gastaut综合征稍差。临床常用剂量为15~60mg/(kg·d),分2~3次口服。有效血浓度为349~698μmol/L,中毒血药浓度为>150mg/L。不良反应有中毒性肝炎、厌食、恶心、

食欲差、嗜睡、眩晕、震颤、共济失调、复视、脱发、肥胖、白细胞计数减少、谷丙转氨酶升高、谷草转氨酶升高(多于服药后数月内出现)等。

③卡马西平:是简单部分性发作尤其是复杂部分性癫痫的首选药物。对全身强直-阵挛性发作及混合型的疗效同苯妥英钠,对肌阵挛和失神发作效果不佳。口服剂量 10~30mg/(kg·d)。用药后 3~4 天可达稳态血浓度。其抗癫痫有效血浓度为 $17\sim51\mu mol/L$。中毒血浓度为 >12mg/L。不良反应多发生于开始用药前几天。消化系统反应如恶心、呕吐、胃肠不适、腹痛;中枢神经系统反应有眩晕、嗜睡、运动失调、复视、头痛等。中毒表现为震颤、颜面潮红、抽搐、皮疹、再生障碍性贫血等。严重的不良反应有 Stevens Johnson 综合征、中毒性表皮坏死溶解症。

④氯硝西泮:也称氯硝安定。对各型癫痫均有效,作用比地西泮和硝西泮至少强 5~10 倍,尤其对失神发作和肌阵挛发作效果显著。对失张力发作、Lennox 综合征也有效。静脉注射用以治疗癫痫持续状态,可使脑电图的癫痫样放电立即停止。口服剂量开始小量,逐日增加,开始剂量为 0.01~0.03mg/(kg·d),每天 2~3 次口服,维持量为 0.05~0.2mg/(kg·d)。不良反应有倦乏、运动失调、肌无力、行为异常、肝功能异常、健忘、白细胞计数减少、呼吸抑制等。用药超过 1~3 个月可产生抗癫痫作用的耐受性(疗效降低)和依赖性,突然停药可加剧癫痫发作。

⑤硝西泮:主要用于婴儿痉挛症、肌阵挛发作、失张力发作、不典型失神发作和反射性癫痫。常用剂量为 0.25~1mg/(kg·d),最大量 <2mg/(kg·d),分 3 次口服。开始用小量,逐渐加量。主要不良反应有镇静、嗜睡、呼吸抑制、肌张力低下及共济失调。

⑥托吡酯:对单纯部分性发作、复杂部分性发作、继发性强直-阵挛性发作均有效.也可用于治疗 Lennox-Gastaut 综合征。单药口服治疗时每天 1~2 次,小量开始,从 0.5~1mg/(kg·d)开始,每周或每 2 周增加 1mg/(kg·d),直至 5~8mg/(kg·d)。常见不良反应有头晕、疲倦、头痛、思维异常、无汗、共济失调等,大多出现在快速加量期。

⑦拉莫三嗪:对儿童为广谱抗癫痫药,对所有发作类型均有效,尤其对失神、非典型失神和失张力发作效果好,对 Lennox-Gastaut 综合征也有效。初始剂量为 0.3mg/(kg·d),每日 1 次或分 2 次服用,连服 2 周,接着增加剂量至 0.6mg/(kg·d),每日 1 次或分 2 次服用,连服 2 周。此后每 1~2 周增加 1 次剂量,每天最大增加量为 0.6mg/(kg·d),直至达到最佳疗效。通常达到最佳疗效的维持量为每天 1~10mg/kg,每日 1 次或分 2 次服用,每日最大剂量为 200mg。若与丙戊酸合用,初始剂量为 0.15mg/(kg·d),每日服用 1 次,连服 2 周;随后 2 周每日 1 次,每次 0.3mg/kg。此后,应每 1~2 周增加剂量,最大增加量为 0.3mg/kg,直至达到最佳的疗效。通常达到最佳疗效的维持量为 1~5mg/(kg·d),单次或分 2 次服用。常见不良反应有困倦、皮疹、呕吐和发作频率增加,还有复视、共济失调、头痛、情绪障碍和攻击行为等。

⑧奥卡西平:抗癫痫作用同卡马西平,起始的治疗剂量为 8~10mg/(kg·d),分为 2 次给药。每隔 1 周增加每天的剂量,每次增量不要超过 10mg/(kg·d),最大剂量为 46mg/(kg·d)。不良反应包括嗜睡、皮疹、头痛、头晕、复视、恶心、呕吐和疲劳。

⑨左乙拉西坦:属于全面性抗癫痫药物,起始治疗剂量是每次 10mg/kg,每日 2 次。单次剂量可增加至 30mg/kg,每日 2 次。剂量变化应以每 2 周增加或减少 10mg/kg,每日 2 次。

不良反应有嗜睡、敌意、神经质、情绪不稳、易激动、食欲减退、乏力和头痛。

(6)癫痫持续状态:指出现 2 次或多次的癫痫发作而在发作间期患者的意识状态不能恢复到基线期水平,或者癫痫发作持续 30min 或更长时间。癫痫持续状态应在 30min 内终止发作,一般选用静脉药物治疗。

①地西泮为首选药物,每次 0.3~0.5mg/kg,可于 15min 后反复给药。也可选用劳拉西泮和苯妥英钠。

②丙戊酸 15~30mg/kg 静脉注射后改 1mg/(kg·h)静脉维持。

③水合氯醛灌肠。

④癫痫持续状态后的维持给药:苯巴比妥 5mg/kg,肌内注射,每 8h1 次。尽早开始根据癫痫综合征及发作选择口服 AEDs,一般通过鼻饲给药,达到有效血药浓度后,逐渐停用肌内注射苯巴比妥。

3.病因治疗

继发于脑肿瘤、脑炎、脑血管病等疾病的癫痫,在药物治疗的同时,应去除病因。

4.手术治疗

对于药物难治性癫痫,特别是有明确结构异常的患儿,可以考虑进行术前综合评估。

5.生酮饮食

对于药物难治性癫痫,尤其是儿童复杂性肌阵挛癫痫,特别检测到有丙酮酸脱氢酶缺乏、葡萄糖转运蛋白缺乏的异常时,可以考虑应用此方法。

6.预防

(1)积极治疗,减少和控制癫痫发作。

(2)避免癫痫诱发因素,如疲劳、暴饮暴食、失眠、情绪激动、感染发热,惊恐等。

(3)长期规律服用合适的抗癫痫药物,直至完全控制 2~3 年考虑减停抗癫痫药物,防止过早停药而出现反复。

第二节　脑性瘫痪

小儿脑性瘫痪(CP)简称脑瘫,是发育脑因各种原因所致的非进行性脑损伤综合征,主要表现为中枢性运动障碍、肌张力异常、姿势及反射异常。并可同时伴有癫痫、智力低下、语言障碍、视觉及听觉障碍,以及继发性肌肉与骨骼问题。

一、流行病学

脑瘫的患病率不论任何地区与人群,大约每 300 个出生婴儿就有 1 个脑瘫患儿的发生,城乡之间、男女之间的差别不显著。

国际上统计脑瘫的发病率为 1‰~5‰,关于脑瘫发病率的变化趋势,各国报道不一。据发达国家报道,1950—1983 年脑瘫患病率为 1‰~4‰,多数集中在 2‰~3‰。1992 年综合

1980 年以后报道,脑瘫患病率为 1.8‰～4.9‰。Rosen M.等收集 20 世纪 80 年代 10 篇欧美及澳大利亚学者经过 4～7 年追踪研究的资料显示,活产儿脑瘫发生率为 2.7‰,Kuban K.c.K.等估计,美国活产儿中,中重度或重度脑瘫的患病率为 1.5‰～2.5‰。近 20 年来,产科和围生保健技术发展迅速,但小儿脑瘫的患病率并未明显下降。Stanley F.J.等对西澳大利亚 1967—1985 年脑瘫患病率资料分析发现,脑瘫患病率维持在 2‰～2.5‰,保持相对稳定。进一步分析发现,同期出生体重＜1500g 的儿童,脑瘫患病率从 1968 年的 12.1‰上升至 1985 年的 64.9‰,但正常体重儿脑瘫患病率维持不变。瑞典脑瘫从 1967～1970 年的 1.4‰上升到 1972—1982 年的 2.2‰,美国从 1960 年的 1.9‰,上升至 1986 年的 2.3‰。然而,一份来自挪威的报道显示,脑瘫患病率呈线性下降,1970—1974 年 5 年出生队列脑瘫患病率由 2.8‰降至 1985—1989 年的 2.0‰。Bottos M.等在意大利东北两个省研究发现,1965—1984 年,脑瘫患病率持续上升,但到 1985—1989 年,脑瘫患病率下降。

我国 1997 年 5 月至 1998 年 8 月,对黑龙江、河北、甘肃、江苏、四川省及广西壮族自治区进行调查,以乡(镇)为单位进行整体抽样,对抽样乡(镇)全部 1～6 岁小儿进行调查。共调查 1～6 岁小儿 1047327 人,其中脑瘫患儿 2009 人,患病率为 1.92‰。在脑瘫各种类型中,痉挛型脑瘫最多见,占 53.56%;以下依次为肌张力低下型(13.39%)、共济失调型(10.00%)、手足徐动型(4.63%)、震颤型(0.85%)、强直型(0.55%)、混合型(12.44%)、分类不详(4.58%)。2009 例脑瘫中,男 1266 例,女 743 例,男：女＝1.70：1。本次调查结果大致能反映我国大陆地区小儿脑瘫的患病率为 1.92‰。脑瘫的各种类型中以痉挛型最多见。

当前我国约有 817 万残疾儿童,其中有 200 万～400 万脑瘫患儿急亟康复。脑瘫是继小儿麻痹控制之后的又一个重要致残疾病,严重影响了我国人口素质的提高,这对每个患儿及家庭和整个社会都是个沉重的经济负担及精神压力,所以脑瘫的功能康复是急亟解决的课题。

从调查结果看,脑瘫发病率各国差别不大,城乡差别不大,男性略高于女性。近 50 年来,由于产科技术、围生医学、新生儿医学的发展,新生儿病死率、死胎发生率均有明显下降,但脑瘫发病率并无减少趋势,重症脑瘫的比例有增多趋势。

脑瘫常伴有其他神经精神障碍,近 1/3 患儿合并癫痫,癫痫在偏瘫患儿中高达 50%;30% 患儿诊断为精神发育迟滞;在无认识障碍的脑瘫患儿中,亦有大量患儿出现视觉、听觉障碍和学习困难。双瘫、偏瘫和四肢瘫平均占脑瘫病例的 34%、30% 和 20%;在四肢瘫患儿中,癫痫、锥体外系症状及严重的认知损伤比双瘫和偏瘫患儿更高。这种在脑瘫患者中并发癫痫、认知和感觉障碍的现象,揭示脑瘫和这些神经精神障碍有相同或相关的起因。

二、病　因

脑瘫的病因复杂,尚有一部分查不到原因。脑瘫的直接病因是在脑发育成熟前,脑损伤和(或)发育缺陷导致以运动障碍和姿势异常为主的综合征。根据引起脑瘫形成的时期分为出生前、围生期及出生后 3 个时期。传统的观点认为围生期原因是导致脑瘫的主要原因,近来认为 70%～80% 的脑瘫发生于出生前,其中相当大的比例原因不明。因此,近年认为对脑瘫病因学的研究应转入胚胎发育生物学的领域。

出生前因素：占 20%～30%。父母吸烟、酗酒、先兆流产、妊娠用药、胎盘功能不良；妊娠期感染，如流行性感冒、风疹、带状疱疹等病病毒；Rh 血型不合，ABO 血型不合，羊水过多，极度水肿，妊娠毒血症，放射线照射，宫内遗传缺陷等。

围生期因素：占 70%～80%。出生后窒息、早产儿、未成熟儿或过熟儿，产程过长或急产、双胎或多胎，产前使用麻醉药、脐带绕颈、前置胎盘、胎盘早剥、臀位产、巨大儿、低体重儿、产伤等。

出生后因素：占 10%～20%。出生体重<2500g 需要特殊护理者，新生儿呈抑制状态是脑瘫的重要因素。新生儿期呼吸窘迫综合征和吸入性肺炎、败血症、脑膜炎、血清胆红素>273.6μmol/L 均与脑瘫明显相关，尤其是新生儿期经过全身应用抗生素者，患脑瘫的风险相当高。另外，随着现代医学的发展，新生儿重症监护（NICU）得以推广，低出生体重儿成活率上升，低出生体重儿脑瘫的患病率也相应增加。

脑瘫患儿可由一种高危因素，也可由两种以上的高危因素引起，还有不少的患儿找不到高危因素。高危因素有数十种之多，究竟哪一种因素与脑瘫的关系密切，一般认为引起脑瘫的原因依次为窒息、早产、重症黄疸，这是引起脑瘫的三大高危因素。此外，在临床上也常见到因其他原因如新生儿惊厥、低体重、妊娠早期用药等，也是不可忽视的重要高危因素。

1997 年 5 月至 1998 年 12 月在中国江苏等 6 个省（自治区）对 1～6 岁小儿脑性瘫痪进行了以人群为基础的 1：2 病例对照研究。对 1968 例脑瘫及其对照者的危险因素研究结果表明，脑瘫的危险因素主要包括 28 个，其中分娩前期 15 个，分娩过程 5 个，新生儿期 8 个；新生儿期危险因素包括缺氧缺血性脑病（OR=26.4,95% CI=4.6,152.2）、高胆红素脑病（OR=14.2,95% CI=5.3,38.2）、新生儿脑膜炎（OR=267.6,95% CI=21.2,3372）和颅内出血（OR=133.1,95% CI=25.4,697.7）等与脑瘫关联最强，分娩过程因素其次，分娩前因素最弱。分娩前因素包括父母是近亲（OR=3.1,95% CI=1.4,6.8）、亲属中有智力低下者（OR=5.4,95% CI=3.1,9.4）、胎儿宫内发育迟缓（OR=6.6,95% CI=2.5,16.7）、出生体重轻（OR=5.3,95% CI=3.2,8.9）、出生孕周小（OR=7.6,95% CI=4.2,13.7）、母孕期服用药品（OR=7.9,95% CI=2.6,23.2）等，虽然与脑瘫关联程度有限，但数目多，而且可能与新生儿期危险因素有因果关系。调查结论：新生儿期危险因素与脑瘫的关联程度较强，但分娩前及分娩中有关危险因素与新生儿期某些不利表现之间的关系值得进一步研究。

（一）新生儿窒息

不论哪种原因，只要是影响母体与胎儿之间血液循环和气体交换的原因，都可使胎儿或新生儿乏氧，发生在产前称宫内乏氧，多数发生于产程开始后。造成新生儿窒息，如脐带脱垂打结、脐带绕颈、胎盘早剥等。产后因呼吸中枢发育不成熟、吸入羊水阻塞呼吸道、感染影响呼吸等。

脑缺氧最易侵犯的部位是大脑皮质、脑干及大脑基底神经节。如大脑皮质受侵犯，则出现智力低下与痉挛；如基底神经节及脑干受损，表现出不同程度的肌张力增高与不随意动作，如痉挛型或手足徐动型脑瘫。

（二）早产儿

早产儿的脏器特别是中枢神经系统尚未发育完善，生发基质处小血管上皮层脆性大，血管周围又缺少支撑物,纤维蛋白溶解活力高,再加上凝血因子缺少,稍有压力改变或损伤就容易发生生发基质——脑室内出血,继而导致脑室周围出血性梗死。而脑室周围血管的发育程度与胎龄有关,胎龄越小脑室深部的血管分支发育越差。早产儿的脑血管缺少动脉吻合支,且脑中的大小动脉管壁又缺少肌层,对压力变化的适应能力较差,一旦发生血压下降就可使大脑血流减少,脑室周围动脉边缘区域和脑白质终末区域发生缺血,继而发生脑室周围白质软化。据报道,当出现低氧、高碳酸血症或绒毛膜羊膜炎、羊膜早破等情况时,均会促使脑室周围白质软化(PVL)的发生,增加早产儿脑部损伤的危险性。

此外,早产儿由于机体抵抗力差,各种脏器发育不完善,功能尚不健全,因此很容易出现感染、硬肿症、呼吸窘迫、呼吸暂停等并发症,而这些并发症形成的碳酸血症以及治疗并发症时可能出现的补液过快、呼吸机应用不当、高浓度氧吸入等均可引起脑血流的波动,导致或加剧脑室内出血或脑室周围白质软化,如此又增加了造成脑损伤的危险性。我国6省市1～6岁脑瘫患病率调查发现,早产儿脑瘫的患病率为足月儿的22.26倍。

(三)孕妇年龄过大或过小

调查表明,25～34岁的产妇小儿脑瘫患病率最低,为0.92‰;母亲年龄在40岁以上的小儿的脑瘫患病率最高3.3‰,是25～34岁组的3倍多;母亲年龄不足20岁的小儿的脑瘫患病率1.7‰,是25-34岁组的2倍。

(四)多胎妊娠比单胎妊娠发生脑瘫的危险性更大

是由于多胎妊娠时胎盘功能相对不足,特别是某些多胎胎盘所特有的病理情况,如胎儿间的输血综合征,会出现供血胎儿贫血、低体质量,受血胎儿血容量过高、水肿、心力衰竭等。此外,双胎和多胎妊娠比单胎妊娠更可能缩短妊娠期,也易使胎儿宫内发育迟缓。三胎儿脑瘫患病率为28‰;是单胎儿(1.6‰)的18倍;双胎儿脑瘫患病率为7.3‰;是单胎儿的5倍。异性双胎儿与同性双胎儿的脑瘫患病率相似,没有显著差异。在多胎脑瘫患儿中,双胎儿占86%;在全部脑瘫患儿中,多胎儿占7.4%。

(五)孕妇宫内感染

因孕妇宫内感染而致脑瘫的情况约占脑瘫的1/3,1987年Nahnrias首先把先天性宫内感染引起围生儿畸形的病原体概括为TORCH(T:弓形虫,R:风疹病毒,C:巨细胞病毒,H:单纯疱疹病毒,O:其他病原体如EB病毒、梅毒螺旋体等),即火炬综合征。Lipitz等研究了50例感染巨细胞病毒的胎儿,超声检查异常者11例,其中9例终止妊娠,2例继续妊娠者1例发生脑瘫。Gibson等报道,嗜神经病毒(巨细胞病毒、单纯疱疹病毒2型、单纯疱疹病毒8型、EB病毒和水痘-带状疱疹病毒)感染与脑瘫发生相关 Golden-berg等分析研究认为,与脑瘫发生有关的非细菌性感染病原体包括:水痘-带状疱疹病毒、风疹病毒、腮腺炎病毒、麻疹病毒和巨细胞病毒等。多数有症状的巨细胞病毒感染存在中枢神经系统后遗症,包括耳聋、弱智、脑瘫、癫痫和视觉障碍等。弓形虫感染导致的脑瘫,患儿在出生后早期常无症状,在感染后数月甚至数年才出现发育异常。孕妇一旦感染,可通过胎盘、产道传染给胎儿,直接损伤胚胎组织细胞,特别损害发育过程的中枢神经系统,出生后表现为脑瘫。Grether等发现,临床羊膜绒毛膜炎或组织学羊膜绒毛膜炎孕妇所分娩的婴儿脑瘫发生率为对照者的9倍。Wu进行荟萃分析,发现临床羊膜绒毛膜炎与脑瘫和囊性脑白质软化(PVL)的发生相关,组织学羊膜绒毛膜炎和囊性脑白质软化发生相关。

（六）胆红素脑病

发生胆红素脑病最常见的原因是 ABO 及 Rh 型溶血。含有从父亲遗传而来,恰为母亲缺少的血型抗原之胎儿红细胞,在妊娠期进入母体,刺激母体产生 IgG 抗体,此抗体进入胎儿体内引起特异性抗原-抗体反应,破坏小儿的红细胞而发生溶血反应。因红细胞被破坏,产生大量的胆红素,由于出生后 1 周左右,脑组织防御功能差,而未结合的胆红素则容易进入脑内,主要损害基底神经节及小脑,以及听觉有关神经核。患儿黄疸加深,肌张力降低,很快发展为肌张力增高,尖叫、听力障碍,眼呈"落日征",手足徐动,治疗效果差。但是大脑皮质损害轻,故这一类患儿智力较好,所以要做好围生期保健,防止胆红素脑病发生,若一旦发生要立刻治疗,如用药物、蓝光灯照射、换血疗法。

（七）低体重儿

Stanley F.J.认为,出生体重＜1500g 的新生儿脑瘫发生率是正常出生体重儿的 25～31 倍。Veelken 等人对 371 例出生体重＜1500g 婴儿进行了回顾性调查,发现脑瘫 55 例(14.8%);轻度智力低下 41 例(11%);中度智力低下 30 例(8%);重度智力低下 19 例(5%);失明者 4 例(1.5%)。我国 6 省市脑瘫调查资料显示,低出生体重儿童脑瘫发生率的相对危险性为正常出生体重儿的 19.63 倍。

（八）遗传因素

近年来的研究认为,遗传因素在脑瘫中的影响越来越重要生过脑瘫患儿的妇女,随后所生的子女脑瘫再发风险增加,提示有与之相联系的遗传学基础。Monreal 在一项对比研究中发现,近亲有癫痫、脑瘫及智能低下中的 2 种因素者占脑瘫的 65%。日本报道,出生体重＞2500g,无产时及分娩后异常的脑瘫患儿中,父母属近亲结婚者占 17.6%。瑞典的一项研究发现,遗传因素可占到脑瘫病因的 40%。Mchale 等报道 50% 的共济失调型脑瘫与常染色体隐性遗传有关。Israela 等对一个四代家系中的 9 例伴有智力低下四肢瘫的脑瘫患者研究发现,在染色体 9p24o3 处基因的缺失可导致母源遗传性家族脑瘫。美国西北大学的 Kuroda 等发现携带有 Apo E(载脂蛋白 E)中的 ε4 基因或其等位基因 ε2 的小儿更易发生脑瘫,同时在围生期遭受同等程度的损伤后发生脑瘫的概率显著增加。单卵双生子脑瘫高于双卵双生子的现象也提示脑瘫有遗传学基础。

（九）环境因素

据报道,孕妇暴露于原子弹爆炸后的放射线环境下可以导致胎儿脑瘫、小脑畸形和智力障碍,在日本由于工业废物污染,鱼肉食品中含有甲基汞,在孕期食用这种食品可以引起痉挛性四肢瘫。

此外,孕妇患妊娠高血压综合征、心力衰竭、大出血、贫血、休克或吸毒、药物过量等均可导致胎儿脑缺血、缺氧而致脑瘫。

三、临床表现

小儿脑瘫的主要临床症状是中枢性运动功能障碍和发育落后、姿势异常及运动模式异常、肌力和肌张力异常、反射异常。早期症状主要表现为运动发育落后和神经系统发育异常的症状及体征。

(一)运动功能障碍和运动发育落后

运动功能障碍和运动发育落后往往并存，但早期表现为运动发育落后，如竖头、抬头、独坐、站立和独走的发育落后，继之由于肌力、肌张力的改变而导致运动功能和姿势异常。一般1岁之后诊断比较容易，但已失去治疗的最佳时期。因此，早期发现、早期治疗是防治脑瘫的关键。同时要注意不要过早地诊断，以免造成误诊滥治。要做到既能早期发现又不造成误诊，就必须掌握正常发育模式和特点。

脑瘫儿的早期表现可不太明显，必须仔细检查才能发现。最早的表现症状是头部控制能力差，如正常小儿2个月垂直位能抬头，3个月俯卧位能抬头。如4～5个月时不能抬头和竖头要怀疑是否有脑瘫。正常小儿4～5个月能主动伸手触物，6～7个月能独坐，8～10个月能爬。1岁时能独自站立，不超过15个月能独走。而脑瘫小儿上述动作延迟2个月以上的小儿宜进一步检查。

主动运动减少也是脑瘫患儿早期的表现之一，新生儿时期即表现为动作减少、吸吮能力及寻找食物能力较差，喂养困难，有的很少啼哭。3个月小儿仰卧时有踢腿、蹬踏动作，正常时是交替地踢蹬，脑瘫小儿踢蹬活动明显减少，或双腿同时踢蹬。若有一侧下肢踢蹬，另一侧不动，则不动的一侧属异常。正常小儿4～5个月以后会主动把手张开取物，如一只手很少活动或经常呈握拳状属异常。脑瘫小儿很少出现爬的动作，即使爬动作也不协调。不随意运动型脑瘫患儿婴儿时期肢体很少活动，其不自主运动与正常婴儿的活动不易区别，但面部常出现一怪异的表情。

(二)运动控制障碍和姿势异常

由于神经中枢本身或传导系统发生损伤和病变，下运动神经元失去上运动神经元支配，肌肉痉挛或过度活跃，同时往往合并有拮抗肌的软弱和低张力，导致肌肉活动平衡。表现为运动时肢体难以发动、调节和维持精确的动作，严重时导致失去运动功能，出现异常姿势。

1.不随意运动型

损伤部位以锥体外系为主，主要表现如下：婴儿常表现为头不能竖直呈低张力状态，随年龄的增长肌紧张逐渐增强，颜面、手、足等部位出现难以用意志控制的不随意运动，精神越紧张症状越重，安静时不随意运动减少，入睡后消失。

(1)难以用意志控制的全身性或局部不自主运动，如震颤、手足徐动、扭转痉挛等。颜面肌肉、发音和构音器官受累，常伴有流涎、咀嚼吞咽困难、语言障碍等。

(2)当进行有意识、有目的运动时，表现为不自主、不协调和无效的运动增多，与意图相反的不随意运动扩延至全身，安静时不随意运动消失。头部控制差、与躯干分离动作困难，难以实现以体轴为中心的正中位姿势运动模式。

(3)肌张力变化，主动肌、拮抗肌、固定肌、协同肌收缩顺序、方向、力的大小不能协调，肌张力强度和性质不断发生变化，出现主动运动或姿势变化时肌张力突然增高，安静时变化不明显。婴儿期多见肌张力低下，年长儿多见肌阵挛、肌强直等。由于多关节出现过度活动，使姿势难以保持，因而平衡能力差。

（4）原始反射持续存在并通常反应强烈，尤以非对称性紧张性颈反射姿势为显著特征，呈现非对称性、头及躯干背屈姿势。

（5）由于上肢的动摇不定，可使躯干和下肢失去平衡，容易摔倒。

（6）亦可见皱眉、眨眼、张口、颈部肌肉收缩，脸歪向一侧，独特的面部表情等。

（7）由于病变早期部分婴儿表现为松软，多数患儿症状不明显，因此早期确定病型较难。

（8）此型患儿一般智商较痉挛型患儿高，有较好的理解能力。多开朗、热情，但高度紧张、怕刺激。

（9）此型又可根据肌张力的变化程度，分为紧张性和非紧张性两种类型。

2.强直型

较为少见，由锥体外系损伤所致，主要表现如下：

（1）肢体僵硬，活动减少。

（2）被动运动时，伸肌和屈肌都有持续抵抗，因此肌张力呈现铅管状或齿轮状增高。

（3）无腱反射亢进，常伴有智力落后、情绪异常、语言障碍、癫痫、斜视、流涎等。

（4）此型一般临床症状较重，护理较难。

3.共济失调型

主要损伤部位为小脑及其通路上，表现为平衡障碍，肌张力低下，无不自主运动。本体感觉及平衡感觉丧失，不能保持稳定姿势。主要表现如下：患儿常表现为运动发育落后，有意向性震颤，张口流涎，躯干摇摆多动，上肢功能障碍明显，在抓取物体时出现明显的颤抖。患儿的指鼻试验、对指试验及跟膝胫试验都难以完成。

（1）由于运动感觉及平衡感觉的障碍造成不协调性运动，表现为肌肉收缩能力低下，肌肉收缩速度较慢，定向和定距能力低下，而且肌肉收缩也不准确，从而不能正确地做动作。

（2）行走步基宽，足的着力点往往放在足跟上，腰椎也常过度前弯，躯干与四肢不协调，左右摇摆不定或向一侧倾斜，不能沿直线前进，蹒跚而行，仿佛酒后的醉酒步态，此步态睁眼、闭眼时差异不大。

（3）手的定向力较差，指鼻试验、跟膝胫试验都难以完成。

（4）说话声音震颤伴有面部表情淡漠，面部肌肉较僵硬。

随着患儿长大，最终可能由于学会限制自己的运动，而变得稍能自控一些，当然，这时动作会显得呆板、机械。

共济运动系在大脑皮质、小脑、前庭、深感觉系统等参与下完成。按病变部位的不同，共济失调可分为大脑性共济失调、小脑性共济失调、前庭性共济失调和感觉性共济失调。

（三）肌力和肌张力异常

1.痉挛型

痉挛型脑瘫主要损伤部位主要在大脑皮质运动区的锥体系，但病变部位不同，临床表现也不同。主要表现如下。

（1）肌张力增高，被动屈伸肢体时有"折刀"样肌张力增高的表现。关节活动范围变小，运动障碍，姿势异常。主要表现为上肢肘关节屈曲，腕关节掌屈，手握拳，拇指内收，髋关节屈曲、内收、内旋，膝关节屈曲，足跖屈成尖足。当扶腋下提起患儿时，其双下肢交叉，步行时呈剪刀步态。立位时呈头背屈,下颌突出,颈椎前凸,胸椎后凸,腰椎前凸,呈屈髋、屈膝、尖足的特征性姿势。随年龄的增长可发生关节挛缩变形。

(2)由于屈肌张力增高,多表现为各大关节的屈曲、内旋内收模式。

(3)上肢表现为腕关节掌屈,手握拳,拇指内收,手指关节屈曲,前臂旋前,肘关节屈曲,肩关节内收。过多使用上肢,易出现联合反应,使上肢发育受到影响。

(4)下肢表现为尖足,足内、外翻,膝关节屈曲或过伸,髋关节屈曲、内收、内旋,大腿内收,行走时足尖着地,呈剪刀步态。下肢分离运动受限,足底接触地面时下肢支持体重困难。

(5)多见躯干及上肢伸肌、下肢部分屈肌以及部分伸肌肌力降低。

(6)动作幅度小、方向固定、运动速率慢。

(7)痉挛型双瘫在脑瘫患儿中最为常见,主要表现为全身受累,下肢重于上肢,多表现为上肢屈曲模式和下肢伸展模式。

(8)痉挛型四肢瘫一般临床表现重于痉挛型双瘫,可表现为全身肌张力过高,上下肢损害程度相似,或上肢重于下肢。由于大多一侧重于另一侧,因此具有明显的姿势运动不对称。

(9)痉挛型偏瘫患儿临床症状较轻,具有明显的非对称性姿势运动,一般 6 个月后显现症状,1 岁后差别明显。正常小儿很少在 12 个月前出现利手,痉挛型偏瘫的患儿却可在 12 个月前出现利手。此型可见明确的影像学改变。

(10)视觉发育速度缓慢、视觉体验效应不足、视觉功能发育不足,影响粗大和精细运动发育速度和质量。

(11)可有不同程度的智力落后、胆小、畏缩、内向性格等。

(12)临床检查可见锥体束征,腱反射亢进,骨膜反射增强,踝阵挛阳性。2 岁后病理反射仍呈阳性。

(13)低出生体重儿和窒息儿易患本型,本型占脑瘫患儿的 $60\% \sim 70\%$。

2.肌张力低下型

主要表现为肌张力低下,肌力降低。自主运动功能减退,抬头、坐位都很困难。由于肌张力低下,患儿常取仰卧位,四肢外展、外旋,形成蛙姿位。

(1)肌张力低下,四肢呈软瘫状,自主运动少,仰卧位时四肢呈外展外旋位,状似仰翻的青蛙,俯卧位时头不能抬起。

(2)本型易与肌病所致的肌弛缓相混,但可引出腱反射。

(3)本型常为脑瘫婴儿早期症状,幼儿期以后可能转为其他型,多为不随意运动型。

(4)本型还可能是伴有智力落后、癫痫等并发症的重症脑瘫早期临床表现。

3.混合型

脑瘫各型的典型症状混合存在者,称为混合型。实际上是以痉挛型和不随意运动症状混合,或三者不同特征症状混合导致的脑瘫。病因及病理变化较为广泛,由于分型时某型表现为主的病例都分到相应类型中去,只有难以定出哪型症状为主的患者定为混合型,所以该型病例只占总数的 1% 左右。

(四)神经反射异常

1.原始反射消失过晚或残存(脊髓、脑桥水平反射)

(1)原始反射异常:包括寻找食物、吸吮反射、自动步行反射、用抱反射、跨步反射、手握持反射、足握持反射、阳性支持反射、交叉伸展反射和逃避反射。多数婴儿 2～4 个月消失,最迟 6 个月,脑瘫患儿的原始反射消失过晚或残存。

(2)姿势反射(脊髓、脑桥水平):紧张性迷路反射(躯干、眼)3～4 个月消失;紧张性颈反射、非对称性紧张性颈反射 4～6 个月消失;对称性紧张性颈反射 8 个月左右消失。脑瘫患儿的这些姿势反射消失时间延长。

2.直立反射出现延迟

身体在空间发生的位置变化时,主动将身体恢复直立状态。各种立直反射相互影响,保持身体的正常姿势。各项直立反射均在早期出现,多保持终身。

3.保护性伸直反应出现延迟

因突然外力重心移动时,倾斜方向的上肢伸展支撑身体的反应。前方 5～6 个月出现,侧方 7～8 个月出现;后方 10 个月出现。

4.平衡反应出现延迟(皮层水平的反射)

倾斜身体时重心移动,四肢发生代偿性运动,调节肌张力,保持整体下的常姿反射,平衡反应出现时间。

5.病理反射

锥体损伤而致脑瘫,可能出现巴宾斯基征阳性、踝阵挛阳性、霍夫曼征阳性、髌阵挛阳性、罗索利莫征阳性和联合反应阳性等病理反射。

四、辅助检查

(一)脑电图
伴惊厥发作的患儿脑电图可见尖波、棘波以及尖慢综合波;部分无惊厥发作患儿亦可出现癫痫样放电;个别患儿可有两侧波幅不对称。

(二)脑 CT 或 MRI 检查
可见有脑萎缩、脑室周围白质软化灶、多发性脑软化灶及多囊性软化,可伴有先天性脑穿孔畸形、透明隔发育不良、囊肿以及脑室扩大等。神经影像检查帮助查找脑瘫的病因。

五、诊断

脑瘫的诊断主要依靠病史、体格检查、发育评估和神经系统异常体征。辅助检查仅帮助探讨脑瘫的病因及判断预后。诊断脑性瘫痪应符合以下 2 个条件:①婴儿时期出现症状(如运动发育落后或各种运动障碍);②须排除进行性疾病(如各种代谢病或变性疾病)所致的中枢性瘫痪及正常小儿一过性发育落后。此外,还应诊断脑瘫伴随的障碍,以制订全面的康复计划。

六、治疗

治疗的目的是利用各种综合治疗措施纠正异常的运动和姿势,减轻伤残程度,促进患儿正常发育。治疗的原则是早期诊断,全面评估,早期干预,康复管理。

（一）康复治疗

针对脑瘫患儿的现有能力进行功能障碍评定，制订合适小儿特点的训练方案，并备有训练的设施。功能训练包括：

1.运动疗法（PT）

主要训练粗大运动，特别是下肢的功能，利用机械和物理手段改善残存运动功能，抑制不正常的姿势反射，诱导正常的运动发育。常用①波巴斯（Bobath）法（又称神经发育治疗法），阻止异常的姿势反射活动，促进正常的姿势反射产生，发展正常的运动能力和自动反应能力；②伏易得（Vojta）法：通过刺激脑瘫患儿身体的一定部位，使患儿产生翻身和匍匐爬行两种反射运动模式，最终使这些反射运动变为主动运动，这些匍匐爬行视为人体所有协调运动的先导；③派托（Peto）法：集体训练的引导法，把生理条件相似的患儿放在一起，包括粗动作训练、感觉运动、自助技能训练和特殊教育。

2.作业治疗（OT）

训练上肢和手的功能、眼手协调功能及日常生活能力的训练。以提高日后的职业工作能力。

3.语言治疗（ST）

包括发音训练以及咀嚼吞咽功能训练。对于语言功能障碍要争取在语言发育关键期前进行。个例训练与集体训练相结合。视觉障碍及时纠正，听力障碍尽早配备助听器。

4.物理治疗

包括电疗和水疗等，特别是在水中能产生更多的自主运动，肌张力得到改善，并增加患儿学习自信心。必要时配备合适的矫形器。

5.祖国医学

应用针灸、推拿以及按摩等进行康复治疗。

（二）外科矫形

适用于步态趋于成熟的小儿（6～10岁）进行。主要适应证为痉挛性脑瘫患儿，目的在于矫正畸形、改善肌张力以及改善肢体平衡。手术包括肌腱手术、神经手术以及骨关节手术等。

（三）家庭教育

提倡家庭成员的参与康复治疗。应加强患儿父母教育，学习功能训练手法及日常生活作训练方法；全面关心患儿，注意合理营养和护理。此外，不同年龄、不同程度儿童认知行为训练与学习生活安排应得到社会与家庭的共同关注。

（四）药物治疗

目前尚未发现治疗脑瘫的特效药物，仅为对症治疗，如为缓解手足徐动型的多动，可试用小剂量的苯海索；缓解肌痉挛可用巴氯芬、肉毒素 A、丹曲林以及苯二氮䓬类等，降低肌张力，增加关节活动幅度和运动功能；合并癫痫者根据发作类型与综合征类型选用抗癫痫药物的治疗。

第三节　小儿头痛

一、偏头痛

偏头痛是常见的血管性头痛,早在 2500 年前由古希腊医生希波克拉底发现,并且将该名称一直沿用至今。从国内外的资料显示,偏头痛的患病率有着很大的差别,并且随着现在竞争增强、学习及就业压力的增大、人民生活水平提高等许多因素的影响,偏头痛的发病率也在逐年增高。有人对 1961—1978 年间发表的各国文献材料进行了全面分析,得出偏头痛患病率成年男性为 9.1%,成年女性为 16.1%;未成年男性为 3.4%,女性为 4.9%。有学者在 2001 年的调查结果中显示有 90% 的美国人曾经历过至少 1 次头痛,采用国际头痛协会(IHS)诊断标准的流行病学资料显示,美国女性偏头痛发病率为 17.6%,男性为 6.0%,另一调查显示,22.8% 的 12～15 岁日本儿童曾经有过剧烈头痛的经历,其中 4.8% 的人被确诊为偏头痛,男:女为 1:1.8,仅有 29.1% 的人是有先兆的偏头痛。因为目前缺乏统一的诊断标准和年龄调查范围,小儿偏头痛的调查结论也很不一致,并且随着年龄的增长,发病率也显示出性别差异,3～7 岁发病率为 1.2%～3.2%,男:女为 1:1.4;7～11 岁发病率为 4%～11%,男:女为 1:1。15 岁以后发病率为 8%～23%,男:女为 1:(2～3)。而目前大家比较公认的结论为儿童期典型偏头痛的发病率为 2%～5%,起病年龄多在 6 岁左右并且无低年龄限度。10 岁以前女孩略少于男孩,10 岁以后女孩比男孩发病率升高。

(一)病因

小儿偏头痛有很多相关因素,但在其发生及发展中的具体详细作用尚不完全清楚。

1.遗传因素

偏头痛的发生与遗传和环境因素有很明显的关联性,为多基因、多因素的一种疾病,具有比较明显的家族聚集性。家族性病例可占到 34%～90%,有先兆的偏头痛患者受遗传因素的影响比无先兆偏头痛的患者高 1 倍。母亲的遗传因素要强于父亲。若父母双方均患有偏头痛,其子女发病率约为 75%;若近亲中有偏头痛的则发病率为 50%;远亲有偏头痛则发病率为 20%。虽然有很多人对偏头痛的遗传因素进行了很多的研究,但到目前为止关于偏头痛的遗传特征、发病机制仍不明确,推测可能与 4q24.6 p12.2 p21.14 q21.2～q22.3 及其 Xq 有一定关系,但对应的易感基因尚不明确。

2.内、外环境因素

(1)内分泌和代谢因素:研究显示女性发病多于男性,多在青春期发病,发现女性患者容易在月经前出现偏头痛,有部分患者仅在月经前后发病,妊娠期或绝经后发作减少或停止,这提示内分泌和代谢因素参与偏头痛的发病。此外,5-羟色胺(5-HT)、去甲肾上腺素、P 物质和花生四烯酸等代谢异常也可影响偏头痛发生。

(2)饮食因素:偏头痛发作可由某些食物和药物诱发,食物包括含苯乙胺的巧克力、含亚硝酸盐防腐剂的肉类和腌制食品、食品添加剂如谷氨酸钠(味精)、红酒及葡萄酒等。药物包括口服避孕药和血管扩张剂如硝酸甘油等。食物包括含酪胺的奶酪、巧克力、脂肪等;另外,对于富含酪氨酸的食物和药物过敏可作为独立因素诱发偏头痛。

(3)情绪因素:脑力、体力劳累、情绪起伏变化、长期惊恐、抑郁、紧张等均可诱发偏头痛。

(4)其他因素:睡眠太多或太少、剧烈体育活动、异常声音或灯光等也是儿童偏头痛的常见病因。

(二)发病机制

迄今为止,对于偏头痛的发病机制已提出很多种学说。虽然近年来在基础与临床等研究方面都取得了很大进展,但至今仍无确切一致的结论,比较公认的学说有以下几种。

1.血管源学说

Volff 提出的血管源学说则表示偏头痛是原发性一支或数支脑主要动脉痉挛性缺血引起视觉前兆症状,紧接着颅内外血管扩张,使得血管四周组织形成血管活性多肽而引起头痛,并有很多临床表现可以证明:偏头痛先兆期用血管扩张剂可使先兆消失;头痛的搏动性与脉搏是一致的,压迫颈动脉和颞浅动脉可使头痛明显缓解;血管收缩剂麦角胺医治有效。偏头痛发病时有很多患者脑血流量有变化,或升高,或降低,或先降低后升高,也有不少正常者。有先兆偏头痛多与皮质扩展性抑制有一定关系,即先有颅内血管收缩,局部脑皮质血流降低,血运灌注减少。总之,各种方法检测颅内血管的变化与头痛类型、先兆或发作期的头痛均无恒定关系。

2.神经源学说

该学说认为由于原发性中枢性神经功能的紊乱引发了继发性血管运动发生改变,从而导致了偏头痛的爆发,并且认为神经源性炎症是引起偏头痛的关键,1958 年 Milner 应用扩散性抑制(SD)现象来解释先兆,SD 是指各种原因刺激大脑皮质出现的由刺激部位向周围组织扩展的皮层电活动的抑制。Lance 等认为位于脑干蓝斑的去甲肾上腺素能神经元及中缝核的 5-羟色胺能神经元是偏头痛发作的关键和起始部位。情绪紧张、焦虑、疲倦、过度冷热刺激等诸多原因引起脑干神经元兴奋及神经递质释放的增多,引起脑血管运动改变、脑缺血及血管的无菌性炎症,三叉神经血管系统受刺激后,其血管周围神经末梢释放出具有血管活性强烈作用的神经肽,如降钙素基因相关肽可引起硬脑膜血管扩张;P 物质、神经缓激肽 A 可引起脑膜血管渗漏;炎症相关因子、血小板激活、白细胞聚集等导致无菌性炎症等,后者传入脑内引起疼痛。另外有学者观察到三叉神经节在受到刺激时可以释放强有力的扩张血管的神经肽,即降钙素基因相关肽(CGRP)。这种肽存在于支配脑循环的三叉神经元内,在头痛急性发作时,脑循环中 CGRP 浓度增高。有学者认为偏头痛的疼痛与 CGRP 和三叉神经传入纤维末梢释放的 P物质介导的硬脑膜无菌性炎症有一定的关联。偏头痛病发的时候血浆 5-羟色胺(5-HT)含量降低,而其代谢的 5-羟吲哚乙酸(5-HIAA)在尿中含量升高。对 5-HT 受体亚型 5-HTID 的研究显示,该受体主要分布于大脑脉络丛血管,调节大脑血流并与精神活动有关。5-HTID 可以影响三叉神经元的放电。研究表明现在各种治疗偏头痛的药物都是直接或间接经过 5-HTID受体发挥作用来达到治疗和缓解的效果。

3.其他学说

(1)高钾诱导的血管痉挛假说:1992 年 Young 等提出一个新的假说——高钾诱导痉挛假说,该学说认为先兆型偏头痛既有扩展性皮质抑制,又有局部缺血,两者皆存在于高钾诱导的血管痉挛的恶性循环中。

(2)脑胶质细胞功能障碍假说:该学说的观点是偏头痛的基础是脑神经胶质细胞功能障碍,不能重新分配神经细胞内外的 K^+,包括神经细胞回收 K^+ 障碍,使细胞间隙 K^+ 增多,神经胶质细胞缓冲作用丧失,神经胶质细胞去极化,并引起缓慢抑制性电位扩展,水分进入神经胶质细胞,Na^+、Ca^{2+}、Cl^- 进入神经细胞,水分及离子变动引发典型偏头痛时的神经障碍。

(3)大脑皮质神经兴奋性增强:近年来,大脑皮质兴奋性增强在偏头痛发病机制中受到人们的重视,神经元兴奋性受多种因素的影响,如 Mg^{2+} 水平下降,Ca^{2+}、H^+、K^+、Na^+ 通道异常等,影响前突触神经递质的释放,使刺激的阈值下降,细胞膜兴奋,易感性增加。

(4)内皮细胞功能障碍学说:Vanmolkot 等发现偏头痛患者小动脉、动脉毛细血管直径缩小,顺应性降低,周围血管张力增加,中心和周围血压增高;内皮系统异常导致血小板纤维蛋白原结合糖蛋白Ⅱb、Ⅲa 受体激活,从而改变内环境稳定。内皮细胞功能障碍在偏头痛发病作用还有待于进一步探究。

(5)除此之外还有免疫学说、自主神经功能紊乱学说等。

(三)分类

IHS 制定的偏头痛分型,分为:

1.无先兆偏头痛

2.有先兆偏头痛

(1)伴典型先兆的偏头痛性头痛。

(2)伴典型先兆的非偏头痛性头痛。

(3)典型先兆不伴头痛。

(4)家族性偏瘫性偏头痛。

(5)散发性偏瘫性偏头痛。

(6)基底型偏头痛。

3.常为偏头痛前驱的儿童周期性综合征

(1)周期性呕吐。

(2)腹型偏头痛。

(3)良性儿童期发作性眩晕。

4.视网膜性偏头痛

5.偏头痛并发症

(1)慢性偏头痛。

(2)偏头痛持续状态。

(3)无梗死的持续先兆。

(4)偏头痛性梗死。

(5)偏头痛诱发的痫样发作。

6.很可能的偏头痛

(1)很可能的无先兆偏头痛。

（2）很可能的有先兆偏头痛。

（3）很可能的慢性偏头痛。

（四）临床表现

从临床表现来看，小儿急性偏头痛的发作与成人偏头痛发作十分类似，但也有一些区别。小儿偏头痛发作时间短于成人，双侧性头痛比成人多见，视觉症状比成人少见，恶心、呕吐比成人多见，腹型偏头痛也只发生在小儿病例中。小儿偏头痛伴有夜尿、夜惊、夜游症者也经常能看到。有家族遗传史者发病率比成人要高，基底动脉型偏头痛小儿常见，有部分小儿偏头痛可过渡到成年期以后。偏头痛的频繁发作将影响患者的生活和工作，下面介绍偏头痛主要类型的临床表现。

1.无先兆偏头痛

在小儿发作性头痛中是最常见的。大多数患儿以此型临床表现为主，每次发作持续数小时至 2～3 天，与典型偏头痛不一样的是没有先兆，尤其是没有视觉先兆，但经过详细询问病史及观察后，发现头痛前常有一些非特异的临床表现如嗜睡、疲劳、周身不适、食欲减退等，发作时头痛程度比典型偏头痛略轻，常为偏侧搏动性的中-重度头痛，头部活动可加重头痛，伴随症状与典型偏头痛一样，发作的时候所持续的时间与典型偏头痛也基本相同，儿童患者一般发作时间较短而次数较多。

2.有先兆偏头痛

患者在头痛发作前常有一项或多项表明局部皮质或脑干功能障碍的可逆性的先兆症状，先兆可持续数分钟至 1h，先兆与头痛发作之间可有 1h 以内的间隔，但所谓"先兆"也可以发生在头痛后或同时发生，该类型在儿童中的发病率比成人要低，且在成人偏头痛中也仅仅占 10%，大多数发病者有家族史。头痛发作前 10～60min 有明显的先兆症状，少数患儿先兆与头痛同时发生或在头痛出现后不久发生，个别病例只有先兆而未发展为头痛。其中视觉先兆最常见，可表现为一侧眼的中心部位出现闪烁暗点，视野不清晰、缺损，眼前"冒金星"，甚至一过性黑矇，视物变小、变大、变形等。视觉先兆结束到头痛开始这段时间有人称之为自由间期，此期间可能伴随有情绪、思维或语言上的障碍、躯体症状、偏身麻木感觉、肢体的轻微偏瘫、疲乏无力等，提示可能与额、颞叶皮质及下丘脑受累有关。头痛开始时为一侧额、颞部、眶上或眶后疼痛，呈搏动性，有的患儿称之为"跳痛"，逐渐加重，可扩展到半侧头部或上颈部，伴恶心、呕吐、面色苍白、疲乏无力、畏光、怕声，或有嗅觉过敏。患儿会叫家长拉上窗帘、关灯，甚至自己用被子遮光、蒙头、避声、防味。一般持续 2～3h，常于入睡后缓解，醒后一切恢复正常。发作时间长者可达 1～2 天，但第 2 日往往头痛已有所减轻。发作间歇期完全正常。发作诱因多为疲劳、情绪紧张、焦虑、恼怒、生气等，有时因吃酪胺类食物、巧克力、糖等诱发。

3.伴典型先兆的偏头痛性头痛

为最常见的有先兆偏头痛类型，先兆表现为完全可逆的视觉、感觉或言语症状，但无肢体无力表现。与先兆同时或先兆后 60min 内出现符合偏头痛特征的头痛，即为伴典型先兆的偏头痛性头痛。若与先兆同时或先兆后 60min 内发生的头痛表现不符合偏头痛特征，则称为伴典型先兆的非偏头痛性头痛；当先兆后 60min 内不出现头痛，则称为典型先兆不伴头痛。后两者应注意与短暂性脑缺血性发作相鉴别。

4.家族性偏瘫型偏头痛

临床少见,先兆除必须有运动无力症状外,还应包括视觉、感觉和言语三种先兆之一,如在偏瘫型偏头痛患者的一级或二级亲属中,至少有一人具有包括运动无力的偏头痛先兆,则为家族性偏瘫型偏头痛,头痛发作开始或发作后对侧轻偏瘫,可有交替性偏瘫,头痛时或头痛不久出现以下症状:头痛对侧肢体瘫痪也可伴瘫肢麻木,长时间持续甚至可能导致瘫肢抽搐。偏瘫一般来说会较轻,持续时间也比较短,几个小时或 1～2d,重者数日,甚至有一个月的患者,但能够完全恢复;发作间期神经体征检查均为阴性。若无家族史,则称为散发性偏瘫型偏头痛。

5.基底型偏头痛

较其他偏头痛来说比较少见,但小儿的发病率比成年人高,其中女孩的发病率高于男孩。该型发作以视觉障碍和脑干功能紊乱为主。可有视觉异常、复视、失明、眩晕、耳鸣、听力减退、构音障碍、眩晕、共济失调等表现,甚至数分钟后可发生晕厥,症状一般持续数分钟至 10min,意识恢复后仍出现枕部或一侧头部搏动性疼痛,伴恶心、呕吐等。先兆症状明显源自脑干和(或)两侧大脑半球,临床可见构音障碍、眩晕、耳鸣、听力减退、复视、双眼鼻侧及颞侧视野同时出现视觉症状、共济失调、意识障碍、双侧同时出现感觉异常,但无运动无力症状。在先兆同时或先兆 60min 内出现符合偏头痛特征的头痛,常伴恶心、呕吐。

6.视网膜性偏头痛

视网膜性偏头痛为反复发生的完全可逆的单眼视觉障碍,包括闪烁、暗点或失明,并伴偏头痛发作,在发作间期眼科检查正常。与基底型偏头痛视觉先兆症状常累及双眼不同,视网膜性偏头痛视觉症状仅局限于单眼,且缺乏起源于脑干或大脑半球的神经缺失或刺激症状。

7.儿童周期性综合征

常为偏头痛前驱的儿童周期性综合征可视为偏头痛等位症,临床可见:①周期性呕吐:即只有周期性发作性呕吐的表现,不伴腹痛及头痛等。②腹型偏头痛:即病发症状为比较明显的周期性出现的腹痛,腹痛部位多位于脐周,同时会有伴恶心、呕吐、面色发白或浑身无力,不伴头痛或伴有轻微的头痛发作,一般来说该型发作的持续时间会比较短,同时发作间期无异常。③良性儿童期发作性眩晕:即有偏头痛家族史,但是儿童自己并无头痛,只存在多次发作性的眩晕,持续时间比较短,可伴有眼震或均衡阻碍,发作间期无特殊发现。

8.眼肌麻痹性偏头痛

这种类型的偏头痛就比较少见。主要表现为头痛发作开始或发作后的痛侧出现眼肌麻痹,首次发作大多在 12 岁以前,主要见于婴幼儿发病。有的学者报告该病可在 5 月至 7 月龄发病。因为在该年龄段发病的患儿,不会诉说,仅仅表现为哭闹不安、呕吐、拍头、抓头发、面色发白、精神不振等。偏头痛发作时以上睑下垂最常见,甚至严重的患者眼肌及瞳孔括约肌全部麻痹,伴眼睑下垂,瞳孔散大,固定不动,光反应消失,眼球偏向外下。若有偏头痛家族史的患者比较容易识别及诊断。关于眼肌麻痹的原因,有学者推测可能与偏头痛发作时同侧的血管炎症压迫相邻的眼神经有关,而眼肌麻痹在头痛症状消失后仍可持续一段时间,最终会慢慢恢复。然而也有头痛反复发作的患者有动眼神经永久损害的报告。对眼肌麻痹性偏头痛患儿必须进一步检查,以排除动脉瘤、血管畸形、脑出血等原因造成的动眼神经受压迫。

(五)辅助检查

1.脑电图

多数学者认为偏头痛患儿的 EEG 异常率较成人高,可出现阵发性慢波、弥散性慢波,较少可见到棘波。有研究显示无论在头痛发作期或间歇期,偏头痛患儿的脑电图异常率会高于正常患儿。对于头颅 CT 或 MRI 等影像学检查,可能由于偏头痛发作时脑神经细胞损害较小而未形成形态学改变,因而不能显示出病变。

2.经颅多普勒超声(TCD)

可直接了解到颅内血流状态信息,能很便捷地提供偏头痛发作期及间歇期血流变化及血管机能状态的状况,很多研究者认为偏头痛为颅内血管收缩或舒张的异常所致,公认 TCD 能反映脑血管痉挛或扩张范围、部位和程度,还可以动态观察脑动脉痉挛的发生、发展和缓解的全过程。TCD 可有助于临床治疗药物的选择,对于血流速度增快者选用扩张血管药物来缓解动态血管的痉挛,而对于血流速度减慢者则以选用收缩血管药物,从而提高血管的张力,改变脑血管循环。

3.其他检查

可根据病情及其他客观条件进行相关如脑血管造影、头颅 CT/MRI、脑脊液或 DSA 等检查。

(六)诊断

临床见到疑似偏头痛的患儿,必须详细向患儿及其父母询问病史,包括起病原因、病程、发病前及发病时情况、家族史、药物治疗情况等。进行细致的全身及神经系统、五官科及脑 CT、脑电图等检查以排除其他疾病。2004 年 IHS 根据神经生理生化研究进展对偏头痛的诊断标准和临床分类进行了修改,使之更适用于小儿偏头痛。

1.无先兆的偏头痛诊断标准

(1)符合以下(2)～(4)特点的发作≥5 次。

(2)头痛发作持续 1～72h。

(3)头痛具有以下 4 种特点中的至少 2 种:

①双侧或单侧(额部/颞部)疼痛。

②搏动性痛。

③程度中至重度。

④日常活动后加重。

(4)至少有 1 种下列伴随症状:

①恶心和(或)呕吐。

②畏光和恐声(可从其行为推测)。

2.有先兆的偏头痛诊断标准

(1)符合以下(2)～(4)特点的发作≥2 次。

(2)先兆包括至少以下 1 条,但是没有运动障碍:

①完全可恢复的视觉症状,包括阳性症状(如点状、色斑或线形闪光幻觉)和(或)阴性症状(如视野缺损)。

②完全可恢复的感觉症状,包括阳性症状(如针刺感)和(或)阴性症状(如麻木)。

③完全可恢复的言语困难。

(3)至少符合以下2条:

①视觉症状和(或)单侧感觉症状。

②至少1个先兆症状逐渐发展时间≥5min和(或)不同的先兆症状接连出现≥5min。

③每个症状≥5min并且≤60min。

(4)不归因于其他疾患。

3.少见小儿偏头痛的临床表现

(1)儿童良性阵发性眩晕:

①符合标准的发作5次以上。

②无先兆多次严重眩晕发作,数分钟到数小时后自行缓解。

③发作间期神经系统检查、听力和前庭功能正常。

④脑电图正常。

(2)周期性呕吐:

①至少5次发作符合标准。

②周期性发作,个别患者呈刻板性,强烈恶心和呕吐持续1h至5天。

③发作期间呕吐至少4次/时。

④2次发作间期症状完全缓解。

⑤不归因于其他疾患。

(3)腹型偏头痛:

①至少5次发作符合标准。

②腹部疼痛发作持续1~72h(未治疗或治疗不成功)。

③腹部疼痛具备以下所有特点:位于中线、脐周或难以定位;性质为钝痛或难以描述;程度为中度或重度。

④腹痛期间有以下至少2项:食欲减退、恶心、呕吐、苍白。

⑤不能归于另一种疾病。

(4)慢性偏头痛:

①符合无先兆偏头痛诊断标准(3)和(4)的头痛,每个月发作超过15天,持续3个月以上。

②不能归于其他疾病。

(5)偏头痛持续状态:

①无先兆偏头痛患者当前发作除持续时间外与以前典型发作相同。

②头痛具有2个特点:持续>72h,程度剧烈。

③不能归于其他疾病。

(七)鉴别诊断

1.癫痫

有43.5%~67.0%的癫痫患者患有头痛,近10年来癫痫与偏头痛的诊断与鉴别诊断引起人们的广泛注意,现重点就两者做鉴别诊断。

(1)共同点:临床上以短暂性、发作性的脑功能改变为特征,发作间期大部分患者可恢复到正常状态;临床表现均有先兆,如视觉症状、胃肠道症状、头痛、自主神经症状、感知觉异常等;两者可共同存在于同一个患者身上;基础研究均发现两者有钾、钠、钙离子通道基因异常等遗传背景;两者具有高度的共患关系。有研究显示:近 1/4 的癫痫患者患有偏头痛,癫痫患者患偏头痛比非癫痫人群高 2.4 倍;而 3%～8% 的偏头痛患者患有癫痫,明显高于普通人群;两者均对患儿生活有负面影响,严重病例可以影响患儿的生长发育、计算能力以及社会交往,二病共患时上述影响更明显。

(2)不同点:起病:偏头痛多表现为逐渐缓慢起病,而癫痫往往是短时间内突然起病;家族史:偏头痛多数有家族史,而癫痫仅见于部分患者;意识:偏头痛发作时意识正常,而癫痫可伴有意识丧失;持续时间:偏头痛多数持续数小时或数天,癫痫仅为数分钟;先兆:偏头痛分有先兆和无先兆 2 型,而癫痫先兆表现为多种多样;脑电图:偏头痛脑电图表现为正常或非特异性异常,癫痫则表现为痫样放电。

2.丛集性头痛

临床较少见,表现为一系列、短暂的、密集的、严重的单侧疼痛。头痛部位多局限并固定于一侧眼眶部、眼球后和额颞部。起病突然并且不伴先兆,发病时间比较固定,持续 15min 至 3h,发作从隔天 1 次到每日数次。发作时有剧烈疼痛难忍,并伴有面部潮红、结膜充血、鼻塞、流泪、流涕,多不伴恶心、呕吐,少数患者头痛中可出现 Horner 征。发病年龄常较偏头痛晚,平均 25 岁,男女之比约为 4:1。

3.紧张型头痛

头痛部位比较弥散,可出现在前额、双颞、顶、枕及颈部。头痛性质常呈钝痛,头部会有压迫感、紧箍感。头痛持续时间常呈持续性,部分病例也可表现为阵发性、搏动性头痛。很少伴有恶心、呕吐。多数患者按摩头颈部可使头痛缓解。多见于青、中年女性,情绪障碍或心理因素可加重头痛的症状。

4.痛性眼肌麻痹

表现有痛和眼肌麻痹,是涉及特发性眼眶和海绵窦的炎性疾病。会有阵发性眼球后部及眼眶周的顽固性胀痛、刺痛或撕裂样疼痛,伴随动眼、滑车和(或)展神经麻痹,眼肌麻痹可与疼痛同时出现或于疼痛发作后两周内出现,若行 MRI 或活检时可发现海绵窦、眶上裂或眼眶内有肉芽肿病变。本病持续数周后能自行缓解,但易于复发,适当地应用糖皮质激素治疗可使疼痛和眼肌麻痹有所缓解。

5.症状性偏头痛

起源于头颈部血管性病变的头痛如缺血性脑血管疾病、脑出血、动静脉畸形和未破裂的囊状动脉瘤;如非血管性颅内疾病的头痛如颅内肿瘤;如颅内感染引起的头痛如脑脓肿、脑膜炎等。这些继发性的头痛在临床上也可表现为类似于偏头痛性质的头痛,常伴有恶心、呕吐,但是没有典型偏头痛的发作过程,大部分病例有局灶性神经功能缺失或刺激症状,颅脑影像学检查可显示病灶。由于内环境紊乱发生的头痛如高血压危象、高血压脑病、子痫或先兆子痫等,可表现为双侧搏动性头痛,头痛在发生时间上与血压升高密切相关,部分病例神经影像学检查可出现可逆性脑白质损害表现。

(八)治疗

偏头痛的发病机制目前并不清楚,暂时无有效的根治方法。但大部分的患儿经过合理的治疗可使头痛得到有效的缓解。治疗分为缓解和预防复发两个方面,成人偏头痛的治疗方法在原则上是适用于儿童。

1.发作时的治疗

使患儿保持在安静卧床的状态,解除心理和精神上的负担、紧张和恐惧的想法。房间光线应调节至较暗。有头部跳痛者给予额颞部冷敷。轻症服用镇痛剂及安定剂如阿司匹林、磷酸可待因、安定等,也可用氯丙嗪。经治疗多数患儿头痛可缓解。伴恶心、呕吐者用甲氧氯普胺(灭吐灵)。

对头痛不缓解有跳痛者或经 TCD 检查证实为脑血管扩张者可使用下列缩血管药物:

(1)酒石酸麦角胺:本药能使过度扩张与搏动的脑血管收缩,可有效终止偏头痛发作,但必须在症状出现早期及时应用方能奏效。小于 7 岁者禁用。口服成人 1～2mg/次,年长儿 1mg/次,无效时可间隔半小时到 1h 原量再服一次。情况较严重者可皮下注射或肌内注射,成人 0.25～0.5mg/次,年长儿酌减。麦角类药物过量则会表现出恶心、呕吐、肌痛、腹痛及周围血管痉挛、组织缺血等症状。

(2)麦角胺咖啡因:每片含酒石酸麦角胺 1mg,咖啡因 100mg。小于 7 岁者禁用,口服成人 1～2 片/次,必要时半小时后再服 1～2 片,24h 总量不得超过 6 片,年长儿酌减。

(3)舒马曲坦:该药是 5-HTID 受体促动剂,对脑血管有高度选择性作用,对偏头痛急性发作有效,起效快。成人口服 100mg/次,30min 后头痛开始缓解,4h 达最佳疗效。儿童 1～2mg/(kg·次),最大不得超过成人量。极重症成人皮下注射本药 6mg,儿童酌减。不良反应有一过性全身发热、口干、无力、关节酸痛。

(4)头痛发作经 TCD 证实为脑血管痉挛者须选用扩血管药物:

①盐酸罂粟碱:用于重症偏头痛。本药是非特异性平滑肌松弛剂,能使小动脉扩张,改善脑循环,从而减轻头痛。剂型为片剂 30mg,针剂 30mg/mL。成人每次 30～60mg,一日 3 次口服。小儿每次 1.5mg/kg,一日 3 次口服,最大量不得超过成人量。重者可采用针剂。

②地巴唑:成人口服量每次 10～20mg,一日 3 次。小儿每次 0.5～1mg/kg,一日 3 次口服,最大量不得超过成人量。

③烟酸:预防量为婴儿 4mg/d,儿童 6～12mg/d,治疗量为 25～50mg,一日 2 次口服。必要时可肌内注射或静脉点滴,1.5mg/(kg·d),见效快。

2.防止发作

应该保持生活的规律性,合理地安排饮食、睡眠、学习、文化及体育活动。尽量少吃含酪胺的食物如巧克力等,避免阳光直晒,切勿过量运动。可适当用药预防:

(1)苯噻啶:本药是 5-HT 拮抗剂,也有抗组胺、抗胆碱能及抗缓解肽作用。长期服用可预防普通型及典型偏头痛发作,对 40%～70% 的患者有效,成人开始每晚服 0.5mg,3～5 天后改为 0.5mg,一日 2 次,2 周后增加至一日 3 次。小儿酌减。持续服用 4～6 个月。不良反应有嗜睡、乏力、食欲增加,长期服用可有体重增加。停药后可恢复正常。

(2)甲基麦角酰胺:为 5-HT 拮抗剂,可与 5-HT 竞争受体,代替 5-HT,收缩血管维持其张力。本药可预防多数偏头痛发作,成人 0.5mg,每日 1 次,3 天后增加至一日 2 次口服,再过 3 天增加至 1mg,每日 3 次。小儿酌减。一般服药 7～10 天症状改善,偶尔达 3～4 周。以后逐渐减量,以最小有效量维持。不良反应有恶心、肌痛、腹痛。小儿慎用。

(3)普萘洛尔:成人每次 5mg,每日 3 次口服,小儿每次 0.5～1mg/kg,每日 3 次口服,最大量不超过 10mg。其作用是阻断血管壁上 β-肾上腺素能受体,防止血管扩张。起始剂量宜小,以防发生中枢性抑制,如血压下降、心率减慢等。哮喘、心力衰竭、房室传导阻滞者禁用。用药 4～6 周无效时改用他药。

(4)氟桂嗪:是钙通道阻滞剂。每晚睡前年长儿服 5～10mg,较小儿童服 2.5～5mg。不良反应有嗜睡,乏力,胃痛,抑郁。

(5)尼莫地平:为钙通道阻滞剂。成人 20～40mg,一日 3 次口服,小儿酌减,一般 10mg,一日 3 次口服。药物不良反应小,可有头晕、头胀、恶心、呕吐、失眠等。

(6)卡马西平:成人 0.1～0.2g,一日 2 次口服,小儿酌减。

(7)丙戊酸钠:成人 0.1～0.3g,一日 2 次口服,小儿酌减。注意检查肝功能。本药目前被认为是预防偏头痛较好的药物。

(8)中药正天丸、全天麻丸等。

(九)护理

酪胺酸是造成血管痉挛的主要诱因,易导致头痛发作,因此减少酪氨酸类食物摄入可减轻疼痛的发作,这类食物包括奶酪、巧克力、柑橘类食物,以及腌制沙丁鱼、鸡肝、西红柿、牛奶、乳酸饮料等。另外减轻压力,适当的有规律的运动、作息亦对减轻头痛有所帮助。

(十)预后

大多数偏头痛患者的预后良好。偏头痛症状可随年龄的增长而逐渐缓解、不再发作。

二、紧张性头痛

又称紧张型头痛(TTH)或肌收缩性头痛,是由于头颈部肌肉的痉挛收缩而引起的疼痛,属于心身性疾病,预后良好。目前这类头痛是小儿非器质性头痛中较常见的类型,其终身患病率为 37％～78％。紧张性头痛的发病率比偏头痛高 7 倍,儿童及青少年因为学习压力大以及生活节奏加快,发病率有所上升。

(一)病因与发病机制

尚未完全明了。可能与多种因素有关,如肌肉或肌筋膜结构收缩或缺血,细胞内、外钾离子转运障碍,中枢神经系统内单胺能系统慢性或间断性功能障碍等;亦与情绪紧张、应激、抑郁及焦虑所致的持久性颈肩部肌肉痉挛和血管收缩引起的牵涉痛有关。

(二)临床表现

头痛表现为胀痛、紧箍感或重压感等,位于双侧枕颈部、额颞部或全头部,呈轻-中度发作性或持续性疼痛。疼痛部位肌肉可有触痛或压痛点。头痛发作经常与面临考试或焦虑情绪相关,日重夜轻或时重时轻,可持续数日至数周不等。不伴有恶心、呕吐、畏光或畏声等症状。然而,由于患儿对头痛症状描述的困难,临床实践中有时难以将本病与偏头痛区别开来,两者还可能发生在同一个患儿身上。

（三）诊断

详细而准确的病史和体检是诊断紧张性头痛的基础,但必须排除其他原因引起的头痛。诊断过程中,应尽可能找出引起患儿紧张性头痛发作的精神因素,这些患儿常存在学习压力或缺少自信心。

紧张性头痛分为发作性与慢性两种。HIS 制定了发作性紧张型头痛的诊断标准为:①经历下列②～④的发作至少 10 次。②头痛持续 30min～7 天。③有下列头痛特点至少 2 项:a.重压或紧箍性质;b.轻至中度程度;c.双侧性;d.不因日常的体育活动而加重。④符合下列 2 项:a.无恶心或呕吐;b.无畏光或畏声。头痛国际分类法(ICHD-2)增加了不频繁和频繁的 TTH 两种新分类,每月发作少于 1 天(或每年少于 12 次)者称为不频繁的发作性 TTH;连续 3 个月内,每月发作多于 1 天但少于 15 天(或 1 年多于 12 天,少于 180 天)者称为频繁的发作性 TTH;平均每月有≥15 天(≥180 天/年)仍称为慢性紧张型头痛。

（四）治疗

对于紧张性头痛最好的治疗方法是向患儿解释其病情,非常实际地让患儿试着调节自己的精神状况。祛除相关精神因素,是缓解头痛发作的关键措施。心理行为治疗中的松弛训练,通过放松头颈部紧张的肌肉,以达到减轻或终止头痛之目的。

根据患儿的个体情况可给予适当的药物治疗,针对头痛发作可用解热镇痛剂如对乙酰氨基酚等,有焦虑或抑郁症状者可用百忧解等,失眠者可用艾司唑仑等。

第六章　儿科呼吸系统疾病护理

第一节　急性上呼吸道感染的护理

急性上呼吸道感染简称上感,俗称"感冒",是小儿的最常见疾病。病原体主要侵犯鼻、鼻咽和咽部而引起炎症,根据炎症局限的部位常诊断为急性鼻咽炎、急性咽炎、急性扁桃体炎等,也可统称为上呼吸道感染。

一、病因

以病毒感染为多见,占 90% 以上,主要有呼吸道合胞病毒、流感病毒、副流感病毒、腺病毒、鼻病毒、柯萨奇病毒、埃可病毒、冠状病毒、单纯疱疹病毒、EB 病毒等。病毒感染后可继发细菌感染,最常见为溶血性链球菌,其次为肺炎球菌、流感嗜血杆菌等。在支原体流行季节亦可见到支原体所致上感。

婴幼儿时期由于上呼吸道的解剖生理特点和呼吸道局部免疫功能低下易患本病。营养不良、佝偻病等疾病,或过敏体质、护理不当、气候改变和不良环境因素等,则使小儿易致反复感染或使病程迁延。

二、临床表现

本病多发于冬春季节,症状轻重不一。与年龄、病原体和机体免疫力不同有关,年长儿症状较轻,婴幼儿较重。

(一)一般类型上感

婴幼儿可骤然起病,高热、咳嗽、食欲差,可伴有呕吐、腹泻、烦躁,甚至高热惊厥。年长儿症状较轻,常于受凉后 1～3 天出现鼻塞、喷嚏、流涕、干咳、咽痛等,发热程度高低不一;有些在发病早期可有阵发性脐周疼痛,与发热所致的阵发性肠痉挛成肠系膜淋巴结炎有关,应注意与急腹症鉴别。体检可见咽部充血,扁桃体肿大,颌下淋巴结肿大、触痛等;肺部呼吸音正常或粗糙;肠道病毒感染者可见不同形态的皮疹。病程为 3～5 天,一般预后良好,如体温持续不退或病情加重,应考虑并发症的可能。

(二)两种特殊类型上感

1.疱疹性咽峡炎

系柯萨奇 A 组病毒所致,好发于夏、秋季节。骤起高热、咽痛、流涎、厌食、呕吐等;咽部充血,咽腭弓、悬雍垂、软腭等处有 2～4mm 大小的疱疹,周围有红晕,疱疹破溃后形成小溃疡,病程 1 周左右。

2.咽结合膜热

由腺病毒 3、7、11 型所致,常发生于春、夏季节。多呈高热、咽痛、眼部刺痛,一侧或两侧滤泡性眼结合膜炎,颈部、耳后淋巴结肿大,有时伴胃肠道症状。病程为 1～2 周。

三、治疗

(一)一般治疗

休息、多饮水;注意呼吸道隔离;预防并发症。

(二)病因治疗

常用抗病毒药物:

1.双嘧达莫

对 RNA 病毒及某些 DNA 病毒均有抑制作用,每日 3～5mg/kg。

2.利巴韦林

具有广谱抗病毒作用,每日 10～15mg/kg,每日 3 次,疗程为 3～5 日。亦可口服中草药如银翘散、羚羊感冒片、板蓝根冲剂等或静脉点滴炎琥宁、喜炎平、莪术油等中药制剂,但要注意药物的纯度、配伍禁忌等,避免输液反应等不良反应。

抗生素常用于病情重、有继发细菌感染或有并发症者,常用青霉素、红霉素、先锋霉素等,疗程为 3～5 天。如证实为溶血性链球菌感染,或既往有风湿热、肾炎病史者,青霉素疗程应为 10～14 天。

(三)对症治疗

高热可口服对乙酰氨基酚或阿司匹林,每次剂量为 10mg/kg。亦可用冷敷、温湿敷或 3%～5%酒精擦浴降温;如发生高热惊厥者可给予镇静、止惊等处理。咽痛者可含服咽喉片。鼻塞者可用 0.5%麻黄素液在喂奶前滴鼻,不致影响吸乳。

四、常见护理诊断

1.体温过高

与上呼吸道感染有关。

2.舒适度的改变

与咽痛、鼻塞等有关。

3.潜在并发症

惊厥。

五、护理措施

（一）维持体温正常

1.居室环境

每日定时通风,保证室内温湿度适宜、空气新鲜,注意避免对流风。

2.保证入量

鼓励患儿多饮水,给予富含维生素、易消化的清淡饮食,注意少量多餐。必要时静脉补充营养和水分。

3.密切监测体温变化

发热患儿每 4h 测量体温一次并准确记录,如为超高热或有高热惊厥史者,每 1~2h 测量一次;及时给予物理降温,如头部冷敷,腋下、腹股沟处置冰袋,温水擦浴,冷盐水灌肠等或遵医嘱给予退热剂,防止高热惊厥的发生。及时更换汗湿的衣被并适度保暖。

4.遵医嘱应用抗感染药物。

（二）促进舒适

1.注意休息

患儿应减少活动,高热者应卧床休息,勤换体位;各种治疗和护理操作集中进行。

2.保持呼吸道通畅

及时清理呼吸道分泌物。①鼻咽部护理:及时清除鼻腔及咽喉部分泌物,保持鼻孔周围清洁,用凡士林、液状石蜡等涂抹鼻翼部黏膜及鼻下皮肤,减轻分泌物刺激;②鼻塞严重者,于清除鼻腔分泌物后用 0.5% 麻黄碱液滴鼻,每次 1~2 滴,每天 2~3 次;如因鼻塞而妨碍吸吮,可在哺乳前 10~15min 滴鼻,使鼻腔通畅,保证吸吮;③预防并发症:嘱患儿及家长勿用力擤鼻,以免炎症经咽鼓管蔓延引起中耳炎。

3.保持口腔清洁

婴幼儿饭后喂少量温开水以清洗口腔,年长儿可用温盐水漱口,咽部不适时给予润喉含片或行雾化吸入。

（三）密切观察病情变化

注意体温变化,警惕高热惊厥的发生。备好急救物品和药品,如高热患儿出现烦躁不安等惊厥先兆,应立即通知医生,遵医嘱给予镇静剂并同时采取降温措施。注意患儿出现与疾病严重程度不相符的剧烈哭闹、抓耳等表现,应考虑并发中耳炎的可能。注意咳嗽的性质,皮肤有无皮疹及口腔黏膜变化,以便早期发现麻疹、猩红热、百日咳、流行性脑脊髓膜炎等急性传染病。注意观察咽部充血、水肿、化脓等情况,若疑有咽后壁脓肿时,应及时报告医生,防止脓肿破溃,脓液流入气管而引起窒息。

（四）健康教育

指导家长学习预防上感的知识。居室环境经常通风,保持室内空气新鲜,避免室内吸烟;科学喂养,及时引入转换食物,保证营养均衡;加强体育锻炼,多进行户外活动,多晒太阳;呼吸道感染高发季节,避免到人群拥挤的公共场所。季节交替,气温骤变,注意及时增减衣物。积极防治佝偻病、营养不良、贫血等慢性疾病。

第二节　急性支气管炎的护理

急性支气管炎是指由于各种致病原引起的支气管黏膜的急性炎症,由于气管常同时受累,故又称为急性气管支气管炎。常继发于上呼吸道感染后,或为一些急性传染病的早期表现,是儿童时期常见的呼吸道疾病,婴幼儿多见。

一、病因

凡能引起上呼吸道感染的病毒和细菌皆可成为支气管炎的病原体,常为混合感染。一般在病毒感染的基础上继发细菌感染。营养不良、佝偻病、免疫力低下、变态反应、环境污染、空气污浊、经常接触有害气体等均可成为本病的诱因。

二、临床表现

1.症状

急性支气管炎起病急缓不一,大多先有上呼吸道感染症状,以咳嗽为主,初为刺激性干咳,以后有痰。婴幼儿全身症状较明显,常有发热、纳差、乏力、呕吐、腹胀、腹泻等。年长儿一般症状较轻,可有头痛、胸痛、咳嗽等。

2.体征

呼吸稍快,双肺呼吸音粗糙,可闻及不固定的散在的干啰音及粗中湿啰音。啰音常在体位改变或咳嗽后随分泌物排出而暂时减少或消失。一般无气促和发绀。

三、辅助检查

1.血常规

病毒感染者周围血白细胞计数正常或偏低,细菌感染者周围血白细胞计数增高。

2.胸部 X 线检查

正常或有肺部纹理增粗、肺门阴影增深。

四、诊断要点

患儿有咳嗽,可伴发热等临床表现;双肺呼吸音粗糙,可闻及不固定的散在的干啰音及粗中湿啰音,结合胸部 X 线检查,可做出诊断。

五、治疗要点

主要是控制感染和对症治疗,如止咳、化痰、平喘等。一般不用镇咳剂或镇静剂,以免抑制咳嗽反射,影响痰液咳出。化痰可用氨溴索及一些中药制剂等。喘息者可行超声雾化吸入沙丁胺醇等 β_2 受体激动剂。喘息严重时可短期使用糖皮质激素。

六、护理诊断/问题

1.清理呼吸道无效

与分泌物过多、痰液黏稠不易咳出有关。

2.体温过高

与细菌或病毒感染有关。

七、护理措施

(1)改善呼吸功能,避免剧烈哭闹,减少氧的消耗。

(2)床头抬高 $30°\sim60°$,取半坐卧位。

(3)根据缺氧程度遵医嘱选择不同给氧方式。烦躁、口唇发绀等缺氧患儿应及早给氧,以改善低氧血症。

(4)进食有困难者,可按医嘱鼻饲或静脉补充营养。鼓励患儿多饮水利于呼吸道黏膜湿润。

(5)保持呼吸道通畅,及时清除鼻腔分泌物,必要时吸痰。

(6)注意观察患儿神志、面色、呼吸、心音、心率等变化。有高热惊厥史或出现极度烦躁、肌张力突然增加、体温骤升及面色剧变等高热惊厥先兆症状者,应尽快降温。

(7)对重症患儿应准确记录 24h 出入量。严格控制输液速度,以免发生心力衰竭。

(8)观察有无腹胀、肠鸣音是否减弱或消失、呕吐的性质、是否有便血等,以便及时发现中毒性肠麻痹及胃肠道出血。

(9)如患儿病情突然加重,出现剧烈咳嗽、呼吸困难、烦躁不安、面色青紫、胸痛及一侧呼吸运动受限等,提示出现了脓胸、脓气胸,应及时报告医师并配合胸腔穿刺或胸腔闭式引流。

(10)纤维支气管镜检查术已成为儿科呼吸疾病诊治中安全、有效和不可缺少的手段。术中、术后的全面监测及呼吸管理特别重要。开展此项工作应强调医疗安全,包括设施与仪器的配备、人员的准入、各项规章制度的制定及严格执行。

①术前向家长做好宣教,采集 DIC 标本,外周留置静脉留置针。按医嘱术前禁食 6h,禁水 3h,以免术中呕吐发生意外。护士须湿润患儿鼻腔以减轻纤维支气管镜对鼻腔黏膜的刺激。术前确认纤维支气管镜的功能完好,将术中使用药物的顺序依次排开并贴好标识。

②术后平卧、吸氧 3h,加强观察;未完全清醒前头偏向一侧,保持呼吸道通畅,继续禁食、禁水;清醒 2~3h 后少量饮水,无呛咳可恢复正常饮食。

③纤维支气管镜检查术后常见的并发症和处理措施

a.黏膜出血:为最常见并发症,可表现为鼻出血或痰中带血。少量出血一般可自止;少数患儿可引起大咯血,甚至气道堵塞、窒息死亡,应及时抽吸积血确保气道通畅;应用止血药物。

b.喉头水肿或喉痉挛:立即吸氧;给予抗组胺药,或静脉给予糖皮质激素;严重者出现喉痉挛应立即用复苏器经口鼻加压给氧,进行急救。

c.支气管痉挛:给予支气管扩张药吸入;哮喘病史者更须注意,重者应预防性用阿托品。

d.纵隔气肿或气胸:多发生于支气管、肺活检后或肺内病变严重的患儿。少量气胸无需特殊处理但要严密观察;气体多或抽出后又很快产生者,须行胸腔闭式引流。

e.发绀或缺氧:术后继续吸氧,密切观察生命体征。

八、健康教育

(1)指导患儿培养良好的饮食和卫生习惯。经常户外活动,增强体质,改善呼吸功能。

(2)定期健康检查,按时预防接种。婴幼儿应少去人多的公共场所,尽可能避免接触呼吸道感染患儿。

(3)有营养不良、佝偻病、贫血及先天性心脏病的患儿应积极治疗,增强免疫力,减少呼吸道感染的发生。

(4)根据气温适当增减衣物,保持皮肤清洁、避免汗腺阻塞,要勤擦浴,勤换衣服。

九、风险与急救

1.麻醉药过敏

(1)诊断标准:可能会出现低血压和短暂的呼吸暂停,这与药物剂量、术前用药或使用其他药物有关。偶尔发生低血压,经常发生轻微躁动。

(2)麻醉药过敏的护理

①伴高热的患儿及时给予物理和药物降温。

②偶尔发生低血压时须减慢给药速度,必要时用血管收缩药给予治疗。

③患儿表现为烦躁者给予镇静、止痛,尽量不用拮抗剂。

④神志不清者做好安全护理、保持呼吸道通畅,饮食护理及生活护理。

2.喉痉挛

(1)诊断标准:经过声门强行进入、支气管镜过粗或技术不熟练反复粗暴抽插支气管镜均可造成喉头水肿、喉痉挛。

①突发呼吸困难和吸气性喉鸣,伴手足乱动,冷汗淋漓,面色苍白或发绀,口唇发绀,似有窒息的危险,但深呼吸后症状可消失。

②发作持续时间短,可一夜频发多次也可仅发一次后不再复发,醒后犹如平常。喉镜下无异常表现。

(2)喉痉挛的护理

①出现呼吸异常时及时给予吸氧,给予抗组胺药。

②静脉给予糖皮质激素,有抗炎和抑制变态反应等作用,能及时减轻喉头水肿,缓解喉梗阻。

③严重者出现喉痉挛应立即用复苏器经口鼻加压给氧,进行急救。

3.支气管痉挛

(1)诊断标准:可由麻醉药物、BAL、操作不当和患儿过敏体质等多种因素引发。

①听诊双肺哮鸣音或呼吸音消失。

②气道阻力增加,血氧饱和度下降。

(2)支气管痉挛的护理

①术前应用阿托品可有效预防,阿托品可以降低气道阻力,降低气道反应性。

②提高吸氧浓度,面罩加压给氧。

③对症支持治疗,纠正缺氧和二氧化碳蓄积,维持水电解质酸碱平衡。

第三节 肺炎的护理

肺炎是指由不同病原体或其他因素,如吸入羊水、乳汁、植物油类或过敏反应等引起的肺部炎症。临床以发热、咳嗽、气促、呼吸困难和肺部固定中细湿啰音为主要表现。严重者可累及循环、神经及消化系统,是婴幼儿时期的常见病,其发病率高,是我国住院患儿死亡的第一位原因,被列为小儿重点防治的"四病"(肺炎、腹泻、佝偻病、贫血)之一。一年四季均可发生,以冬春季节及气候骤变时多见,多由急性上呼吸道感染或急性支气管炎向下蔓延所致。

一、分类

肺炎目前尚无统一的分类方法,常用的有以下几种。

1.按病理分类

分为大叶性肺炎、小叶性肺炎(支气管肺炎)、间质性肺炎等。

2.按病因分类

(1)感染性肺炎:病毒性肺炎、细菌性肺炎、支原体肺炎、衣原体肺炎、原虫性肺炎、真菌性肺炎等。

(2)非感染性肺炎:吸入性肺炎、坠积性肺炎、过敏性肺炎等。

3.按病程分类

(1)急性肺炎:病程<1个月。

(2)迁延性肺炎:病程1~3个月。

(3)慢性肺炎:病程>3个月。

4.按病情分类

(1)轻症肺炎:主要为呼吸系统表现,其他系统轻微受累,无全身中毒症状。

(2)重症肺炎:除呼吸系统受累外,其他系统也受累,全身中毒症状明显。

5.按临床表现典型与否分类

(1)典型性肺炎:指由肺炎链球菌、金黄色葡萄球菌、肺炎杆菌、流感嗜血杆菌、大肠杆菌等引起的肺炎。

(2)非典型性肺炎:指由肺炎支原体、衣原体、军团菌、病毒等引起的肺炎。

6.按发生肺炎的地区进行分类

(1)社区获得性肺炎:指无明显免疫抑制的患儿在院外或住院48h内发生的肺炎。

(2)院内获得性肺炎:指住院48h后发生的肺炎。

临床上如果病原体明确,则按病因分类,以便于指导治疗,否则按病理或其他方法分类。

二、病因与病理生理

1.病因

(1)致病菌:①常见病原体为细菌和病毒,也可为细菌与病毒的混合感染。②发达国家发病以病毒感染为主,如呼吸道合胞病毒最多见,其次为腺病毒、流感病毒等。发展中国家以细菌感染为主,如肺炎链球菌最多见,其次为葡萄球菌、链球菌等。③近年来肺炎支原体、衣原体和流感嗜血杆菌肺炎有增加趋势。

(2)其他因素:①内因:婴幼儿上呼吸道的解剖生理特点和免疫特点。②环境、气候因素:居住拥挤、空气污浊、气候改变、护理不当。③疾病影响:低出生体重儿、免疫缺陷者,患营养不良、佝偻病、贫血、先天性心脏病等基础疾病者均可导致本病发生。

2.病理生理

病原体常由呼吸道入侵,少数经血行入肺,侵犯支气管、细支气管和肺泡等组织,发生充血、水肿、炎性细胞浸润。由于支气管、肺泡炎症引起通气和换气功能障碍,导致缺氧及二氧化碳潴留,从而造成一系列病理生理改变。

(1)呼吸系统:由于通气和换气障碍,出现低氧血症和高碳酸血症。为代偿缺氧,患儿呼吸与心率加快,出现鼻翼扇动和三凹征,严重时可发生呼吸衰竭。

(2)循环系统:①病原体和毒素作用于心肌可引起中毒性心肌炎;②缺氧可致肺小动脉反射性收缩,肺循环阻力增高,肺动脉高压,右心负荷加重,肺动脉高压和心肌炎是诱发心力衰竭的主要因素;③重症患儿可出现微循环障碍、休克甚至DIC。

(3)神经系统:①缺氧和二氧化碳潴留使脑血管扩张,血管通透性增加,导致颅内压增高;②缺氧使脑细胞无氧代谢增加,致ATP生成减少和Na+-K+离子泵转运功能障碍,引起脑细胞内水钠潴留,形成脑细胞水肿。病原体毒素直接损害脑组织也可引起脑水肿。

(4)消化系统:低氧血症和病原体毒素可引起胃肠黏膜糜烂、出血、上皮细胞坏死脱落等应激反应,导致黏膜屏障功能破坏,胃肠功能紊乱,严重者可引起中毒性肠麻痹和消化道出血。

(5)酸碱平衡失调及电解质紊乱:①严重缺氧时体内无氧酵解增加,酸性代谢产物增多,可引起代谢性酸中毒;②二氧化碳潴留导致呼吸性酸中毒,故重症肺炎常出现混合性酸中毒;③缺氧和二氧化碳潴留可使肾小动脉痉挛而引起水钠潴留,重症者可造成稀释性低钠血症。

三、临床表现

多见于2岁以下婴幼儿,多数起病较急,发病前数日多有上呼吸道感染。

(一)轻症肺炎

主要表现为呼吸系统症状和相应的肺部体征。

1.症状

①发热:热型不定,多为不规则热,也可为弛张热和稽留热。新生儿、重度营养不良儿可不发热,甚至体温不升。②咳嗽:早期为刺激性干咳,较频繁,极期咳嗽略有减轻,恢复期咳嗽有痰,新生儿、早产儿则表现为口吐白沫。③气促:多在发热、咳嗽后出现,呼吸频率加快。④全身症状:精神不振、食欲减退、烦躁不安、轻度腹泻或呕吐等。

2.体征

①呼吸增快,可达 40～80 次/min,重者可有鼻翼扇动和三凹征。②口唇、鼻唇沟、指(趾)端发绀。③肺部啰音:早期不明显,仅呼吸音粗糙和减低,以后可闻及固定的中、细湿啰音,以背部两肺下方脊柱两旁较多,深吸气末更为明显。④新生儿、小婴儿不易闻及湿啰音。

(二)重症肺炎

除呼吸系统症状和全身中毒症状加重外,可有循环、神经和消化等系统受累的表现。

1.循环系统

常见心肌炎、心力衰竭。

(1)合并心肌炎的表现:面色苍白,心动过速、心音低钝、心律不齐,心电图示 ST 段下移和 T 波低平或倒置。

(2)合并心力衰竭的表现:①呼吸困难加重,呼吸频率加快(>60 次/min);②心率加快(婴儿>180 次/min,幼儿>160 次/min),心音低钝,出现奔马律;③颈静脉怒张,烦躁不安,面色苍白或发绀,肝脏迅速增大等;④严重者还可发生微循环障碍、休克甚至 DIC。

2.神经系统

常表现为精神萎靡、烦躁或嗜睡;发生脑水肿时可出现意识障碍、惊厥、前囟膨隆、脑膜刺激征、呼吸不规则、瞳孔对光反射迟钝或消失等。

3.消化系统

常表现为食欲减退、呕吐或腹泻等。发生中毒性肠麻痹时可出现严重腹胀,呼吸困难加重,肠鸣音消失;发生消化道出血时可出现呕吐咖啡样物,大便隐血试验阳性或柏油样便。

(三)并发症

如能早期诊断、合理治疗,则并发症较少发生。若延误诊断或病原体致病力较强可引起并发症,以金黄色葡萄球菌肺炎为多见,其次是某些革兰阴性杆菌肺炎。常见的并发症有脓胸、脓气胸、肺大泡等。

(四)几种不同病原体所致肺炎的特点

几种不同病原体所致肺炎的特点见表 6-3-1。

表 6-3-1　几种不同病原体所致肺炎的特点

项目	呼吸道合胞病毒肺炎	腺病毒肺炎	金黄色葡萄球菌肺炎	肺炎支原体肺炎
病原体	呼吸道合胞病毒	腺病毒	金黄色葡萄球菌	肺炎支原体
好发年龄	<2 岁,2～6 个月多见	6 个月～2 岁	婴幼儿	学龄儿
症状	起病急,干咳,低中度发热;以喘憋为突出表现,很快出现呼气性呼吸困难及缺氧	起病急,全身中毒症状明显,发热呈稽留热型;咳嗽较剧烈、频繁,可出现喘憋、呼吸困难、发绀等	起病急,发展快,全身中毒症状明显,发热呈弛张热型;皮肤常见猩红热样皮疹;易并发脓胸、脓气胸、肺大泡等	起病缓慢,常有发热,为不规则热,可持续 1～3 周,以刺激性咳嗽为突出表现

项目	呼吸道合胞病毒肺炎	腺病毒肺炎	金黄色葡萄球菌肺炎	肺炎支原体肺炎
体征	肺部听诊以哮鸣音为主,肺底可闻及细湿啰音,可有不同程度的肺气肿	肺部体征出现较迟,多于高热3～7天出现少许啰音,随后病变融合出现肺实变征	肺部体征出现较早,可闻及中、细湿啰音	肺部体征不明显,少数可闻及干、湿啰音
胸部X线	肺气肿或小点片状、斑片状阴影	较啰音出现早,可见大小不等的片状阴影或融合成大病灶,并可见肺气肿	可见小片状浸润影,迅速出现小脓肿、肺大泡或胸腔积液	改变明显。肺门阴影增浓;支气管肺炎改变;间质性肺炎改变;均一的实变影
血常规检查	白细胞数大多正常	白细胞数正常或降低	白细胞数明显增高,中性粒细胞增多伴核左移	白细胞数正常或增高
治疗	抗病毒	抗病毒	苯唑西林钠等抗生素	大环内酯类抗生素

四、实验室及其他检查

1.血常规检查

病毒性肺炎白细胞总数大多正常或偏低,淋巴细胞增高;细菌性肺炎白细胞总数及中性粒细胞增高,并有核左移现象,胞质中可有中毒颗粒。

2.病原学检查

可进行病毒分离或细菌培养,以明确病原体;病毒特异性抗原抗体检测有助于早期诊断;可进行血清冷凝集试验、补体结合抗体检测明确有无肺炎支原体感染。

3.胸部X线检查

早期肺纹理增粗,以后出现大小不等的斑片状阴影,或融合成片,可伴有肺气肿或肺不张,以双肺下野中内带居多。

五、治疗要点

主要是控制感染、改善通气功能、对症治疗、防治并发症。

1.抗感染治疗

对细菌感染或混合感染者,应根据不同病原体选择敏感抗生素。

(1)用药原则:早期、联合、足量、足疗程,重症患儿宜静脉给药。

(2)药物选择:如肺炎链球菌感染首选青霉素如阿莫西林;支原体或衣原体感染选用红霉素或阿奇霉素;病毒感染者可选用利巴韦林、干扰素、双黄连等。

(3)用药疗程:用药时间应持续至体温正常后5～7天,临床症状消失后3天停药,支原体肺炎用药2～3周,以免复发。金黄色葡萄球菌肺炎,疗程宜长,在体温正常后2～3周可停药,一般总疗程大于6周。

2.对症治疗

给予止咳、祛痰、平喘、雾化吸入,保持呼吸道通畅;有缺氧者给予吸氧;高热者给予物理降温或药物降温;烦躁不安者给予镇静剂;腹胀者应禁食和给予胃肠减压,注射新斯的明等;伴有低钾血症者补钾。

3.其他

纠正水、电解质紊乱与酸碱平衡失调;中毒症状明显或严重喘憋、脑水肿、感染性休克、呼吸衰竭者可用糖皮质激素,常用地塞米松3～5天,以防治心力衰竭、中毒性脑病、消化道出血等,脓胸和脓气胸者应进行穿刺引流。

六、护理评估

(一)健康史

询问患儿的发病情况,有无上呼吸道感染和急性气管、支气管炎病史,既往有无反复呼吸道感染及先天性心脏病史,是否患营养不良、维生素D缺乏性佝偻病、贫血等疾病。了解治疗经过和用药情况。

(二)身体状况

评估患儿的发热、咳嗽、气促、呼吸困难、肺部啰音等情况,评估有无缺氧及缺氧的程度,注意痰液的情况。观察有无循环、神经、消化系统受累的临床表现,有无脓胸、脓气胸等并发症发生。及时了解血常规、X线、病原学检查的结果及意义。

(三)心理-社会状况

评估患儿及家长对疾病的心理反应,家长是否因担心疾病预后而会出现紧张、焦虑等心理,患儿是否因住院治疗而产生分离性焦虑和恐惧心理;了解家长对疾病的病因和防护知识的了解程度,患儿家庭的经济状况及家长对患儿的照顾能力。

七、护理诊断/合作性问题

1.气体交换受损
与肺部炎症致通气、换气功能障碍有关。

2.清理呼吸道无效
与呼吸道分泌物过多、痰液黏稠、咳嗽无力有关。

3.体温过高
与肺部感染有关。

4.潜在并发症
心力衰竭、中毒性脑病、中毒性肠麻痹等。

八、预期目标

(1)患儿能顺利有效的咳嗽、呼吸道通畅。

（2）患儿呼吸困难、发绀消失，呼吸平稳。

（3）患儿体温恢复正常。

（4）患儿住院期间不出现并发症。

九、护理措施

（一）保持呼吸道通畅

（1）保持室内空气新鲜，定时开窗通风，避免直吹或对流风。保持适宜的温湿度，室温维持在 18℃～22℃，湿度以 60％为宜。

（2）给予易消化、营养丰富的流质、半流质饮食，少食多餐，避免过饱影响呼吸；喂食时应耐心，防止呛咳引起窒息。重症患儿不能进食时，采取静脉营养，保证水分摄入量，避免呼吸道黏膜干燥，痰液黏稠。

（3）经常更换体位，翻身拍背，促使痰液排出，拍背方法为：五指并拢、稍向内合掌成空心状，由下向上，由外向内地轻叩背部，以利分泌物排出；痰液黏稠不易咳出者给予雾化吸入，以稀释痰液；指导和鼓励患儿进行有效的咳嗽；必要时予以吸痰，也可进行体位引流。

（4）按医嘱给予祛痰剂，严重喘憋者给予支气管解痉剂。

（二）改善呼吸功能

（1）有缺氧症状者，如出现呼吸困难、口唇发绀、烦躁不安、面色发灰等情况应立即吸氧。一般采用鼻前庭给氧，氧流量为 0.5～1L/min，氧浓度不超过 40％，氧气应湿化，以免损伤呼吸道黏膜。缺氧明显者可用面罩给氧，氧流量 2～4L/min，氧浓度为 50％～60％。若出现呼吸衰竭则应使用机械通气正压给氧。

（2）病室环境要安静，护理操作应集中完成，尽量保持患儿安静，避免哭闹，以减少氧的消耗。

（3）呼吸困难者可采取半卧位，并常更换体位，以减少肺部淤血和防止肺不张。

（4）按医嘱使用抗生素或抗病毒药物治疗，促进肺部炎症消散，改善呼吸功能。

（三）维持体温正常

密切观察体温变化，警惕高热惊厥的发生，并采取相应的降温措施。

（四）密切观察病情

（1）如患儿出现烦躁不安、面色苍白、呼吸加快（＞60 次/min）、心加速（＞160～180 次/min）、肝脏在短时间急剧增大等心力衰竭的表现，及时报告医生，给予氧气吸入并减慢输液速度，按医嘱给予强心、利尿药物，以增强心肌收缩力，减轻心脏负荷。若患儿突然口吐粉红色泡沫痰，应考虑肺水肿，可给予 20％～30％乙醇湿化的氧气间歇吸入，每次吸入不超过 20min。

（2）若患儿出现烦躁、嗜睡、惊厥、昏迷、呼吸不规则等，提示脑水肿或中毒性脑病，立即报告医生并配合抢救。

（3）若患儿体温不降或退而复升，咳嗽或呼吸困难加重，面色发绀，应考虑脓胸或脓气胸的可能，应立即报告医生，配合进行胸穿或胸腔闭式引流，并做好术后护理。

（五）健康教育

向患儿家长讲解疾病的有关知识和防护知识，指导家长合理喂养，加强体格锻炼，增强体质;注意气候变化,及时增减衣物,避免着凉;及时治疗上感和急性气管、支气管炎等呼吸道感染性疾病,积极防治维生素 D 缺乏性佝偻病、营养不良、贫血等疾病;注意室内空气流通,肺炎高发季节避免去人多拥挤的公共场所,按时预防接种。让家长参与患儿的护理工作,了解所用药物的名称、用法、用量及不良反应,了解病情的进展情况,对家长护理和照顾儿童的内容和方法进行讲解和示范,提高家长的应对能力。

第七章　儿科消化系统疾病护理

第一节　口炎的护理

口炎是指口腔黏膜的炎症,若病变仅限于局部如舌、齿龈、口角亦可称为舌炎、齿龈炎、口角炎。本病多见于婴幼儿,可单独发生,亦可继发于全身性疾病。

一、病因

真菌、病毒、细菌等均可引起口腔黏膜的炎症,其中真菌及病毒感染引起的口炎较常见,而细菌感染引起的口炎较为少见。

由于婴幼儿口腔黏膜柔嫩,血管丰富,唾液分泌少,口腔黏膜干燥,致使婴幼儿易患本病。患儿若患全身性疾病如急性感染、腹泻、营养不良和维生素 B、维生素 C 缺乏等,或长期使用广谱抗生素及糖皮质激素、食具消毒不严及口腔卫生不良等均可诱发本病的发生。

二、治疗要点

(1)保持口腔清洁:鹅口疮可用 2％碳酸氢钠溶液清洁口腔;疱疹性口炎可用 3％过氧化氢溶液清洁口腔;溃疡性口炎可用 3％过氧化氢溶液或 0.1％依沙吖啶(利凡诺)溶液清洁口腔。

(2)局部用药:鹅口疮患儿局部可涂抹 10 万～20 万 U/mL 制霉菌素鱼肝油混悬溶液;疱疹性口炎患儿局部可涂碘苷(疱疹净)抑制病毒,亦可喷西瓜霜、锡类散等;溃疡性口炎患儿局部可涂 5％金霉素鱼肝油、锡类散等。

(3)对症处理。

(4)控制感染。

三、护理评估

(一)健康史

向家长了解有无不适当的擦拭口腔、饮食过热史;是否有食具消毒不严史;患儿有无全身性疾病如营养不良、长期腹泻等病史;有无长期使用广谱抗生素、糖皮质激素的用药史;以及评估最近有无免疫力低下的因素存在。

（二）身体状况

1.鹅口疮

又称雪口病，为白色念珠菌感染所致。多见于新生儿、营养不良、腹泻、长期使用广谱抗生素或激素的患儿。新生儿多由产道感染或因哺乳时乳头不洁及使用污染的奶具而感染。

轻症可见口腔黏膜表面覆盖白色乳凝块样小点或小片状物，可逐渐融合成大片，不易擦去，若强行剥离后局部黏膜潮红、粗糙，可有溢血，患处不痛，患儿不流涎，一般不影响吃奶，无全身症状；重症则全部口腔均被白色斑膜覆盖，甚至可蔓延到咽、喉头、食管、气管、肺等处，可伴低热、声音嘶哑、拒食、吞咽困难或呼吸困难等。

2.疱疹性口腔炎

为单纯疱疹病毒Ⅰ型感染所致，多见于婴幼儿。全年均可发病，冬春季多见，传染性强，在卫生条件差的家庭和集体托幼机构中感染容易传播。

起病时发热，体温可达 38～40℃，1～2 天后，齿龈、唇内、舌、颊黏膜等部位出现单个或成簇的小疱疹，直径约 2mm，周围有红晕，迅速破溃后形成浅表溃疡，其上覆盖白色膜样渗出物。多个溃疡可融合成不规则的较大溃疡，有时累及软腭、舌及咽部。口角及唇周皮肤亦常发生疱疹，疼痛剧烈，患儿可表现拒食、流涎、烦躁、颌下淋巴结肿大，常因拒食啼哭才被发现。体温在 3～5 天后恢复正常，病程 1～2 周；局部淋巴结肿大可持续 2～3 周。

本病应与疱疹性咽峡炎鉴别：后者由柯萨奇病毒引起，多发生于夏秋季；疱疹主要发生在咽部和软腭，有时见于舌但不累及齿龈和颊黏膜，颌下淋巴结不肿大。

3.溃疡性口炎

主要由链球菌、金黄色葡萄球菌、肺炎链球菌或大肠埃希菌等引起的。多见于婴幼儿，常发生于急性感染、长期腹泻等机体免疫力降低时，口腔不洁更有利于细菌繁殖而致病。

口腔各部位均可发生，常见于唇、舌及颊黏膜等处，可蔓延到咽喉部。初起黏膜充血、水肿，可有疱疹，随后形成大小不等的糜烂或溃疡，创面覆盖较厚的纤维素性渗出物形成的灰白色或黄色假膜，边界清楚，易拭去，露出溢血的创面，不久又重新出现假膜。患儿局部疼痛、流涎、拒食、烦躁、发热 39～40℃，局部淋巴结肿大。全身症状轻者 1 周左右体温恢复正常，溃疡逐渐愈合，重者可出现脱水和酸中毒。

（三）辅助检查

1.显微镜检查

鹅口疮患儿取白膜化验检查，在显微镜下可见真菌的菌丝和孢子。

2.血常规

溃疡性口炎者可见白细胞总数和中性粒细胞增多。

（四）心理-社会状况

因患儿口腔疼痛、拒食、哭闹，家长可出现焦虑。疱疹性口炎传染性强，可在卫生条件差的家庭和托幼机构中传播，故应注意评估家庭和托幼机构有无采取防止传播的护理措施。

四、护理诊断/问题

1.口腔黏膜的改变

与护理不当、口腔黏膜受损或感染有关。

2.疼痛

与口腔黏膜炎症有关。

3.体温过高

与感染有关。

4.营养失调:低于机体需要量

与疼痛引起拒食有关。

5.知识缺乏

与家长缺乏口炎的预防和护理知识有关。

五、护理措施

1.清洁口腔

多饮水,进食后漱口。溃疡性口炎用 3％过氧化氢溶液或 0.1％利凡诺溶液清洗溃疡面,较大儿童可用含漱剂,进食后漱口;鹅口疮患儿在哺乳前后用 2％碳酸氢钠溶液清洗。

2.局部用药

鹅口疮患处涂制霉菌素;疱疹性口炎患处涂疱疹净或喷洒锡类散、西瓜霜等;溃疡性口炎患处涂 2.5％~5％金霉素鱼肝油、锡类散等;口唇干裂者可涂液状石蜡或抗生素软膏;涂后勿立即漱口、饮水或进食。

3.饮食护理

以高热量、高蛋白、丰富维生素、易消化的温凉流质或半流质为宜。疼痛者进食前用 2％利多卡因涂抹局部,避免摄入刺激性食物。不能进食者采用肠道外营养。

4.防止继发感染及交叉感染

①口腔护理前后要洗手,患儿的食具、玩具、毛巾等用具要及时消毒;②鹅口疮患儿使用过的水杯、奶瓶及奶嘴应放入 5％碳酸氢钠溶液浸泡 30min 后,洗净再煮沸消毒;③做好疱疹性口炎患儿与健康儿童的隔离,以防传染。

5.监测体温

体温超过 38.5℃(腋温)时,应采取物理降温或药物降温,同时做好皮肤护理。

6.健康指导

①向家长介绍口炎的病因及预防要点,示教口炎的护理方法;②指导家长食具专用及清洁消毒,教育小儿养成良好的卫生习惯,纠正吮指、不刷牙等不良行为,提倡进食后漱口;③宣传均衡营养对提高机体免疫力的重要性,避免偏食、挑食,培养良好的饮食习惯;④告知家长疱疹性口炎传染性强,应注意隔离。

第二节　小儿腹泻的护理

腹泻病是一组多病原、多因素引起的疾病,以大便次数增多和大便性状改变为特点的消化道综合征,严重时可引起水、电解质和酸碱平衡紊乱。发病年龄以 6 个月～2 岁多见,其中 1 岁以内者约占半数。一年四季均可发病,但夏秋季发病率最高,是我国婴幼儿最常见的疾病之一。

一、病因

(一)易感因素

(1)消化系统发育不成熟:胃酸和消化酶分泌不足,消化酶活性低,对食物质和量变化的耐受性差。

(2)生长发育快:对营养物质的需求相对较多,且婴儿食物以液体为主,入量较多,使得消化道负担加重。

(3)机体防御功能差:婴儿血液中免疫球蛋白、胃肠道 SIgA 及胃内酸度均较低,对感染的防御功能差。

(4)肠道菌群失调:新生儿出生后尚未建立正常肠道菌群,或因使用抗生素等导致肠道菌群失调,使正常菌群对入侵肠道致病微生物的拮抗作用丧失,而引起肠道感染。

(5)人工喂养母乳中含有大量体液因子(如 SIgA、乳铁蛋白)、巨噬细胞和粒细胞、溶菌酶、溶酶体等,有很强的抗肠道感染作用。家畜乳中虽有某些上述成分,但在加热过程中被破坏,而且人工喂养的食物和食具易受污染,故人工喂养儿肠道感染发生率明显高于母乳喂养儿。

(二)感染因素

1.肠道内感染

可由病毒、细菌、真菌、寄生虫引起,尤以病毒和细菌多见。

(1)病毒感染:寒冷季节的婴幼儿腹泻 80％由病毒感染引起,以轮状病毒引起的秋冬季腹泻最为常见,其次有星状病毒、杯状病毒和肠道病毒等。

(2)细菌感染(不包括法定传染病):以引起腹泻的大肠埃希菌为主,包括致病性大肠埃希菌(EPEC)、产毒性大肠埃希菌(ETEC)、侵袭性大肠埃希菌(EIEC)、出血性大肠埃希菌(EGEC)和黏附-集聚性大肠埃希菌(EAEC)五大组。其次是空肠弯曲菌和耶尔森菌等。

(3)真菌感染:以白色念珠菌多见,其次是曲霉菌和毛霉菌等。

(4)寄生虫感染:常见有蓝氏贾第鞭毛虫、阿米巴原虫和隐孢子虫等。

2.肠道外感染

如患中耳炎、上呼吸道感染、肺炎、泌尿道及皮肤感染时,也可引起腹泻,可能是由于发热及病原体毒素作用使消化功能紊乱,或肠道外感染的病原体(主要是病毒)同时感染肠道。

(三)非感染因素

1.饮食因素

(1)喂养不当:如喂养不定时、食物的质和量不适宜、过早给予淀粉类或脂肪类食物等均可引起腹泻;给予含高果糖或山梨醇的果汁,可导致高渗性腹泻;给予肠道刺激物如调料或富含纤维素的食物等也可引起腹泻。

(2)过敏因素:如对牛奶、大豆(豆浆)及某些食物成分过敏而引起腹泻。

(3)其他因素:包括原发性或继发性双糖酶缺乏,乳糖酶的活性降低,肠道对糖的消化吸收不良而引起腹泻。

2.气候因素

气候突然变冷、腹部受凉使肠蠕动增加;天气过热致消化液分泌减少或口渴饮奶过多,都可诱发消化功能紊乱而引起腹泻。

二、发病机制

导致腹泻的机制包括:肠腔内存在大量不能吸收的具有渗透活性的物质(渗透性腹泻)、肠腔内电解质分泌过多(分泌性腹泻)、炎症所致的液体大量渗出(渗出性腹泻)及肠道运动功能异常(肠道功能异常性腹泻)等。但临床上不少腹泻并非由某种单一机制引起,而是多种机制共同作用的结果。

(一)感染性腹泻

大多数病原微生物通过污染的食物、水,或通过污染的手、玩具及日用品,或带菌者传播进入消化道。当机体的防御功能下降、大量的微生物侵袭并产生毒力时可引起腹泻。

1.病毒性肠炎

病毒侵入肠道后,在小肠绒毛顶端的柱状上皮细胞上复制,使小肠绒毛细胞受损,受累的肠黏膜上皮细胞脱落而遗留不规则的裸露病变,导致小肠黏膜回吸收水、电解质能力下降,肠液在肠腔内大量集聚而引起腹泻;同时,发生病变的肠黏膜细胞分泌双糖酶不足且活性低,使肠腔内的糖类消化不完全并被肠道内细菌分解成小分子的短链有机酸,使肠腔的渗透压增高;微绒毛破坏亦造成载体减少,上皮细胞钠转运功能障碍,水和电解质进一步丧失,加重腹泻。

2.细菌性肠炎

肠毒素性肠炎,主要是产生肠毒素的细菌侵入肠道后黏附于小肠黏膜上皮细胞上,进行繁殖和产生肠毒素,使小肠液量增多,超过结肠吸收的限度而产生腹泻,排出大量水样便,导致患儿脱水和电解质紊乱;侵袭性肠炎,主要是侵袭性细菌侵入肠黏膜组织,引起充血、水肿、炎症细胞浸润、溃疡和渗出等病变,排出含有大量白细胞和红细胞的菌痢样粪便。

(二)非感染性腹泻

主要是由饮食不当引起。当摄入食物的质和量突然改变并超过消化道的承受能力时,食物不能被充分消化和吸收而积滞于小肠上部,使肠腔局部酸度减低,有利于肠道下部细菌上移和繁殖,使食物发酵和腐败而产生短链有机酸,致肠腔的渗透压增高,并协同腐败性毒性产物刺激肠壁致肠蠕动增加,引起腹泻,进而发生脱水和电解质紊乱。

三、治疗要点

调整饮食,预防和纠正脱水;合理用药,控制感染,预防并发症的发生。

1.药物治疗

(1)控制感染:病毒性肠炎以饮食疗法和支持疗法为主,一般不用抗生素。其他肠炎应对因选药,如大肠埃希菌肠炎可选用抗 G-杆菌抗生素;抗生素诱发性肠炎应停用原使用的抗生素,可选用万古霉素、新青霉素、抗真菌药物等;寄生虫性肠炎可选用甲硝唑、大蒜素等。

(2)肠道微生态疗法:有助于恢复肠道正常菌群的生态平衡,抵御病原菌侵袭,控制腹泻,常用双歧杆菌、嗜酸乳杆菌等制剂。

(3)肠黏膜保护剂:腹泻与肠黏膜屏障功能破坏有密切关系,因此维护和修复肠黏膜屏障功能是治疗腹泻的方法之一,常用蒙脱石散。

(4)补锌治疗:WHO/联合国儿童基金会建议,对于急性腹泻患儿,年龄>6 个月者,应每日给予元素锌 20mg;年龄<6 个月者,应每日给予元素锌 10mg。疗程 10~14 天,可缩短病程。

(5)对症治疗:腹泻一般不宜用止泻剂,因止泻会增加毒素的吸收。腹胀明显者可肌内注射新斯的明或肛管排气;呕吐严重者可肌内注射氯丙嗪或针刺足三里等。

2.预防并发症

迁延性、慢性腹泻常伴营养不良或其他并发症,病情复杂,必须采取综合治疗措施。

四、护理诊断/问题

1.体液不足

与呕吐、腹泻导致体液丢失及摄入不足有关。

2.腹泻

与感染、饮食不当等导致肠道功能紊乱有关。

3.体温过高

与肠道感染有关。

4.有皮肤完整性受损的危险

与大便刺激肛周皮肤有关。

5.潜在并发症

代谢性酸中毒、低血钾、低血钙和低血镁。

6.知识缺乏

患儿家长缺乏合理喂养知识、饮食卫生及疾病护理知识。

五、护理目标

(1)患儿脱水、电解质及酸碱平衡紊乱得以纠正,尿量正常。

(2)患儿腹泻、呕吐次数逐渐减少或停止,大便性状正常。

(3)患儿体温逐渐恢复正常。

(4)患儿臀部皮肤保持完整,无臀红发生。

(5)患儿不发生并发症或发生后能及时纠正。

(6)家长能说出本病的相关知识,并能在医护人员指导下正确护理患儿。

六、护理措施

1.补充液体

补充液体为本病最重要的护理措施,根据病情选择口服或静脉补液,预防和纠正水、电解质及酸碱平衡紊乱。

2.调整饮食

严重吐泻者可暂时禁食4～6h,一般不禁水,其他患儿均应继续进食,以防限食过严或禁食过久造成营养不良,影响机体康复。应根据病情调整饮食,原则是由少到多,由稀到稠。母乳喂养儿继续喂哺,暂停辅食。人工喂养者可喂以等量米汤或水稀释的牛奶或其他代乳品,腹泻次数减少后给予半流质食物,少量多餐,病情好转后逐渐过渡到正常饮食。病毒性肠炎多有双糖酶(主要是乳糖酶)缺乏,不宜用蔗糖,暂停乳类喂养,改用豆类代乳品、发酵乳或去乳糖配方奶粉,腹泻停止后逐渐恢复营养丰富的饮食,每日加餐1次,共2周。

3.病情观察

(1)观察大便次数、颜色、气味、量及性状,及时采集异常大便标本送检,特别注意黏液脓血便,并根据大便检查结果,调整治疗和输液方案。

(2)注意观察生命体征、脱水情况及补液效果,有无酸中毒、低血钾、低血钙和药物的不良反应,发现异常情况及时报告医生。

4.控制感染

(1)严格执行消毒隔离制度,包括患儿排泄物、用物及标本的处置;护理患儿前后认真洗手,防止交叉感染。

(2)细菌感染性腹泻,应遵医嘱使用抗生素;病毒及非感染性腹泻,协助医生合理使用液体疗法。

5.加强护理

(1)对症护理:高热者给予物理降温,鼓励患儿多喝水;腹痛者,腹部保暖、热敷及轻柔按摩;腹胀明显者可采用肛管排气、针灸等方法;低钾血症患儿,可遵医嘱补钾。

(2)臀部护理:患儿便后及时清洗臀部,用柔软棉布吸干,保持皮肤干燥;及时更换清洁、柔软的尿布,避免使用不透气塑料布或橡皮布;出现臀红及时处理。

6.健康指导

①指导家长及探视人员执行消毒隔离制度,患儿食具、衣物、尿布要专用,护理患儿前后要洗手,患儿的粪便、被污染的衣物等要进行消毒处理,防止交互感染。②宣传调整饮食的重要性,嘱咐家长注意饮食卫生、合理喂养和保暖。③指导家长学会观察病情,出院后做好家庭护理,增强体质,预防疾病,注意气候变化,避免滥用抗生素。

七、护理评价

(1)患儿脱水,水、电解质及酸碱平衡紊乱是否纠正。

(2)患儿大便是否恢复正常。

（3）患儿体温是否恢复正常。

（4）患儿臀部皮肤是否完整无破损。

（5）患儿是否发生酸中毒、低血钾和低血钙等并发症或发生后能否及时纠正。

（6）家长是否掌握小儿喂养方法、腹泻的预防及有关护理措施。

第三节　肠套叠的护理

肠套叠系指部分肠管及其肠系膜套入邻近肠腔所致的一种绞窄性肠梗阻，是婴幼儿时期最常见的急腹症之一，是 3 个月至 6 岁期间引起肠梗阻的最常见原因。60％本病患儿的年龄在 1 岁以内，但新生儿罕见。80％患儿年龄在 2 岁以内，男孩发病率多于女孩，比例约为 4∶1。健康肥胖儿多见，发病季节与胃肠道病毒感染流行相一致，以春秋季多见。常伴发于中耳炎、胃肠炎和上呼吸道感染。

一、病因和发病机制

肠套叠分原发和继发两种。95％为原发性，多为婴幼儿，病因迄今尚未完全清楚，有人认为婴儿回盲部系膜尚未完全固定、活动度较大是引起肠套叠的原因。5％继发性病例多为年长儿。发生肠套叠的肠管可见明显的机械原因，肠息肉、肠肿瘤、肠重复畸形、腹型紫癜致肠壁血肿等均可牵引肠壁而发生肠套叠。有些促发因素可导致肠蠕动的节律发生紊乱，从而诱发肠套叠，如饮食改变、腹泻以及病毒感染等均与之有关。有研究表明病毒感染可引起末段回肠集合淋巴结增生，局部肠壁增厚，甚至凸入肠腔，构成套叠起点，加之肠遭受病毒感染后蠕动增强而导致发病。

二、病理

肠套叠多为近端肠管套入远端肠腔内，依据其套入部位不同分为：

1.回盲型

回盲瓣是肠套叠头部，带领回肠末端进入升结肠，盲肠、阑尾也随着翻入结肠内，此型最常见，占总数的 50％～60％。

2.回结型

回肠从距回盲瓣几厘米处起，套入回肠最末端，穿过回盲瓣进入结肠，约占 30％。

3.回回结型

回肠先套入远端回肠内，然后整个再套入结肠内，约 10％。

4.小肠型

小肠套入小肠，少见。

5.结肠型

结肠套入结肠，少见。

6.多发型

回结肠套叠和小肠套叠合并存在。

肠套叠多为顺行性套叠,与肠蠕动方向相一致。套入部随着肠蠕动不断继续前进,该段肠管及其肠系膜也一并套入鞘内,颈部束紧不能自动退出。由于鞘层肠管持续痉挛,致使套入部肠管发生循环障碍,初期静脉回流受阻,组织充血水肿,静脉曲张,黏膜细胞分泌大量黏液,进入肠腔内,与血液及粪质混合成果酱样胶冻状排出,肠壁水肿、静脉回流障碍加重,使动脉受累,供血不足,导致肠壁坏死,并出现全身中毒症状,严重者可并发肠穿孔和腹膜炎。

三、临床表现

(一)急性肠套叠

1.腹痛

既往健康的孩子突然发作剧烈的阵发性肠绞痛,哭闹不安、屈膝缩腹、面色苍白、拒食、出汗,持续数分钟或更长时间后,腹痛缓解,安静或入睡,间歇 10～20min 又反复发作。阵发性腹痛系由于肠系膜受牵拉和套叠鞘部强烈收缩所致。

2.呕吐

初为乳汁、乳块和食物残渣,后可含胆汁,晚期可吐粪便样液体,说明有肠管梗阻。

3.血便

为重要症状。出现症状的最初几小时大便可正常,以后大便少或无便。约85％病例在发病后 6～12h 排出果酱样黏液血便,或作直肠指检时发现血便。

4.腹部包块

多数病例在右上腹季肋下可触及有轻微触痛的套叠肿块,呈腊肠样,光滑不太软,稍可移动。晚期病例发生肠坏死或腹膜炎时,出现腹胀、腹水、腹肌紧张和压痛,易扪及肿块,有时腹部扪诊和直肠指检双合检查可触及肿块。

5.全身情况

患儿在早期一般情况尚好,体温正常,无全身中毒症状。随着病程延长,病情加重,并发肠坏死或腹膜炎时,全身情况恶化,常有严重脱水、高热、嗜睡、昏迷及休克等中毒症状。

(二)慢性肠套叠

年龄越大,发病过程越缓慢。主要表现为阵发性腹痛,腹痛时上腹或脐周可触及肿块,不痛时腹部平坦柔软无包块,病程有时长达十余日。由于年长儿肠腔较宽阔可无梗阻现象,肠管亦不易坏死。呕吐少见,便血发生也较晚。

四、辅助检查

1.腹部 B 超检查

在套叠部位横断扫描可见同心圆或靶环状肿块图像,纵断扫描可见"套筒征"。

2.B 超监视下水压灌肠

经肛门插入 Foley 管并将气囊充气 20～40mL。将"T"形管一端接 Foley 管,侧管接血压计监测注水压力,另一端为注水口,注入 37～40℃等渗盐水匀速推入肠内,可见靶环状块影退至回盲部,"半岛征"由大到小,最后消失,诊断治疗同时完成。

3.空气灌肠

由肛门注入气体,在 X 线透视下可见杯口阴影,能清楚看见套叠头的块影,并可同时进行复位治疗。

4.钡剂灌肠

可见套叠部位充盈缺损和钡剂前端的杯口影,以及钡剂进入鞘部与套入部之间呈现的线条状或弹簧状阴影。只用于慢性肠套叠疑难病例。

五、诊　断

凡健康婴幼儿突然发生阵发性腹痛或阵发性哭闹、呕吐、便血和腹部扪及腊肠样肿块时可确诊。肠套叠早期在未排出血便前应做直肠指检。

六、鉴别诊断

本病应与以下疾病鉴别:

1.急性痢疾

夏季发病,大便次数多,含黏液、脓血,里急后重,多伴有高热等感染中毒症状。粪便检查可见成堆脓细胞,细菌培养阳性。但必须注意菌痢偶尔亦可引起肠套叠,两种疾病可同时存在或肠套叠继发于菌痢后。

2.梅克尔憩室出血

大量血便,常为无痛性,亦可并发肠套叠。

3.过敏性紫癜

有阵发性腹痛、呕吐、便血,由于肠管有水肿、出血、增厚,有时左右下腹可触及肿块,但绝大多数患儿有出血性皮疹、关节肿痛,部分病例有血尿。该病由于肠功能紊乱和肠壁血肿,亦可并发肠套叠。

4.蛔虫性肠梗阻

症状与肠套叠相似,婴儿少见,无便血。腹部肿块呈条状,多在脐周及脐下。

七、治　疗

急性肠套叠是一种危及生命的急症,其复位是一个紧急的过程,一旦确诊须立即进行。

1.灌肠疗法

(1)适应证:肠套叠在 48h 内,全身情况良好,腹部不胀,无明显脱水及电解质紊乱。

(2)方法:包括 B 超监视下水压灌肠、空气灌肠、钡剂灌肠复位三种方法。

(3)注意事项:灌肠复位时应作如下观察:①拔出肛管后排出大量带臭味的黏液血便和黄色粪水;②患儿很快入睡,不再哭闹及呕吐;③腹部平软,触不到原有的包块;④灌肠复位后给予 0.5～1g 活性炭口服,6～8h 后应有炭末排出。

(4)禁忌证:①病程已超过 48h,全身情况差,如有脱水、精神萎靡、高热、休克等症状者,对 3 个月以下婴儿更应注意;②高度腹胀,腹部腹膜刺激征者,X 线腹部平片可见多处液平面者;③套叠头部已达脾曲,肿物硬而且张力大者;④多次复发疑有器质性病变者;⑤小肠型肠套叠。

2.手术治疗

肠套叠超过 48~72h,或虽时间不长但病情严重疑有肠坏死或穿孔者,以及小肠型肠套叠均需手术治疗。根据患儿全身情况及套叠肠管的病理变化选择进行肠套叠复位、肠切除吻合术或肠造瘘术等。

5%~8%患儿可有肠套叠复发。灌肠复位比手术复位的复发率高。

八、常见护理诊断/问题

1.疼痛

与肠系膜受牵拉和肠管强烈收缩有关。

2.知识缺乏

患儿家长缺乏有关疾病治疗及护理的知识。

九、预期目标

(1)患儿疼痛逐渐减轻或消失。

(2)家长能掌握肠套叠的治疗及护理等知识。

十、护理措施

(一)非手术治疗护理

1.密切观察病情变化

健康婴幼儿突然发生阵发性腹痛、呕吐、便血和腹部扪及腊肠样肿块时可确诊肠套叠,应密切观察腹痛的特点及部位,以助于诊断。

2.灌肠复位效果观察及护理

(1)灌肠复位成功的表现:①拔出肛管后排出大量带臭味的黏液血便或黄色粪水;②患儿安静入睡,不再哭闹及呕吐;③腹部平软,触不到原有的包块;④复位后给予口服 0.5~1g 活性炭,6~8h 后可见大便内炭末排出。

(2)如患儿仍然烦躁不安,阵发性哭闹,腹部包块仍存在,应怀疑是否套叠未复位或又重新发生套叠,应立即通知医师作进一步处理。

(3)灌肠术后护理:遵医嘱禁食禁水,待肠蠕动恢复及排气后,大便颜色转为正常,可给患儿少量饮水;若无不适,可进食流质或半流质,以后渐渐过渡到普食。

(二)手术治疗护理

1.术前护理

术前密切观察生命体征、意识状态,特别注意有无水电解质紊乱、出血及腹膜炎等征象,并做好术前常规检查;向家长说明选择治疗方法的目的,消除其心理负担,争取对治疗和护理的支持与配合。

2.术后护理

(1)麻醉未清醒前,取平卧位,头偏向一侧。

(2)术后不能进食,一般禁食48h,排气后可饮少量温开水,无恶心、呕吐症状后可进食母乳或流食,但禁食豆制品,以免引起腹胀。

(3)注意保持胃肠减压通畅,引流管勿折或拔出,观察引流液颜色及量,预防感染及吻合口瘘。患儿排气、排便后可拔除引流管,逐渐恢复由口进食。

(4)注意有无腹痛、腹胀、进食后呕吐等现象,以防肠粘连的发生。

(三)健康教育

(1)合理搭配患儿饮食,建立良好的饮食习惯。避免过冷食物及多种食物对肠道的刺激。

(2)避免感冒、腹泻及剧烈活动等,以防复发;若患儿出现腹痛、腹胀、呕吐、停止排便等状况及时就诊。

(3)定期复查,观察术后切口情况。

十一、护理评价

经过治疗及护理,患儿腹部疼痛是否逐渐减轻或消失;患儿家长是否掌握肠套叠的治疗及护理等知识。

第八章 儿科神经系统疾病护理

第一节 化脓性脑膜炎的护理

化脓性脑膜炎,简称化脑,亦称为细菌性脑膜炎,是由各种化脓菌引起的以脑膜炎症为主的中枢神经系统感染性疾病。2岁以内发病者约占本病的75%,冬春季好发。

一、病因

1.病原学

许多化脓菌都可引起脑膜炎,但在不同年代、不同地区,引起脑膜炎的各种细菌所占比例有很大差异。在我国,脑膜炎双球菌、肺炎链球菌和流感嗜血杆菌引起者占小儿化脑的2/3以上。近年来国内有人统计流感嗜血杆菌引起的化脑比肺炎链球菌引起的还多,而国外由于B型流感嗜血杆菌菌苗接种工作的开展,近10年来该菌引起的化脑明显减少。不同年龄小儿感染的致病菌也有很大差异,新生儿及出生2~3个月以内的婴儿化脑,常见的致病菌是大肠杆菌、B组溶血性链球菌和葡萄球菌,此外还有其他肠道革兰氏阴性杆菌、李氏单胞菌等。出生2~3个月后的小儿化脑多由B型流感嗜血杆菌、肺炎链球菌和脑膜炎双球菌引起,10岁以上儿童患者的主要致病菌是脑膜炎双球菌和肺炎链球菌。

2.机体的免疫与解剖缺陷

小儿机体免疫力较弱,血脑屏障功能也差,因而小儿,特别是婴幼儿化脑的患病率高。如果患有原发性或继发性免疫缺陷病,则更易感染,甚至平时少见的致病菌或条件致病菌也可引起化脑,如表皮葡萄球菌、绿脓杆菌等。另外颅脑外伤、手术、脑室液引流、皮肤窦道、脑脊膜膨出等,均易继发感染而引起化脑。

二、发病机制

多数化脑是由于体内感染灶(如上呼吸道炎症等)的致病菌通过血行播散至脑膜。少数化脑可由于邻近组织感染扩散引起,如鼻窦炎、中耳炎、乳突炎、头面部软组织感染、皮毛窦感染、颅骨或脊柱骨髓炎、颅脑外伤或脑脊膜膨出继发感染等。

细菌由局部病灶进入血液循环后能否引起化脑取决于机体的免疫力和细菌致病力的相对强弱。在机体免疫力弱、细菌数量大以及有荚膜时,容易导致化脑的发生。另外,由细胞因子介导的炎症反应在脑脊液无菌后仍可持续存在,这可能是化脑发生慢性炎症性后遗症的原因之一。

三、病理

蛛网膜和软脑膜普遍受累。脑组织表面、基底部、脑沟、脑裂、脊髓表面等处均有不同程度的炎性渗出物覆盖。感染扩散至脑室内膜则形成脑室膜炎,在软脑膜下及脑室周围的脑实质亦可有细胞浸润、出血、坏死和变性,形成脑膜脑炎。脓液阻塞、粘连及纤维化,可使脑室间脑脊液流通不畅,引起阻塞性脑积水。大脑表面或基底部蛛网膜颗粒因炎症发生粘连、萎缩而影响脑脊液的回吸收时,则形成交通性脑积水。

病变严重时,动静脉均可受累,可引起血管痉挛、血管炎、血管闭塞、坏死出血或脑梗死。颅内压的增高,炎症的侵犯,或有海绵窦栓塞时,可使视神经、动眼神经、面神经和听神经等受损而引起功能障碍。由于血管的通透性增加及经脑膜间的桥静脉发生栓塞性静脉炎,常见硬膜下积液,偶有积脓。由于炎症引起的脑水肿和脑脊液循环障碍可使颅内压迅速增高,如有抗利尿激素的异常分泌或并发脑脓肿、硬膜下积液等,更加重脑水肿和颅内高压,甚至出现脑疝。由于血管通透性增加,可使脑脊液中蛋白增加;由于葡萄糖的转运障碍和利用增加,使脑脊液中葡萄糖含量降低,甚至出现乳酸酸中毒。

由于脊神经及神经根受累可引起脑膜刺激征。

四、临床表现

(一)急性起病

多数化脑患儿急性起病,发病前数日常有上呼吸道感染或胃肠道症状。脑膜炎双球菌脑膜炎(流行性脑脊髓膜炎)的暴发型,起病急骤,可迅速出现进行性休克、皮肤出血点或淤斑、弥散性血管内凝血及中枢神经系统功能障碍,如得不到及时治疗可在 24h 内危及生命。

(二)全身感染中毒症状

全身感染或菌血症使患儿突起高热、头痛、精神萎靡、疲乏无力、关节酸痛、皮肤出血点、淤斑或充血性皮疹等。小婴儿表现为拒食、嗜睡、易激惹、烦躁哭闹、目光呆滞等。

(三)神经系统表现

1.颅内压增高

主要表现为头痛和喷射性呕吐,可伴有血压增高、心动过缓。婴儿可出现前囟饱满而紧张,颅缝增宽。重症患儿可有呼吸循环功能受累、昏迷、去脑、强直,甚至脑疝。眼底检查一般无特殊发现,若有视盘水肿,则提示颅内压增高时间较长,可能已有颅内脓肿、硬膜下积液或静脉栓塞等发生。

2.脑膜刺激征

表现为颈项强直、Kernig 征和 Brudzinski 征阳性。

3.意识障碍

表现为嗜睡、意识模糊、昏迷等,并可出现烦躁不安、易激惹、迟钝等精神症状。

4.惊厥

20%~30%的患儿可出现全身性或部分性惊厥,以 B 型流感嗜血杆菌及肺炎链球菌脑膜炎多见。惊厥的发生与脑实质的炎症、脑梗死及电解质代谢紊乱等有关。

5.局灶体征

部分患儿可出现Ⅱ、Ⅲ、Ⅵ、Ⅶ、Ⅷ脑神经受累或肢体瘫痪症状。新生儿特别是早产儿化脓性脑膜炎常缺乏典型的症状和体征,发热或有或无,甚至体温不升。主要表现为少动、哭声弱或呈高调、拒食、呕吐、吸吮力差、黄疸、发绀、呼吸不规则,甚至惊厥、休克、昏迷等,查体可见前囟隆起,而少有脑膜刺激征。

五、实验室检查

(一)外周血常规

白细胞总数明显增高,分类以中性粒细胞为主。

(二)脑脊液检查

1.常规检查

典型化脓性脑膜炎的脑脊液压力增高、外观混浊;白细胞总数明显增多,多在 $1000 \times 10^6/L$ 以上,分类以中性粒细胞为主;糖含量明显降低,常在 1.1mmol/L 以下;蛋白质含量增高,多在 1g/L 以上。脑脊液涂片找菌是明确化脑病原菌的可靠方法。

2.脑脊液特殊检查

(1)特异性细菌抗原测定:对流免疫电泳可快速确定脑脊液中的流感嗜血杆菌、肺炎链球菌和脑膜炎双球菌等。乳胶凝集试验较前者更敏感,可检测 B 组溶血性链球菌、流感杆菌、肺炎链球菌和脑膜炎双球菌。免疫荧光试验也可用于多种致病菌抗原检测,特异性及敏感性均较高。

(2)其他:脑脊液色氨酸试验阳性,乳酸脱氢酶(LDH)、免疫球蛋白如 IgM 升高等虽无特异性,但对于化脑的诊断和鉴别诊断均有参考价值。

(三)其他实验室检查

1.血培养

早期未用抗生素的患儿,血培养阳性的可能性大;新生儿化脑时血培养的阳性率较高。

2.皮肤淤点涂片检菌

是流行性脑脊髓膜炎重要的病原诊断方法之一。

3.局部病灶分泌物培养

如咽培养、皮肤脓液或新生儿脐炎分泌物培养等,对确定病原都有参考价值。

4.影像学检查

急性化脓性脑膜炎一般不必常规做 CT 扫描,疑有并发症的患儿,应尽早进行颅脑 CT 检查。

六、治疗

(一)抗生素治疗

1.用药原则

对于化脓性脑膜炎患儿应尽早使用抗生素治疗;以静脉用药为主;力争选药准确,而且所选药物应对血脑屏障有良好的穿透性,联合用药时还应注意药物之间的相互作用;用药量要足,疗程要适当;注意药物毒副作用。

2.药物选择

(1)病原菌未明时:可选用氨苄青霉素与青霉素合用,氨苄青霉素每日 200～300mg/kg,分次静脉注射;青霉素 40 万～80U/(kg・d)。还可选用对血脑屏障通透性好的第三代头孢菌素,如头孢曲松钠或头孢噻肟钠,头孢噻肟钠每日 100～200mg/kg,头孢曲松钠每日 100mg/kg,分次静脉点滴。

(2)病原菌明确后:应参照细菌药物敏感试验结果选用抗生素。疗程与病原种类、治疗早晚、是否有并发症及机体的免疫力等因素有关。国内一般认为流感杆菌脑膜炎和肺炎链球菌脑膜炎治疗不少于 2～3 周,而大肠杆菌相金黄色葡萄球菌脑膜炎疗程应达 3～4 周以上。要严格掌握停药指征,即完成疗程时症状消失、热退 1 周以上,脑脊液完全恢复正常后方可停药。对于无并发症的流感嗜血杆菌、肺炎链球菌和脑膜炎双球菌引起的脑膜炎,一般不须反复复查脑脊液,仅须在临床症状消失、接近完成疗程时复查一次,若已正常即可在疗程结束后停药;否则须继续治疗。若治疗不顺利,特别是新生儿革兰氏阴性杆菌脑膜炎,遇有治疗后症状无好转,或好转后又恶化者,应及时复查脑脊液,并进行必要的影像学检查,以指导下一步的治疗。

(二)对症和支持疗法

(1)对急性期患儿应严密观察病情变化,如各项生命体征及意识、瞳孔的改变等,以便及时给予相应的处理。要注意热量和液体的供应,维持水电解质平衡。

(2)肾上腺皮质激素的应用,减轻多种细胞因子介导的炎症反应,减轻中毒症状;可以降低血管通透性,减轻脑水肿,降低颅内压;可以减轻颅内炎症粘连。通常用地塞米松每日 0.2～0.6mg/kg,分次静脉注射,连用 3～5 天。

(3)及时处理高热、惊厥和感染性休克,高热时给予物理降温,必要时可给予药物降温。有惊厥者及时给予抗惊药物如地西泮、苯巴比妥等。流行性脑脊髓膜炎较易发生感染性休克,一旦出现,应积极给予扩容、纠酸、血管活性药物等治疗。

(4)有颅内高压者,应及时给予脱水药物,一般用 20% 甘露醇每次 0.5～1.0g/kg,6～8h 1 次。对于颅内压增高严重者,可加大剂量(每次不超过 2g/kg)或加用利尿药物,以防脑疝的发生。

七、护理评估

(一)健康史

重点评估患儿有无呼吸道、消化道及中耳炎、乳突炎等化脓性细菌感染的病史;新生儿有无皮肤、脐部感染;有无头颅外伤及先天性的神经或皮肤缺陷;有无造成机体免疫功能下降的因素等。

(二)身体评估

(1)症状:患儿发病前数日常有上呼吸道或胃肠道感染症状,随即出现高热、头痛、精神萎靡,小婴儿表现易激惹、烦躁不安、双目凝视,甚至惊厥、昏迷等。

(2)体征主要包括:①颅内压增高征:剧烈头痛、喷射性呕吐、囟门饱满、张力增高。当出现双瞳孔不等大、对光反应迟钝、呼吸衰竭时,应警惕脑疝;②脑膜刺激征:颈强直、布鲁津斯基征、凯尔尼格征阳性;③部分患儿出现Ⅱ、Ⅲ、Ⅵ、Ⅶ、Ⅷ对脑神经受损或肢体瘫痪症状。

（3）新生儿及小婴儿由于颅缝或囟门未闭,对颅内高压有一定缓冲作用使脑膜炎表现多不典型,以感染中毒症状为主,神经系统症状不明显。

八、护理诊断

1.体温过高

与颅内感染有关。

2.潜在并发症

颅内高压症,与脑积水,硬脑膜下积液等有关

3.营养失调

低于机体需要量与摄入不足,机体消耗增多有关。

4.有受伤的危险

与抽搐,反复惊厥有关。

5.恐惧(家长的)

与预后不良有关。

九、护理目标

（1）患儿体温维持正常。
（2）患儿的颅内压能维持正常水平。
（3）患儿的营养供给能满足机体的需要。
（4）患儿没有外伤的情况发生。
（5）患儿家长能用正确的态度对待疾病,主动配合各项治疗和护理。

十、护理措施

1.维持正常的体温

保持病室安静、空气新鲜。绝对卧床休息。每 4h 测体温 1 次,并观察热型及伴随症状。鼓励患儿多饮水,必要时静脉补液。出汗后及时更衣,注意保暖。体温超过 38.5℃时,及时给予物理降温或药物降温,以减少大脑对氧的消耗,防止惊厥,并记录降温效果。遵医嘱给予抗生素治疗。

2.病情观察、防治并发症

（1）监测生命体征:若患儿出现意识障碍、囟门及瞳孔改变、躁动不安、频繁呕吐、肢体发紧等惊厥先兆,说明有脑水肿。若呼吸节律不规则、瞳孔忽大忽小或两侧不等大、对光反应迟钝、血压升高,说明有脑疝及呼吸衰竭。应经常巡视、密切观察、详细记录,以便及早发现给予急救处理。

（2）做好并发症的观察:如患儿在治疗中发热不退或退而复升,前囟饱满、颅缝裂开、呕吐

不止、频繁惊厥、应考虑有并发症存在。可作颅骨透照、头颅 CT 扫描检查等,以期早确诊并及时处理。

(3)做好抢救药品及器械的准备:做好氧气、吸引器、人工呼吸机、脱水剂、呼吸兴奋剂、硬脑膜下穿刺包及侧脑室引流包的准备。

(4)药物治疗的护理:了解各种药的使用要求及不良反应。如静脉用药的配伍禁忌;青霉素稀释后应在 1h 内用完,防止破坏,影响疗效;高浓度的青霉素须避免渗出血管外,防止组织坏死;注意观察氯霉素的骨髓抑制作用,定期作血象检查;静脉输液速度不宜太快,以免加重脑水肿;保护好静脉血管,保证静脉输液通畅;记录 24h 出入水量。

3.保证营养供应

保证足够热量摄入,根据患儿热量需要制订饮食计划,给予高热量、清淡、易消化的流质或半流质饮食。少量多餐,以减轻胃的饱胀感,并防止呕吐发生。注意食物的调配,增加患儿食欲。频吐不能进食者,应注意观测呕吐情况并静脉输液,维持水电解质平衡。监测患儿每日热能摄入量,及时给予适当调整。

4.防止外伤

协助患儿洗漱、进食、大小便及个人卫生等生活护理。做好口腔护理,呕吐后帮助患儿漱口,保持口腔清洁,及时清除呕吐物,减少不良刺激。做好皮肤护理,及时清除大小便,保持臀部干燥,适当使用气垫等抗压力器材,预防压疮的发生。注意患儿安全,躁动不安或惊厥时防坠床发生,防舌咬伤。

5.健康教育

(1)必须加强卫生知识的大力宣传,预防化脓性脑膜炎。保持室内卫生,空气新鲜,阳光充足,及时治疗呼吸道感染,中耳炎,皮肤感染等。提高机体免疫力。凡与流感嗜血杆菌性脑膜炎和流行性脑脊髓膜炎接触的易感儿均应服用利福平,每日 20mg/kg,共 4 天。还可采用脑膜炎双球菌荚膜多糖疫苗在流行地区实施预防接种。

(2)对患儿及家长给予安慰、关心和爱护,使家长接受疾病的事实,鼓励战胜疾病的信心。根据患儿及家长的接受程度,介绍病情,讲清治疗护理方法,使其主动配合。及时解除患儿不适,取得患儿及家长的信任。

(3)对恢复期和有神经系统后遗症的患儿,应进行功能锻炼,指导家长根据不同情况给予相应护理,促使病情尽可能地康复。

第二节　病毒性脑炎的护理

病毒性脑炎,是指各种病毒感染引起的脑实质炎症,如果脑膜同时受累明显则称为病毒性脑膜脑炎。本病是小儿最常见的神经系统感染性疾病之一。

一、病因

许多病毒都可引起脑炎,如肠道病毒、单纯疱疹病毒、腮腺炎病毒、虫媒病毒、腺病毒、巨细胞包涵体病毒及某些传染病病毒等。不同病毒引起的脑炎,具有不同的流行特点。如流行性乙型脑炎,由蚊虫传播,因而主要发生在夏秋季节(7~9月)。人对乙脑病毒普遍易感,但感染后发病者少,多呈隐性感染,感染后可获得较持久的免疫力,故患病者大多为儿童,占患者总数的60%~70%,2~6岁发病率最高。在我国,小儿肠道病毒脑炎最常见,约占80%,也主要发生在夏秋季。单纯疱疹病毒脑炎则一年四季均可发生,且可感染所有年龄人群。

二、发病机制

病毒感染中枢神经系统大多通过血行播散,偶尔可沿嗅神经或其他神经通路蔓延。病毒性脑炎引起的神经系统损伤,主要由于:①病毒对神经组织的直接侵袭;②患儿神经组织对病毒抗原的免疫反应。

三、病理

受累脑组织及脑膜充血水肿,有单核细胞、浆细胞、淋巴细胞浸润,常环绕血管形成血管套。神经细胞呈现不同程度的变性、肿胀和坏死,可见噬神经细胞现象。神经髓鞘变性、断裂,如果脱髓鞘程度严重但仍保留神经元及轴突,常提示是感染后或变态反应性脑炎。可有血管内皮及周围组织的坏死,胶质细胞增生可形成胶质结节。不同病原引起的病变部位不同,如单纯疱疹病毒脑炎易侵犯颞叶,虫媒病毒脑炎往往累及全脑,但以大脑皮质、间脑和中脑最为严重。

四、临床表现

与病变的部位、范围和轻重程度有关,其临床表现多种多样,且轻重不一。轻者1~2周恢复,重者可持续数周或数月,甚至致死或致残。即使是同一病原引起者,也有很大差别。有的起病时症状较轻,但可迅速加重;有的起病突然,频繁惊厥;但大多患儿先有全身感染症状,而后出现神经系统的症状和体征。

(一)前驱症状
可有发热、头痛、上呼吸道感染症状、精神萎靡、恶心、呕吐、腹痛、肌痛等。

(二)神经系统症状体征
1.颅内压增高

主要表现为头痛、呕吐、血压升高、心动过缓、婴儿前囟饱满等,严重时可呈现去脑强直状态,甚至出现脑疝危及生命。

2.意识障碍

轻者可无意识障碍,重者出现不同程度的意识障碍。可伴有精神症状和异常动作,部分患儿精神症状显著而异常体征不明显。

3.惊厥

常出现全身性或局限性抽搐。

4.病理征和脑膜刺激征

均可为阳性。

5.局灶性症状体征

如肢体瘫痪、失语、脑神经障碍等。一侧大脑病变为主者可出现小儿急性偏瘫;小脑受累明显时可出现共济失调;脑干受累明显时可出现交叉性偏瘫和中枢性呼吸衰竭;后组脑神经受累明显则出现吞咽困难,声音低微;自主神经受累可出现二便功能障碍;基底神经节受累明显则出现手足徐动、扭转痉挛等。

(三)其他系统症状

如单纯疱疹病毒脑炎可伴有口唇或角膜疱疹,肠道病毒脑炎可伴有心肌炎和各种不同类型的皮疹,腮腺炎脑炎常伴有腮腺肿大等。

大部分病毒性脑炎的病程在 2 周左右,多数患儿可完全康复,但重者可留下不同程度后遗症,如肢体瘫痪、癫痫、智力低下、失语、失明等。

五、实验室检查

(一)脑脊液检查

大多患儿脑脊液压力增高,外观清亮,白细胞总数增加,多在 $300×10^6/L$ 以下,病初中性粒细胞可占多数,以后以淋巴细胞为主。少数患儿脑脊液白细胞总数可能正常。单纯-疱疹病毒脑炎脑脊液中常可见到红细胞。病毒性脑炎患儿脑脊液蛋白质大多轻度增高或正常,糖和氯化物无明显改变。涂片或培养均无细菌发现。

(二)病毒学检查

在发病早期可收集脑脊液或咽分泌物、大便等标本,进行病毒的分离培养与鉴定,或直接检测病毒抗原。血清学检查须采集病儿早期和恢复期双份血清,且恢复期血清的抗体效价比早期血清中的抗体效价升高 4 倍才有诊断意义。

(三)脑电图

主要表现为高幅慢波,多呈弥散性分布,可有痫样放电波,对诊断有参考价值。

(四)影像学检查

CT 和 MRI 均可发现病变的部位、范围及性质,但在病毒性脑炎的早期多不能发现明显异常改变。

六、治疗

除疱疹病毒脑炎外,多无特效治疗,以对症处理和支持疗法为主。

(一)一般治疗

应密切观察病情变化,加强护理,保证营养供给,维持水、电解质平衡,重症患儿有条件时应在 PICU 监护治疗。

(二)对症治疗

(1)控制高热。可给予物理降温或化学药物降温。

（2）及时处理颅内压增高和呼吸循环功能障碍。

（3）控制惊厥。可适当应用止惊剂，如安定、苯巴比妥等。

（三）病因治疗

对于疱疹病毒脑炎可给予阿昔洛韦治疗，每次 10mg/kg，于 1h 内静脉注射，每 8h 用 1 次，疗程 1~2 周；对其他病毒感染可酌情选用干扰素、更昔洛韦、病毒唑、静脉注射免疫球蛋白、中药等。

（四）肾上腺皮质激素的应用

急性期应用可控制炎症反应，对减轻脑水肿、降低颅内压有一定疗效，但意见尚不一致。

（五）抗生素的应用

如果不能完全排除细菌感染，或对于重症婴幼儿患者需要预防感染时，均应给予抗生素。

七、护理诊断

1.体温过高

与病毒血症有关。

2.急性意识障碍

与脑实质炎症有关。

3.躯体移动障碍

与昏迷、瘫痪有关。

4.营养失调

低于机体需要量与摄入不足有关。

5.潜在并发症

颅内压增高。

八、护理措施

1.维持正常体温

监测体温，观察热型及伴随症状。出汗后及时更换衣物。体温＞38.5℃时给予物理降温或遵医嘱药物降温、静脉补液。

2.促进脑功能的恢复

向患儿介绍环境，以减轻其不安与焦虑。明确环境中可引起患儿坐立不安的刺激因素，可能的话，使患儿离开刺激源。纠正患儿的错误概念和定向力错误。如患儿有幻觉，讨论幻觉的内容，以便采取适当的措施。为患儿提供保护性的看护和日常生活的细心护理。

3.促进肢体功能的恢复

（1）做好心理护理，增强患儿自我照顾能力和信心。

（2）卧床期间协助患儿洗漱、进食、大小便及个人卫生等。

（3）教给家长协助患儿翻身及皮肤护理的方法。适当使用气圈、气垫等，预防压疮。

（4）保持瘫痪肢体于功能位置。病情稳定后，及早督促患儿进行肢体的被动或主动功能锻炼,活动时要循序渐进,加强保护措施,防碰伤。在每次改变锻炼方式时给予指导、帮助和正面鼓励。

4.注意病情观察、保证营养供应

(1)患儿取平卧位,一侧背部稍垫高,头偏向一侧,以便让分泌物排出;上半身可抬高20℃～30℃,利于静脉回流,降低脑静脉窦压力。利于降颅压。

(2)每2h翻身一次,轻拍背促痰排出,减少坠积性肺炎。

(3)密切观察瞳孔及呼吸,以防因移动体位致脑疝形成和呼吸骤停。

(4)保持呼吸道通畅、给氧,如有痰液堵塞,立即气管插管吸痰,必要时作气管切开或使用人工呼吸机。

(5)对昏迷或吞咽困难的患儿,应尽早给予鼻饲,保证热卡供应;做好口腔护理。

(6)输注能量合剂营养脑细胞,促进脑功能恢复。

(7)控制惊厥,保持镇静,因任何躁动不安均能加重脑缺氧。遵嘱使用镇静药、抗病毒药、激素、促进苏醒的药物等。

5.健康教育

向患儿及家长介绍病情,做好心理护理,增强战胜疾病的信心。向家长提供保护性看护和日常生活护理的有关知识。指导家长做好智力训练和瘫痪肢体功能训练。有继发癫痫者应指导长期正规服用抗癫痫药物。出院的患儿应定期随访。

第三节 脑性瘫痪的护理

脑性瘫痪(CP)简称脑瘫,是指小儿从出生前到生后 1 个月内,由多种原因引起的非进行性脑损伤,主要表现为中枢性运动障碍和姿势异常,可伴有癫痫,智力低下,视觉、听觉或语言功能障碍等。

一、病因与发病机制

引起脑瘫的危险因素有很多,一般可将致病因素分为三类。

1.出生前因素

各种因素导致的胚胎早期发育异常,胎儿期的感染、缺氧缺血、发育畸形;孕母患糖尿病、妊娠高血压综合征、营养不良、接触放射线等。

2.出生时因素

围生期异常和难产增加了儿童患脑瘫的危险,如缺氧窒息和机械损伤;早产儿和颅内出血也是导致脑瘫的重要原因。

3.出生后因素

婴儿期的创伤和感染,如婴儿脑部感染、长期缺氧可导致脑部循环障碍。

二、分型

按照运动障碍的性质,临床可分为 6 型。

1.痉挛性

最常见,主要损伤部位是锥体系,占脑瘫患儿的 60%～70%。低出生体重儿和窒息儿易患本病。表现为肌张力增高、肌力差、肢体活动障碍。

(1)上肢内收,手指关节屈曲,手握拳,拇指内收,肘腕关节屈曲,前臂旋前。

(2)双下肢伸直,大腿内收,膝关节屈曲或过伸展,髋关节屈曲、内收、内旋,行走时足尖着地,呈剪刀步态。

(3)腱反射亢进,锥体束征阳性,踝阵挛阳性。

2.强直性

很少见,由锥体外系损伤所致,主要表现为全身肌张力显著增高、肢体僵硬、活动减少。常伴有智力落后、情绪异常、语言障碍、斜视、流涎等。无腱反射亢进。此型一般临床症状较重,护理较难。

3.手足徐动型

损伤部位以锥体外系为主,约占脑瘫的 20%。主要表现为难以用意志控制的全身不自主运动,如手足徐动、舞蹈样动作、扭转痉挛等,入睡后消失。常伴有流涎、咀嚼吞咽困难,语言障碍。多数患儿无惊厥、无锥体束征,智力影响不严重。

4.肌张力低下型

主要表现为肌张力低下、肌力降低。四肢呈软瘫状,自主运动少。本型多为婴幼儿脑瘫的暂时阶段,以后大多数转为痉挛性或手足徐动型。

5.共济失调型

不多见。主要损伤部位为小脑,主要表现为平衡障碍、肌张力低下、无不自主运动。本体感觉及平衡感觉丧失,步态不稳,不能调节步伐,醉酒步态,容易跌倒。指鼻试验、对指试验、跟膝胫试验都难以完成。

6.混合型

脑瘫的两种类型或某几种类型的症状同时存在于一个患儿的身上时称为混合型。

三、临床表现

无论哪种类型的脑瘫,均具有非进行性脑损伤或发育障碍的特点。临床表现因受损部位不同而异。共有症状为:①运动发育落后,主动运动减少;②姿势异常,与肌张力异常及原始反射延缓、消失有关;③肌张力异常,大多数肌张力增高;④原始反射延迟消失、立直反射(矫正反射)及平衡反射延迟出现;⑤其他功能障碍,常有智力低下、癫痫、听力及发音障碍、头小畸形等。

四、实验室及辅助检查

(1)进行有关生长发育迟缓筛查。

(2)脑 CT 及 MRI 检查:1/2～2/3 的患儿可有异常。

五、治疗要点

目的是促进各系统功能的恢复和正常发育,纠正异常姿势,减轻其伤残程度。①早发现、早干预,按小儿发育规律实施综合性治疗和康复训练,包括躯体、技能、语言训练等功能训练;②采用针灸、按摩、推拿、理疗等物理学方法治疗;③使用辅助矫形器或支具,帮助完成训练和矫正异常姿势;④采用手术治疗以矫正肢体畸形,保持肢体功能。

六、护理评估

1.健康史

注意家族中有无遗传病史,孕期是否接触各种理、化刺激物,有无感染、糖尿病等疾病;有无早产、窒息、难产及产伤等;生后有无核黄疸、严重感染及心肺疾患等。

2.身体状况

主要观察有无中枢性运动障碍、肌张力和姿势异常。患儿是否运动发育落后、自主运动困难、运动僵硬、不对称、不协调等;是否肌张力增高、低下或高低变化不定,是否有踝阵挛,巴宾斯基征阳性;患儿是否有异常的姿势,如头和四肢不能保持在中线位上,呈现角弓反张或为四肢痉挛。

3.心理-社会状况

脑性瘫痪给患儿的日常生活、社会活动带来极大的困难,孩子的教育、训练给家长造成很大的物质和精神负担,同时家长对孩子今后的生活产生担心和焦虑。

七、护理诊断

1.进食自理缺陷

与脑损伤有关。

2.躯体移动障碍

与中枢性瘫痪有关,肢体活动受限。

3.有受伤的危险

与运动功能障碍有关。

4.营养失调

与进食困难有关。

5.皮肤完整性受损

与运动障碍有关。

八、护理目标

(1)患儿能脱离他人喂养。

(2)患儿各系统功能得以最大程度恢复。

(3)患儿无意外伤害出现。

（4）患儿能得到足够的营养。

（5）患儿皮肤保持完整健康状态。

九、护理措施

1.促进生长发育

（1）培养自理能力：由于脑性瘫痪患儿常不能自己进食、更衣、洗漱、如厕等，须对其进行日常生活加以护理及训练。为患儿选择穿脱方便的衣服，更衣时一般病重侧肢体先穿、后脱，培养患儿独立更衣的能力。根据患儿年龄进行梳洗训练。教会患儿在排便前能向大人示意，养成定时大小便的习惯，学会使用手纸、穿脱裤子等动作。对有听力、语言障碍的患儿，给予丰富的语言刺激，鼓励患儿多发声，矫正发声异常。鼓励患儿多参加集体活动，增强适应社会生活的能力，调动患儿积极性，防止产生孤独、自卑心理，促进健康成长。

（2）保证营养供给：脑性瘫痪患儿应食用高热量、高蛋白及富含维生素、易消化的食物，并应含有一定的粗纤维保证大便通畅。对进食或吞咽困难，热量无法保证的患儿可进行鼻饲；喂食时，应保持患儿头处于中线位，避免因头后仰进食导致食物吸入；切勿在患儿牙齿紧咬时将匙强行抽出，以防损伤牙齿；要耐心教患儿进行进食训练，使患儿尽早做到自己进食。

2.加强躯体运动功能训练

患儿一旦确诊，应立即开始功能锻炼，如不早期进行适当功能锻炼，其异常的姿势和运动模式会固定下来而造成肌腱挛缩，骨、关节畸形，加重智能障碍。对瘫痪的肢体应保持功能位，进行被动或主动运动，促进肌肉、关节活动和改善肌张力，同时配合推拿、按摩、针刺及理疗等措施。由于婴幼儿脑组织代偿能力强，若康复治疗措施恰当，可获得良好的治疗效果。

3.防止皮肤完整性受损

部分病情严重不能保持坐位的脑性瘫痪患儿往往长时间卧床，可引起躯体受压部位血液循环障碍、营养不良而产生压疮。要经常帮助患儿翻身，定期洗澡，保持皮肤清洁，及时清理大小便，保证衣服被褥的平整，局部皮肤可涂油膏，防止皮肤擦伤，必要时加用气垫等。

4.健康指导

（1）做好产前、产时、产后保健在妊娠早期，预防各种感染性疾病及不良理化因素刺激；避免早产、难产、产时损伤及窒息；加强新生儿护理，积极防治新生儿窒息、低血糖、胆红素脑病及严重的心、肺疾病。

（2）指导家长正确护理患儿，加强日常生活能力的训练及躯体运动功能训练并持之以恒，提高其运动功能及独立生活的能力。

（3）鼓励患儿积极参加集体活动，避免产生自卑心理和孤独性格，增强社会适应能力及克服困难的信心。

第四节　注意力缺陷多动症的护理

注意力缺陷多动症（ADHD），又称儿童多动症，是指与年龄不相称的活动过多、注意力不集中、任性、易冲动、参与事件的能力差、但智力基本正常为主要特征的一种行为障碍。我国

14 岁以下儿童患病率为 7%～9%,半数患儿 4 岁之前起病,男、女比例为 4～6∶1。早产儿发病率高。1/3 以上患儿伴有学习困难和心理异常。

一、病因及发病机制

本症病因与发病机制尚不十分清楚。多数学者认为,注意缺陷多动症是由于生理、心理、社会等因素共同作用而引起的。发病原因可能有:

(1)遗传因素在本症发生中有相当大的作用,可能是一种多基因的遗传性疾病。

(2)脑损伤与注意力缺陷多动症发病之间的关系仍在继续探讨之中,如妊娠及分娩期脑轻微损伤、感染、中毒等。

(3)不良社会和家庭环境及其他心理障碍、微量元素缺乏等有关。

目前认为有关发病因素可能与患儿全脑葡萄糖代谢率降低,尤其是运动前回、前额皮质,而前额皮质与注意力形成有关;另外临床和动物实验也提示神经递质代谢异常与该症有关联。

二、临床表现

本症有注意力改变和多动两大主要表现。

1.注意力缺陷

注意力缺陷是本症必备表现之一,许多注意力缺陷多动症儿童不能控制自己的行为,患儿注意力短暂、易随环境转移,做事有始无终,在玩和学习时往往心不在焉,上课不专心,常把作业记错或漏掉。对各方面的刺激都起反应。

2.多动

患儿从小表现异常的兴奋多动,好跑动,不守纪律,上课时小动作不断,叫喊讲话,下位走动,扰乱课堂秩序,干扰他人。

3.其他表现

患儿任性冲动、情绪易激动、缺乏自控力,甚至出现攻击行为;伴有学习困难;神经发育障碍或延迟症状(如精细协调动作笨拙、语言发育延迟、智力偏低)等。

三、治疗原则

早期治疗很重要,这也是影响预后的重要因素之一,早期干预有助于提高患儿自尊心,改善伙伴关系、亲子关系,改善认知功能。通过实施合理教育和训练,采用一定的心理治疗措施,以缓解小儿的心理压力。对本症唯一有效的药物为精神兴奋剂,如呢甲酯(利他林)、苯丙胺、匹莫林、丙咪嗪等药物。用药从小剂量开始,白天早餐后顿服,节假日停药,6 岁以下及青春期以后原则上不用药。

四、护理

(一)护理评估

(1)评估患儿意识及精神状态、生命体征、身高、体重、智力运动发育水平、饮食、睡眠等情况。

(2)评估患儿既往史(围产期情况、母亲妊娠史、感染、中毒、外伤史)、手术史、过敏史、家族史(重点询问)。

(3)询问患儿有无活动过多、冲动攻击行为、学习困难等表现。

(4)询问相关检查及结果智力测试、注意力测定等。

(5)评估心理-社会状况评估:家属对疾病认识、经济状况、心理状态等。

(二)护理措施

1.一般护理

(1)休息与活动:合理安排患儿作息时间,为患儿创造安静舒适的环境,减少不良刺激。保证患儿充足的睡眠,劳逸结合。限制患儿做攀爬等有危险隐患的游戏,防止受伤。

(2)合理膳食,保证患儿营养供给。

2.用药护理

哌甲酯类:不良反应主要是拟交感神经样作用,如食欲下降、头痛、胃痛、入睡困难、生长缓慢等,为不影响发育,应避免不间断长期大剂量服用,并定期测量身高、体重。

匹莫林(苯异妥英):本药对肝脏毒性反应明显,停药后恢复正常,因此服药期间须每月检查肝功。

3.认知行为治疗

首先要确定训练目标,要从患儿实际出发,简单明了,循序渐进,与患儿增加交流沟通,鼓励患儿把不满和意见都讲出来,注意聆听并给予分析,对的加以肯定,错的加以指导纠正,使患儿心情舒畅,愿意相互合作。要合理安排时间,帮助患儿安排游戏、活动和学习的内容,分配好时间。此病患儿精力旺盛,可适当安排一些没有危险又消耗体力的活动,如郊游、跑步、踢球等。培养患儿学习兴趣,对学习困难者,要积极鼓励、耐心辅导,消除其自卑情绪,对任何一点进步都要及时表扬鼓励,以求保持,同时树立其自信心。

4.心理护理

要耐心、关爱、包容患儿,与其建立良好的护患关系,同时与家属建立治疗联盟。应避免打骂、呵斥等不良刺激,善于发现患儿优点,给予表扬,以提高患儿自信心。引导患儿开展文娱、体育活动。培养良好生活习惯,循序渐进培养注意力,提高办事效率。对于破坏性行为不可祖护,严加制止。加强家庭与学校的联系,共同教育。

5.健康教育

(1)向家属讲解 ADHD 的理论知识和应对患儿异常行为的方法,父母必须学习如何建立良好的方式来限制患儿的某些行为。

(2)家属应克服对患儿粗暴、冷淡、歧视的态度,做到相互协作,耐心而有计划地进行教育。多关心鼓励患儿,对患儿要有耐心,避免不良刺激。

(3)满足患儿的活动需要,对患儿过多的精力要给予宣泄的机会。可指导患儿参加跑步、踢球等有系统程式的体育训练。

（4）培养良好生活习惯，引导患儿遵守公共秩序和道德准则，对于攻击行为应立即制止，循序渐进培养注意力，提高做事效率要对患儿进行鼓励，帮助他们树立信心，一旦病情有所好转，就给予奖励。

（5）与学校老师建立联系，向他们讲解 ADHD 的理论知识，以得到学校的帮助，教师能够经常观察患儿的不良行为，并针对其不良行为采取相应的对策，利于纠正其不良行为。让教师清楚了解注意力缺陷综合征的主要特征，采取适当方法教育。

参考文献

[1]李智平,翟晓文.儿科常见疾病药物治疗的药学监护[M].北京:人民卫生出版社,2020.

[2]徐虹.小儿肾脏疾病诊治指南解读[M].北京:人民卫生出版社,2020.

[3]罗小平,刘铜林.儿科疾病诊疗指南[M].3版.北京:科学出版社,2020.

[4]刘春峰.儿科诊疗手册[M].3版.北京:科学出版社,2020.

[5]王卫平,孙锟,常立文.儿科学[M].9版.北京:人民卫生出版社,2018.

[6]鲍一笑.小儿呼吸系统疾病学[M].北京:人民卫生出版社,2020.

[7]毛萌,江帆.儿童保健学[M].4版.北京:人民卫生出版社,2020.

[8]魏克伦,尚云晓,魏兵.小儿呼吸系统常见病诊治手册[M].北京:科学出版社.2020.

[9]朱翠平,李秋平,封志纯.儿科常见病诊疗指南[M].北京:人民卫生出版社,2019.

[10]李德爱,陈强,游洁玉.等.儿科消化系统疾病药物治疗学[M].北京:人民卫生出版
    社,2019.

[11]陈大鹏,母得志.儿童呼吸治疗学[M].北京:科学出版社,2019.

[12]曹玲.儿童呼吸治疗[M].北京:人民卫生出版社,2019.

[13]宋涛.儿科急症诊疗精要[M].北京:化学工业出版社,2017.

[14]张玉兰,王玉香.儿科护理学[M].4版.北京:人民卫生出版社,2018.

[15]范玲,沙丽艳.儿科护理学[M].3版.北京:人民卫生出版社,2018.

[16]郝群英,魏晓英.实用儿科护理手册[M].北京:化学工业出版社,2018.

[17]王英.临床常见疾病护理技术与应用[M].长春:吉林科学技术出版社,2019.

[18]王慧,梁亚琴.现代临床疾病护理学[M].青岛:中国海洋大学出版社,2019.

[19]陈娜,陆连生.内科疾病观察与护理技能[M].北京:中国医药科技出版社,2019.

[20]尤黎明.内科护理学[M].6版.北京:人民卫生出版社,2017.

[21]安利杰.内科护理查房案例分析[M].北京:中国医药科技出版社,2019.

[22]王莉慧,刘梅娟,王箭.消化内科护理健康教育[M].北京:科学出版社,2018.

[23]杨辉,张文光.临床疾病系统化全责整体护理[M].北京:人民卫生出版社,2016.